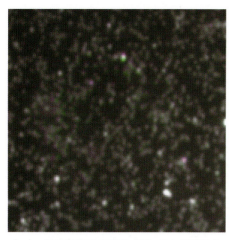

（ａ） 細胞存在下の画像（緑）および細胞を剥離させたあとの基準画像（マゼンタ）。動いていないビーズは白色で表示される。

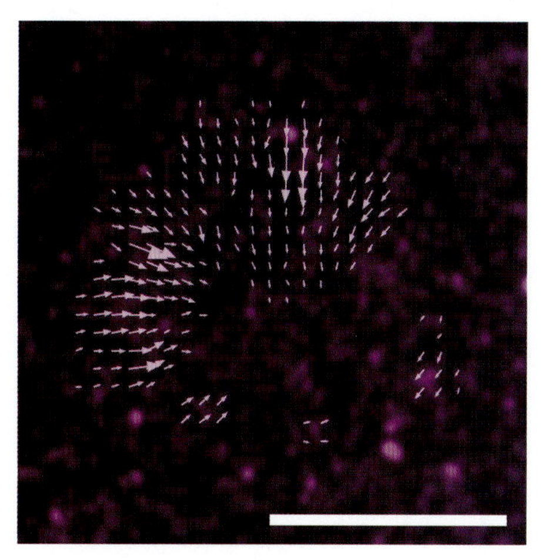

（ｂ） PIVを用いて抽出した基質の変位データ。矢印の向きは変位の方向，大きさは変位の程度を表す（スケールバー：10 μm）。

口絵１ PIVを用いた基質変位の抽出（本文51ページ，図1.41）

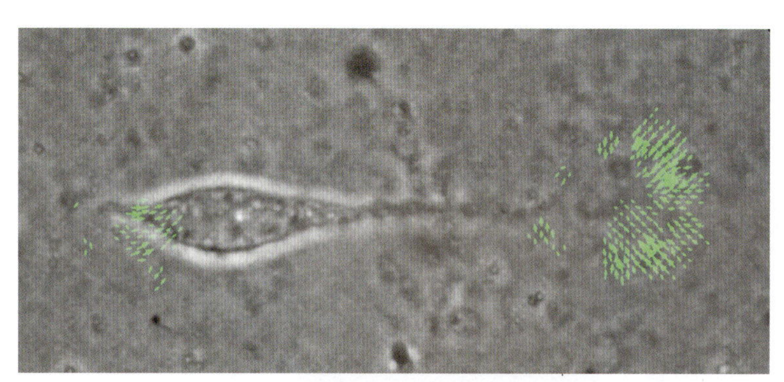

（ａ） 基質の変位を示した画像

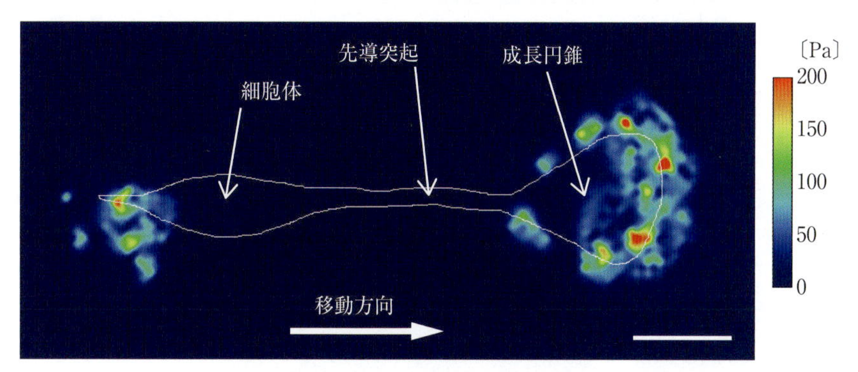

（ｂ） 図（ａ）の基質変位データから算出した牽引力の分布。算出には Huang, et al.（2009）の手法[23]を用いた（スケールバー：10 μm）。

移動中の神経細胞は進行方向に向かって先導突起と呼ばれる神経突起を伸ばしている。先導突起の先端には扇状の成長円錐構造が見られる。牽引力は成長円錐および細胞体の後方において観察される。

口絵２ 移動中の神経細胞における牽引力の解析（本文53ページ，図1.42）

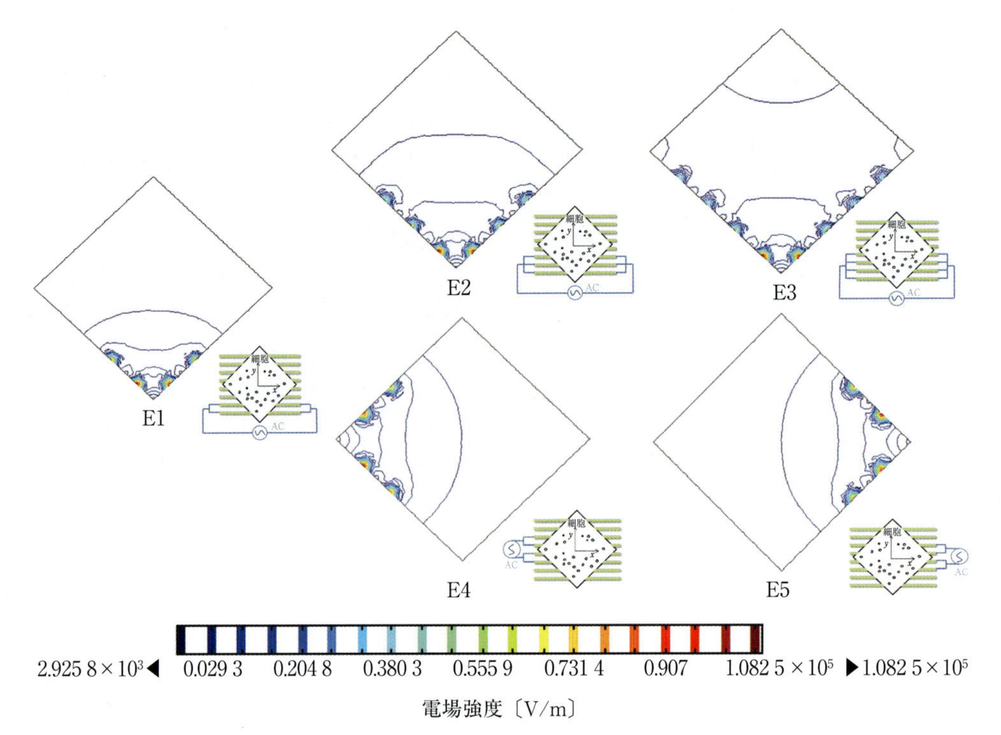

口絵 3　各電極組合せ断面 E1 ～ E5（印加電圧 V_{pp} = 5 V，周波数 f = 1 MHz，水の比誘電率 ε'_{water} = 78.3）における電場強度分布（本文 61 ページ，図 1.45）

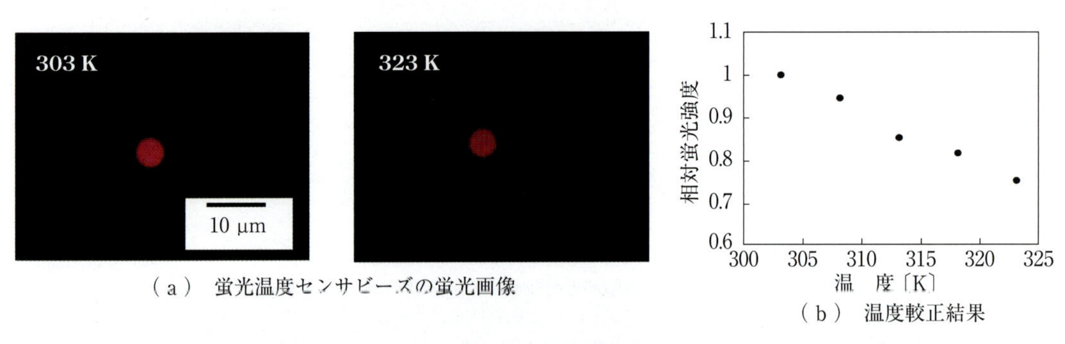

（a） 蛍光温度センサビーズの蛍光画像

（b） 温度較正結果

口絵 4　蛍光温度センサビーズの蛍光画像と温度較正結果（本文 73 ページ，図 1.54）

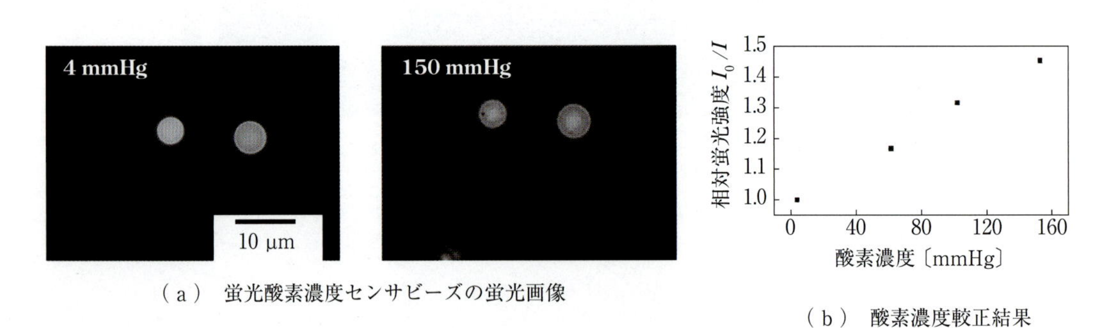

（a） 蛍光酸素濃度センサビーズの蛍光画像

（b） 酸素濃度較正結果

口絵 5　蛍光酸素濃度センサビーズの蛍光画像と酸素濃度較正結果（本文 74 ページ，図 1.55）

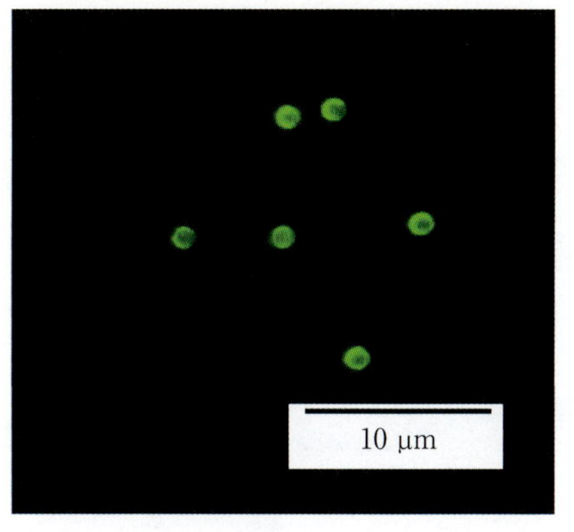

（a） FITC の蛍光画像（pH 計測）

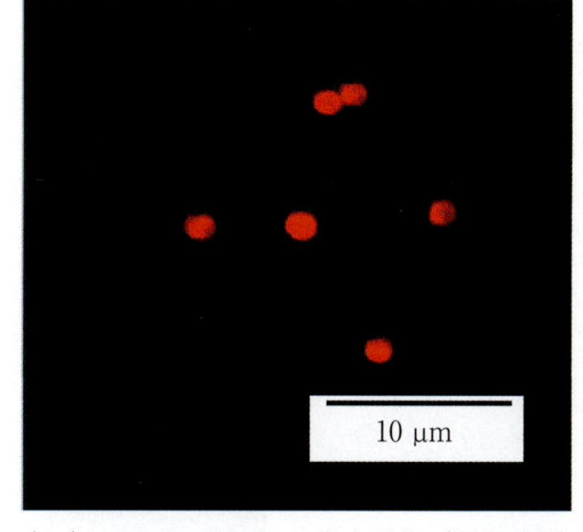

（b） Rhodamine B の蛍光画像（温度計測）

口絵 6　pH・温度計測蛍光センサの蛍光画像[13]（本文 77 ページ，図 1.58）

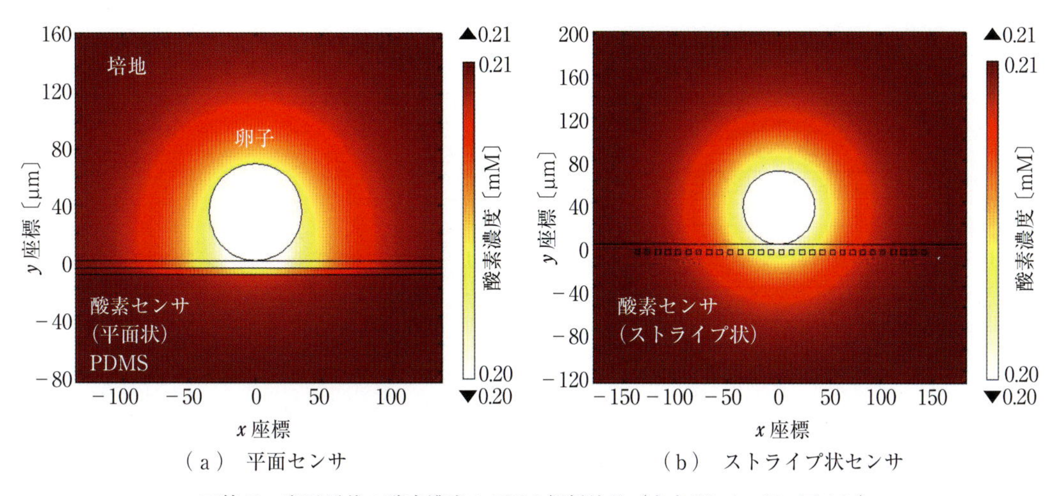

（a） 平面センサ　（b） ストライプ状センサ

口絵 7　卵子近傍の酸素濃度の FEM 解析結果（本文 82 ページ，図 1.64）

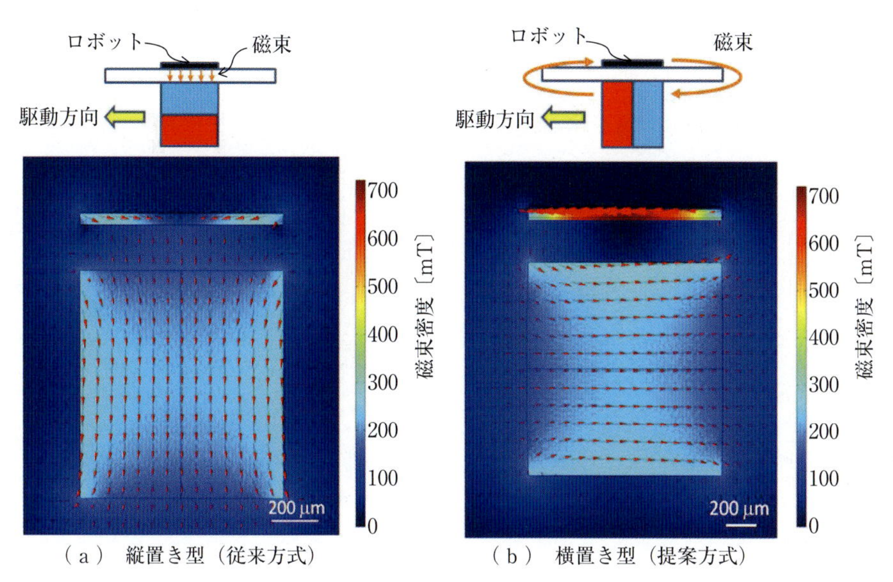

（a） 縦置き型（従来方式）　（b） 横置き型（提案方式）

口絵 8　磁石の配置方向による磁束方向の違い（画像の中の矢印は磁束ベクトル）（本文 115 ページ，図 2.27）

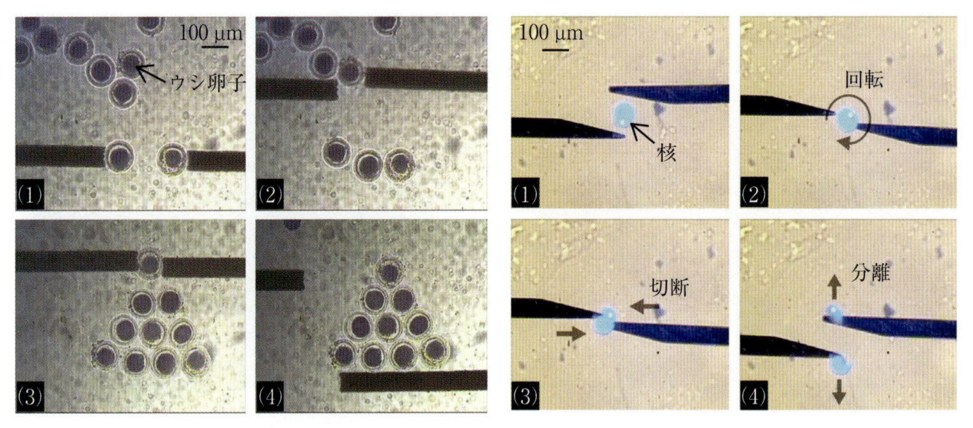

（a） 細胞の操作と配列　　（b） 細胞の回転と切断

口絵 9　磁気駆動オンチップマイクロロボットの細胞操作への応用（本文 118 ページ，図 2.33）

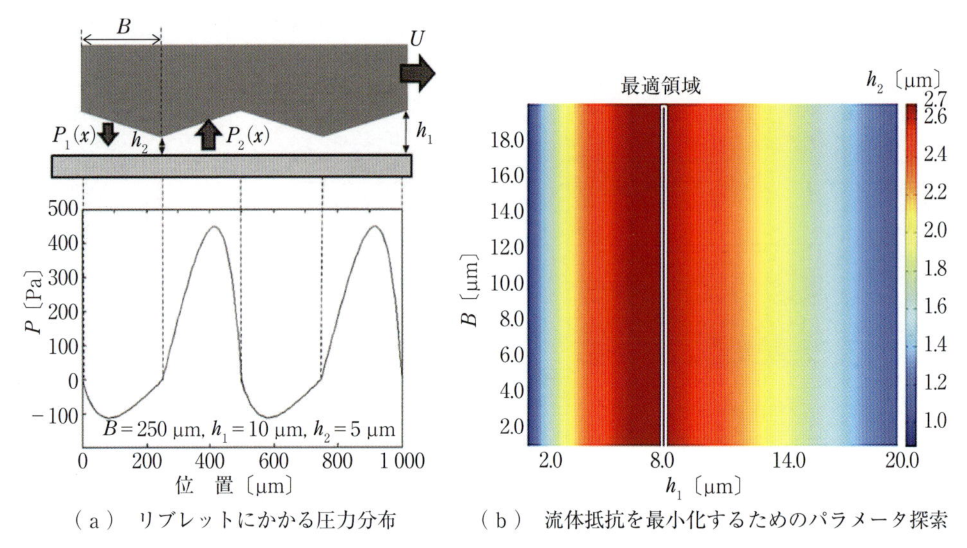

（a） リブレットにかかる圧力分布　　（b） 流体抵抗を最小化するためのパラメータ探索

口絵10　リブレットの設計（本文 119 ページ，図 2.34）

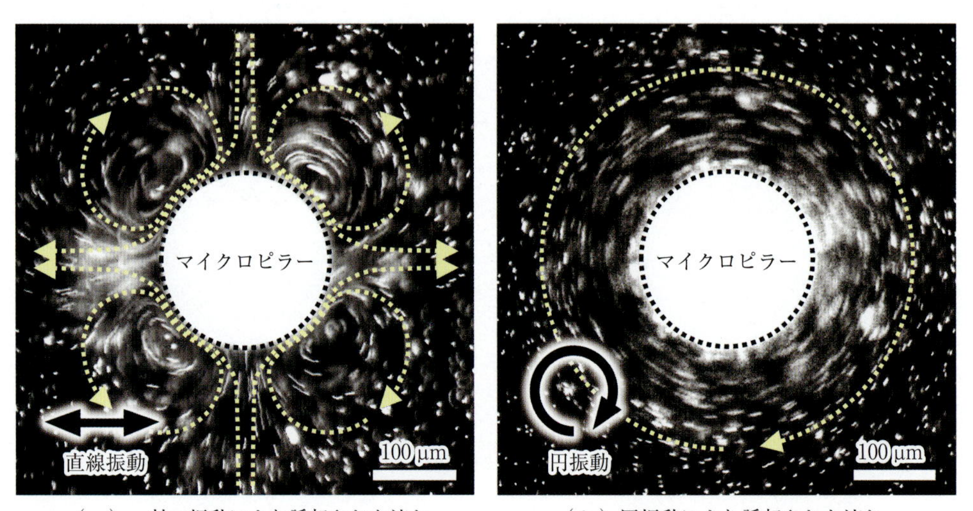

（a）一軸の振動により誘起された流れ　　（b）円振動により誘起された流れ

口絵11　チップ上のマイクロピラー周辺の振動誘起流れ[11]（本文 136 ページ，図 2.50）

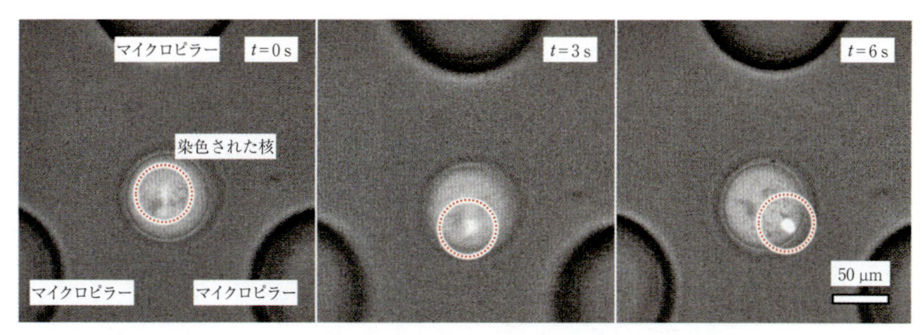

（b） マウス卵子の縦方向の回転

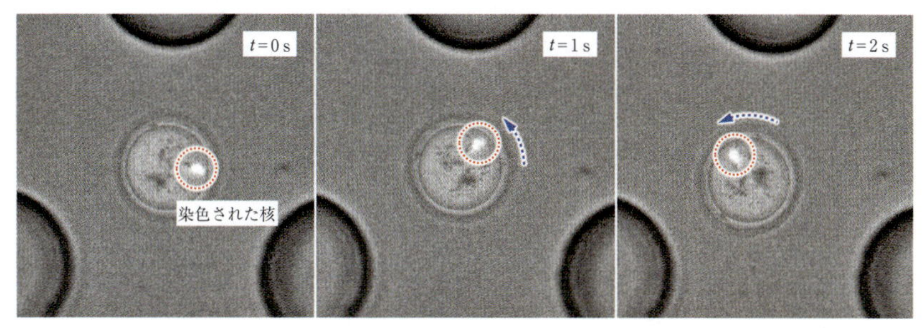

（c） 卵子内の染色された核の 3 次元的位置決め操作

口絵12 マウス卵子の縦方向の回転と卵子内の染色された核の 3 次元的位置決め操作（本文 144 ページ，図 2.56（b），（c））

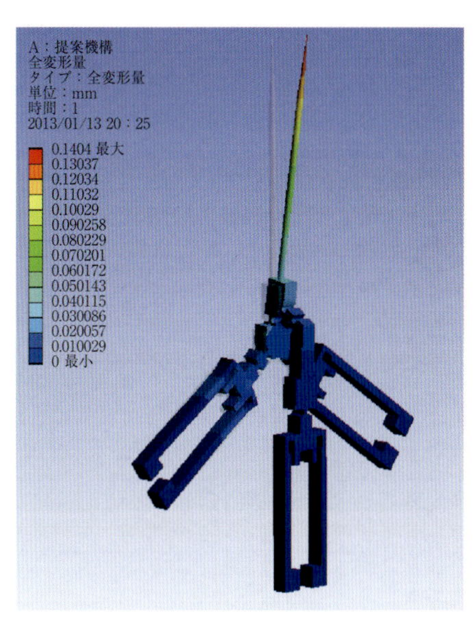

（b） 構造解析による変形量算出，エンドエフェクタ先端の可動域を導出

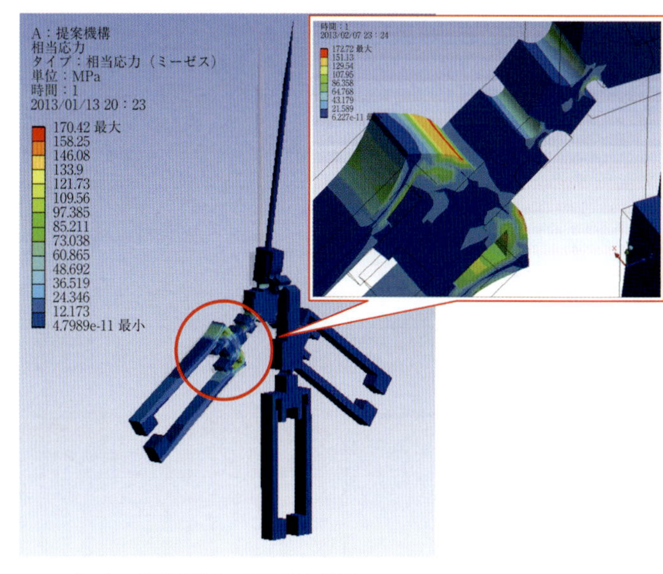

（c） 構造解析による応力算出，ヒンジ部への応力集中を確認

口絵13 構造解析結果（本文 184 ページ，図 2.84（b），（c））

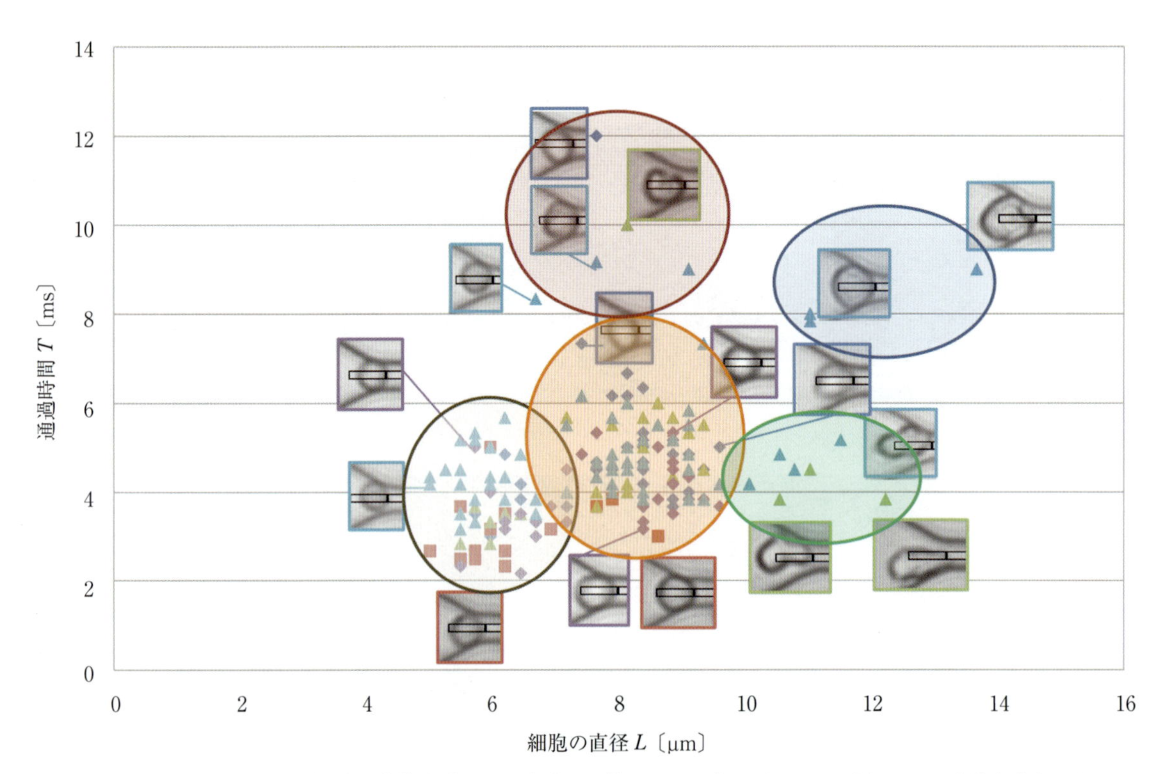

口絵14 マウス骨髄細胞の特性を計測した実験から得られた2次元プロットの例。5回の実験をまとめた結果を示す。大きく分けて灰色の枠で囲まれた集団とオレンジ色の枠で囲まれた集団が存在する。赤，青，緑の枠で囲んだドットは線形から逸脱した集団を示す。（本文 209 ページ，図 3.11）

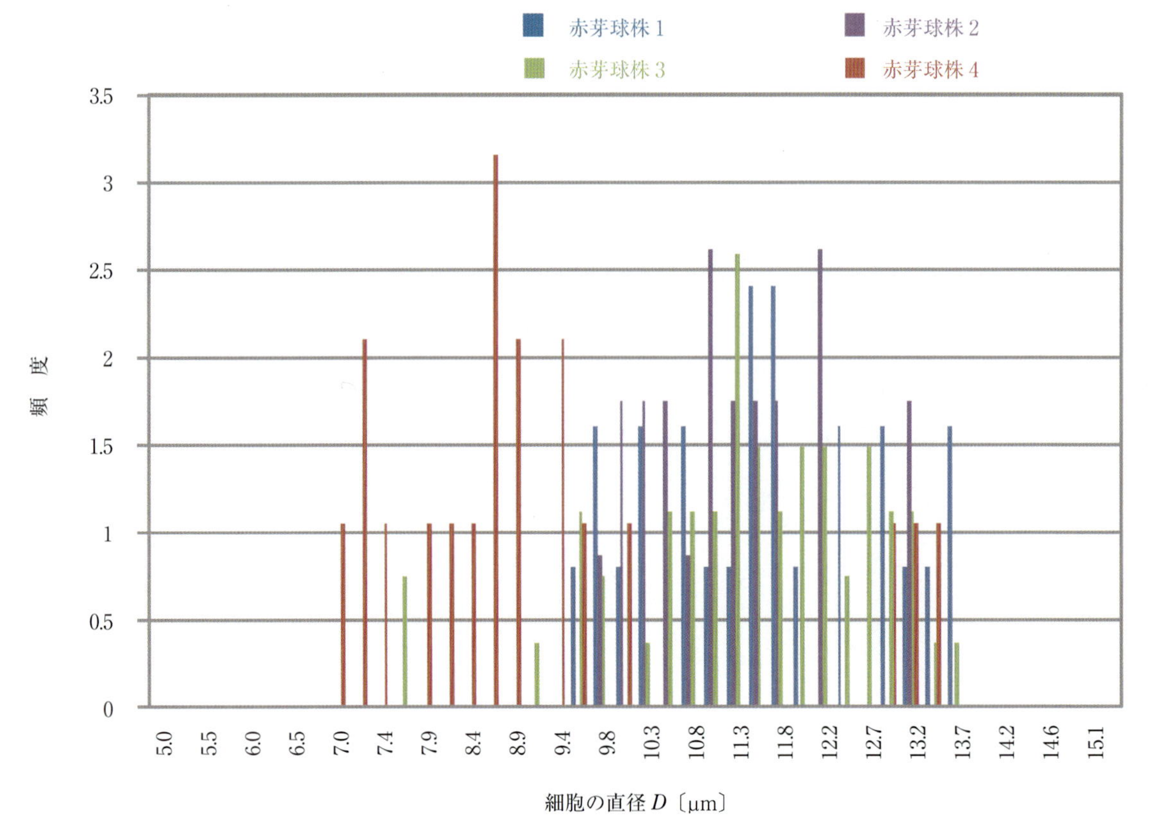

口絵15 赤芽球株 1 ～ 4 の四つすべての株をまとめたヒストグラム。赤芽球株 4 の細胞はほぼ左側に集まった。（本文 211 ページ，図 3.13（ b ））

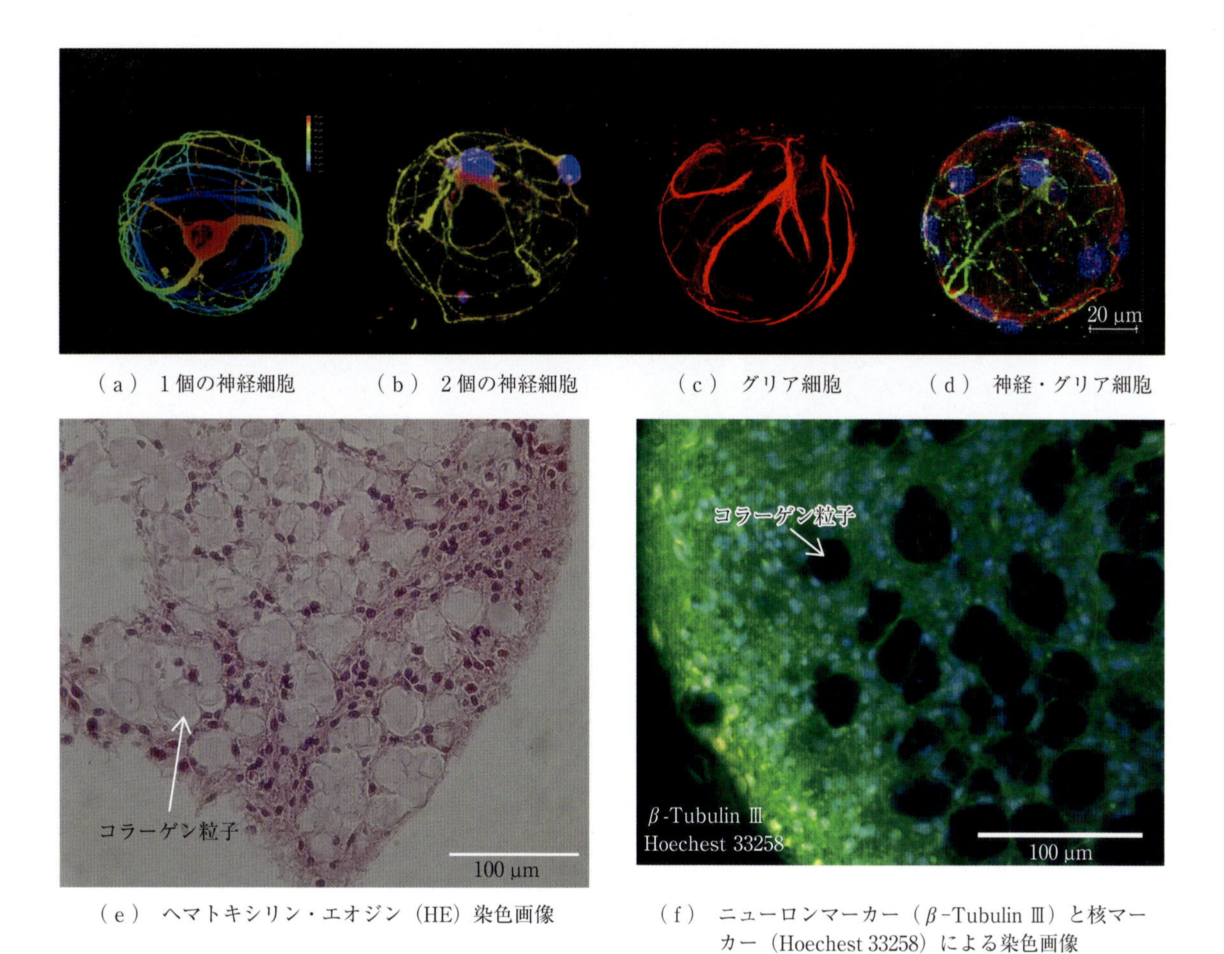

（a） 1個の神経細胞　（b） 2個の神経細胞　（c） グリア細胞　（d） 神経・グリア細胞

（e） ヘマトキシリン・エオジン（HE）染色画像

（f） ニューロンマーカー（β-Tubulin Ⅲ）と核マーカー（Hoechest 33258）による染色画像

口絵16　コラーゲン粒子表面に培養した1細胞レベル cell ball とコラーゲン粒子を足場としたヒト iPS 細胞由来ニューロンの3次元培養（本文 216 ページ，図 3.15）

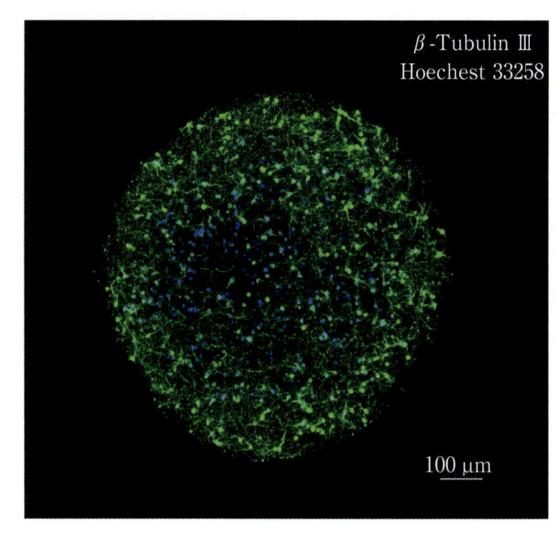

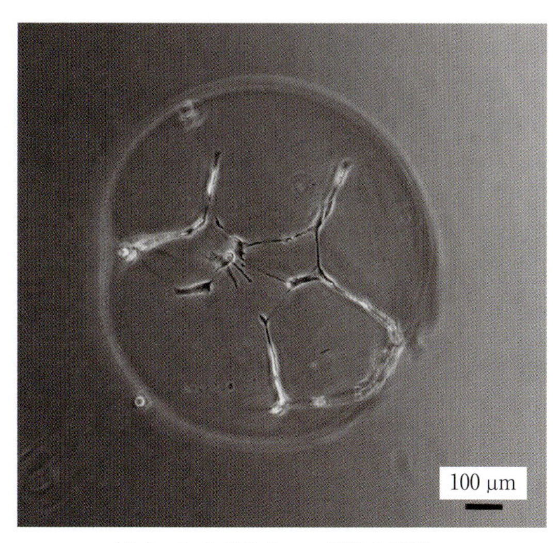

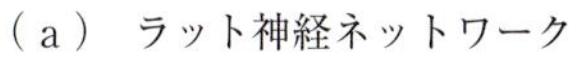

（a） ラット神経ネットワーク　（b） ヒトグリオーマ細胞の増殖

口絵17　細胞をカプセル化した（ゲル内に培養した）cell ball（本文 218 ページ，図 3.16）

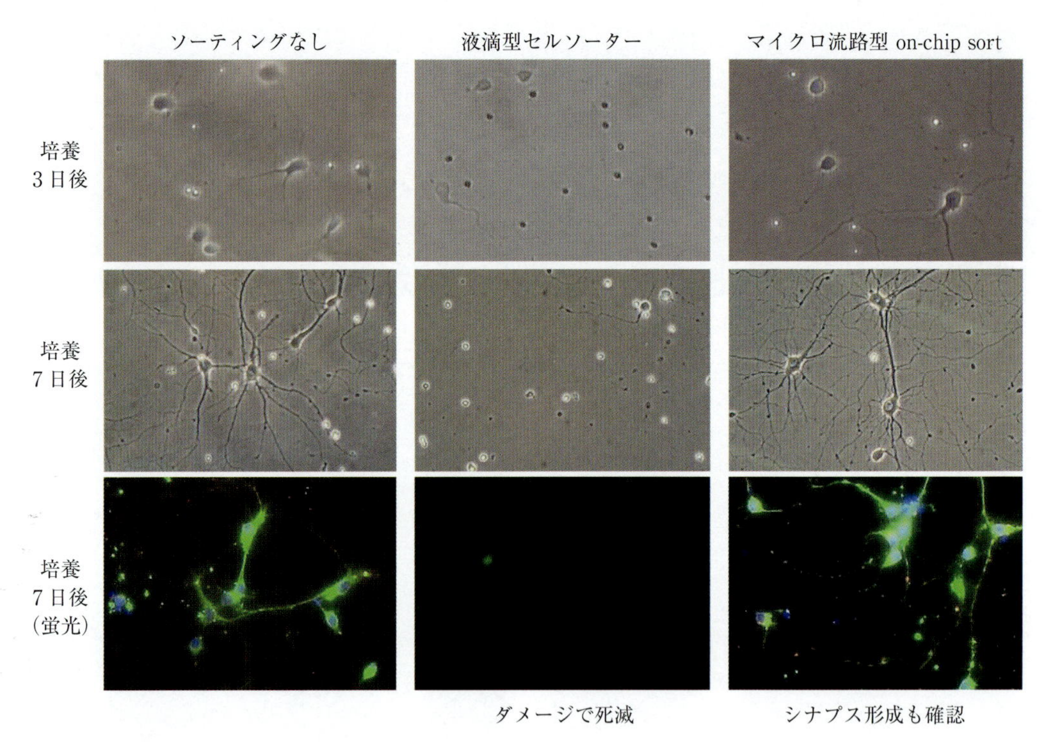

口絵18　マイクロ流路型セルソーターを用いた神経細胞のダメージレスソーティング
（本文 221 ページ，図 3.18）

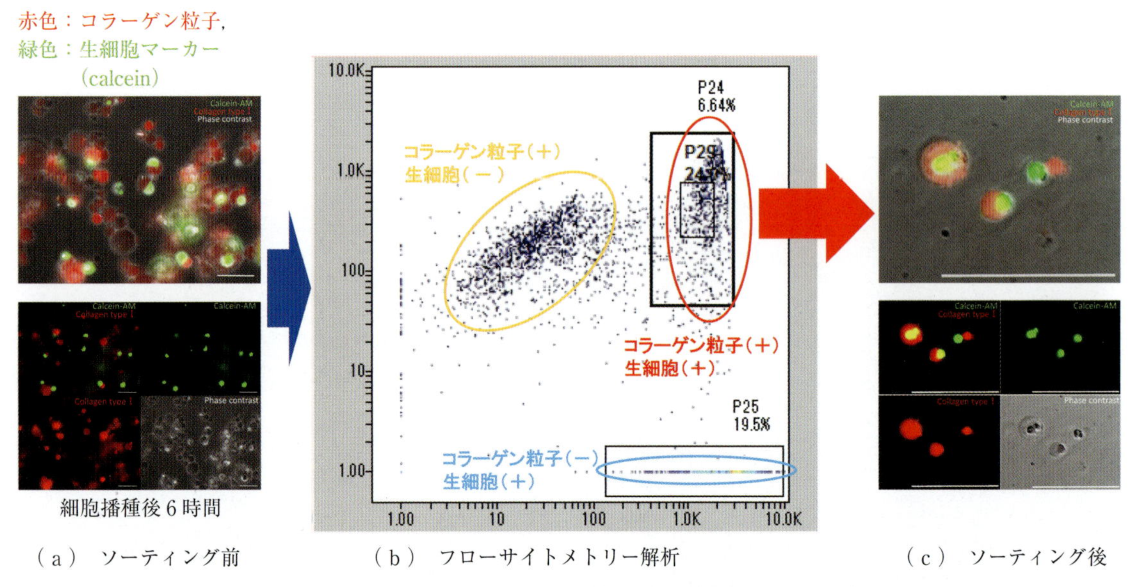

（a）　ソーティング前　　（b）　フローサイトメトリー解析　　（c）　ソーティング後

口絵19　コラーゲン粒子表面に培養したヒト iPS 細胞由来神経前駆細胞のオンチップソーティング
（本文 222 ページ，図 3.19）

組織工学ライブラリ 1 BIO Assembler
マイクロロボティクスとバイオの融合

細胞の特性計測・操作と応用

博士（工学） 新井　史人【編著】

コ ロ ナ 社

編著者・執筆者一覧

編著者

新井　史人（名古屋大学）

執筆者（執筆順）

新井　史人（名古屋大学，1.1, 1.6, 2.1, 2.2, 2.3, 3.1節）
佐久間臣耶（名古屋大学，1.1節）
蔡　佳宏（大阪大学，1.2節）
金子　真（大阪大学，1.2節）
岡嶋　孝治（北海道大学，1.3節）
高橋　亮輔（北海道大学，1.3節）
梅嶋　宏樹（京都大学，1.4節）
姚　佳烽（千葉大学，1.5節）
武居　昌宏（千葉大学，1.5節）
丸山　央峰（名古屋大学，1.6節）
早川　健（名古屋大学，2.1，2.3節）
川原　知洋（九州工業大学，2.2節）
安川　智之（兵庫県立大学，2.4，3.5節）
小塚　晃透（愛知工業大学，2.5節）
小嶋　勝（大阪大学，2.6節）
新井　健生（大阪大学，2.6節）
益田　泰輔（名古屋大学，3.1節）
入口　翔一（京都大学，3.2節）
山口　智之（東京大学，3.2節）
鈴木　郁郎（東北工業大学，3.3節）
山田　真澄（千葉大学，3.4節）
関　実（千葉大学，3.4節）

（2016年11月現在）

刊行のことば

このたび「組織工学ライブラリ―マイクロロボティクスとバイオの融合―」を3巻のシリーズとして刊行いたしました。著者らが2011年7月から約5年をかけて取り組んだ文部科学省科学研究費補助金新学術領域「超高速バイオアセンブラ（略称：バイオアセンブラ）」プロジェクトが本ライブラリの原点です。バイオアセンブラとは人工の3次元組織を生体外で構築し，生体としての機能を発現させるという革新的な取組みです。作られた人工組織は再生医療や薬剤アッセイ，組織を対象とする試験や検査などに応用することができます。組織構築や細胞の計測制御にかかわるさまざまなプロセスにマイクロロボティクスの技術が活用されています。微小対象物の計測と制御を得意とするマイクロロボティクスの工学者，細胞や組織の培養や分析に携わる生物学者，そして人工組織を再生医療に活用しようとする医学者の三つの異分野の研究者が連携融合して，生体外で機能する人工3次元組織の構築に挑みました。プロジェクトは2016年3月に終了し，その主要な成果として本ライブラリを刊行しました。

バイオアセンブラでは三つの重要な柱があります。

一番目は，生体外から取り出した単一細胞や細胞群の特性を見極めるということです。組織構築に使える細胞かどうかを判断するために短時間でその特性を計測し，有用な細胞や細胞群を高速により分けるための細胞特性計測と分離が必要です。第1巻では，これを細胞ソート工学と位置づけ，『細胞の特性計測・操作と応用』としてまとめています。

二番目は，単一細胞からさまざまな形状と機能を持つ3次元組織を組み立てるプロセスになります。細胞を紐状につなげて1次元の構造に，面状に並べて2次元に，これらを積み重ねて3次元組織を構築していきます。細胞塊を生体外で培養するとき，そのサイズがある一定以上になると内部の細胞には十分な酸素や栄養が行き届かなくなり壊死してしまいます。酸素や栄養を補給するための適切な補給路，すなわち血管構造が必要となり，これをうまく内部に作りこむ必要があります。第2巻では，このような細胞の3次元組織を構築するためのさまざまな手法やツールを『3次元細胞システム設計論』としてまとめています。

最後の三番目は，上記のように人工的に作成した組織が，組織としての機能や性能を発揮することができるか，あるいはどのような条件で発現するかを見きわめる必要があります。これまでの再生医療や組織構築の研究で，生体内に移植して培養すると元の組織と適切に結合・融合して本来の組織の機能が発揮することが知られています。生体外条件（*in vitro*）

においていかに生体内条件（*in vivo*）と同じ条件が作れるか，その培養方法と培養条件がポイントとなります。第3巻では，細胞どうしが協調，共存しあって組織としての機能を発現するという視点で，このような培養方法や機能発現の解明について『細胞社会学』としてまとめています。

プロジェクトでは上記三つの視点でそれぞれの方法論や学理を極めるとともに，これらを統合して計測分離から3次元組織の構築，そして機能発現までを通しで実現し，さらにフィードバックするサイクルの検証までを実施しました。後者については，各巻の関連する部分においてそのつながりを示すようにしています。

バイオアセンブラのプロジェクトでは新しい原理の発見や革新的な手法の提案が行われ，数多くの学術成果が出されました。本ライブラリではそれらのエッセンスを示しながら，人工3次元組織の生体外構築に関わる知見と手法をまとめて紹介しています。本ライブラリがライフサイエンスのさらなる発展に寄与することができれば，著者一同望外の喜びです。発刊のお世話になりましたコロナ社の皆様，ならびにプロジェクトのご支援を頂きました文部科学省に謹んでお礼を申し上げます。

2016年6月

編　者　新井　健生

新井　史人

大和　雅之

ま　え　が　き

2011年7月から2016年3月までの約5年をかけて，文部科学省科学研究費補助金新学術領域「超高速バイオアセンブラ（略称：バイオアセンブラ）」が実施されました。本プロジェクトは，人工の3次元組織を生体外で構築し，生体としての機能を発現させるという革新的な取組みであります。作られた人工組織は，再生医療や薬剤アッセイ，組織を対象とする試験や検査などに応用することを狙っています。このバイオアセンブラには三つの重要な柱があります。一番目は，人工組織を構成するための細胞の特性を計測してその特性を見きわめ，組織構築に使う細胞だけを分離することです。二番目は，単一細胞からさまざまな形状と機能を持つ3次元組織を組み立てるプロセスです。三番目は，人工的に作成した組織が，組織としての機能や性質を発揮することができるか，あるいはどのような条件で発現するかを見きわめることです。

本書では，特に一番目の細胞の特性を計測し，細胞を分離する点に焦点を当てています。ここでは細胞の特性に応じて特定の細胞を分離することを目的とした学問を「細胞ソート工学」として位置づけることとします。本書は，まず細胞を測るための計測技術をいくつか紹介し，つぎに細胞を分離するために適用可能なさまざまな操作技術を紹介します。そして，細胞の特性に応じて特定の細胞を分ける細胞分離技術を紹介します。

まず，細胞のどのような特性をどのように測るかですが，近年，顕微鏡の進歩とともに，細胞の特性を測る試みは数多くなされてきました。特に蛍光色素による染色技術の発展や超高解像度のイメージング技術の発展は目覚ましく，また，走査型プローブ顕微鏡による表面形状の計測技術の進歩も目覚ましいといえます。これらに関してはすでに多くの成書が出版されていますので，本書では，特にこれまであまり議論がされていない細胞の力学的特性や環境との力学的相互作用の計測に着目しました。ここでは，細胞の力学的特性は浮遊細胞と接着細胞に分けて計測手法を紹介します。また，細胞の電気的特徴量の計測についても紹介し，さらに，蛍光色素を用いて細胞の局所環境状態（pH，温度，酸素濃度など）を計測する方法を紹介します。

つぎに，細胞の分離に必要となる細胞の操作技術について紹介します。細胞の計測結果や特性に基づいて，目的とする細胞もしくは目的としない細胞だけに力を加えることができれば細胞分離が達成できます。つまり，細胞の操作技術が細胞分離の基盤となるわけです。細胞操作技術にはさまざまな原理，方式があり，本書では非接触で細胞を操作する方式や，機械式マイクロマニピュレータを用いる方式を紹介します。非接触で細胞を操作するための原理としては，光（レーザ）トラップ，磁場，音響流れ，誘電泳動，超音波などがあります。これらは直接的に細胞に力を加えることが可能ですが，人工的に製作した微小なツールに力を加えて，このツールを介して細胞を間接的に操作する方式もあります。これらは力の発生方式の違いで位置決め分解能や力の発生レンジ，発生範囲，さらには細胞への影響（ダメージ）が異なるため，目的に応じて適切な方式を用いることが必要です。

最後に，細胞の特性に応じて特定の細胞を分離する細胞分離技術の例をいくつか紹介します。細胞を分離する方式としては，以下の二つの方式に大別できます。

（1）　細胞を一つずつ個別に計測し，その計測結果に基づいて分離する方式

（2）　細胞の特性（細胞の免疫特性，力学的特性，電気的特性など）に応じて，特定の細胞だけを捕捉したり，特定の細胞だけに力を加えて操作することで分離する方式

ただし，（1）と（2）の組み合わせも考えられ，例えば，まず（2）によって分離もしくは固定したあとに（1）によって細胞を一つずつ計測し，ターゲットを絞り込むこともあります。どの分離手法も計測・操作の原理に由来して一長一短があるため，実際は目的に応じて適切な方式を選択することになります。ここで，（1）の方式は，なにをどう計測するかとか，計測パラメータの数が増えるほど計測の速度が鍵となります。（2）の方式は，特定の細胞だけをいかに捕捉もしくは操作するかが鍵となります。どちらの技術にも共通して重要な点は，組織構築に使う分離細胞にダメージがないことといえます。

作られた人工組織を，再生医療や薬剤アッセイ，組織を対象とする試験や検査などに応用するには，人工組織を構成するための部品としての細胞の選択はきわめて重要であり，細胞の特性に応じて特定の細胞を分離することを目的とした「細胞ソート工学」が重要となります。本書では，細胞を測るための計測技術，細胞を分離するために適用可能なさまざまな操作技術，そして，細胞の特性に応じて特定の細胞を分ける細胞分離技術を紹介し，体系的にまとめました。また，これらの技術は多くの応用例が考えられており，適宜紹介しました。本書が今後の組織構築と再生医療の発展に資することを執筆者一同が願っています。

2016年10月

編　者　新井　史人

目　　　次

1. 細胞の特性を測る

2. 細胞を操作する

3. 細胞分離への応用

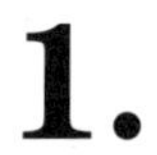

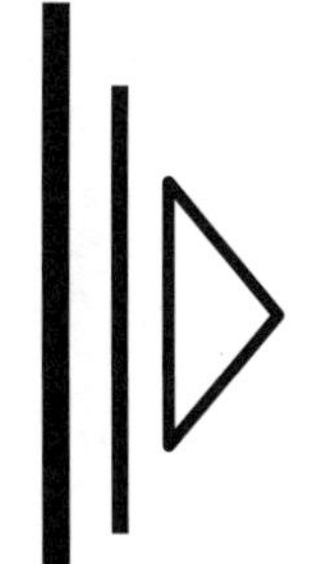

1. 細胞の特性を測る

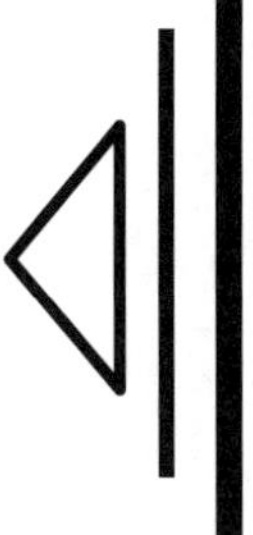

▶ 1.1 マイクロ流体チップによる浮遊細胞の力学特性の精密計測 ◀

1.1.1 ハイスループットを可能とするマイクロ流体チップ

近年，細胞の特性は，顕微鏡から得られる画像情報をもとに機械式マイクロマニピュレータを用いた操作によって計測されてきた。これらのロボット技術を基盤とする微細操作によって，同一環境で培養された細胞集団の計測の場合においても，**図 1.1** に示すように細胞の特性にばらつきが存在し，いわゆる“ユニークな細胞”の存在が明らかとなってきた[1)†]。そこで，単一の細胞や，単一の細胞凝集体，さらには単一の微生物など，極微小な単一生物サンプルの計測技術に注目が集まってきた[2)~4)]。一方で，細胞などの極微小な単一生物サンプルを計測するには，単一細胞レベルで操作・解析する必要がある。最近では，マイクロ・ナノ技術の発展とともに，単一細胞レベルでの力学的操作が可能となり，細胞の特性計測に貢献してきた。特に，単一細胞レベルの力学的操作技術の大きな貢献は，細胞の力学特性計測技術の発展であるといえる。細胞の弾性や粘性といった機械的特徴量は，生体の疾患や，細胞そのものの状態との依存関係があるといった報告がある。例えば，卵子の透明帯の硬さは，細胞周期に応じて変化する[5)]ということが報告されている。また，マラリアの感染[6)]や，糖尿病患者[7)]では，赤血球の変形能が低下する兆候が見られるなどといった報告がある。つまり，細胞の力学特性計測は，細胞そのものの弾性や粘性といった機械的特徴量の評価だけではなく，生体の疾患の検査や薬効評価にも貢献し得る技術であると考えられる[8)]。

近年の単一細胞計測に関する研究結果が示唆するように，細胞集団はユニークな単一細胞の集団であると考えられる。すなわち，細胞の弾性や粘性，もしくは大きさといった個々の細胞の力学特性は，**図 1.2** (a) のようなばらつきを持つデータであることが予想される。

---

† 肩付き数字は，節末の引用・参考文献の番号を表す。

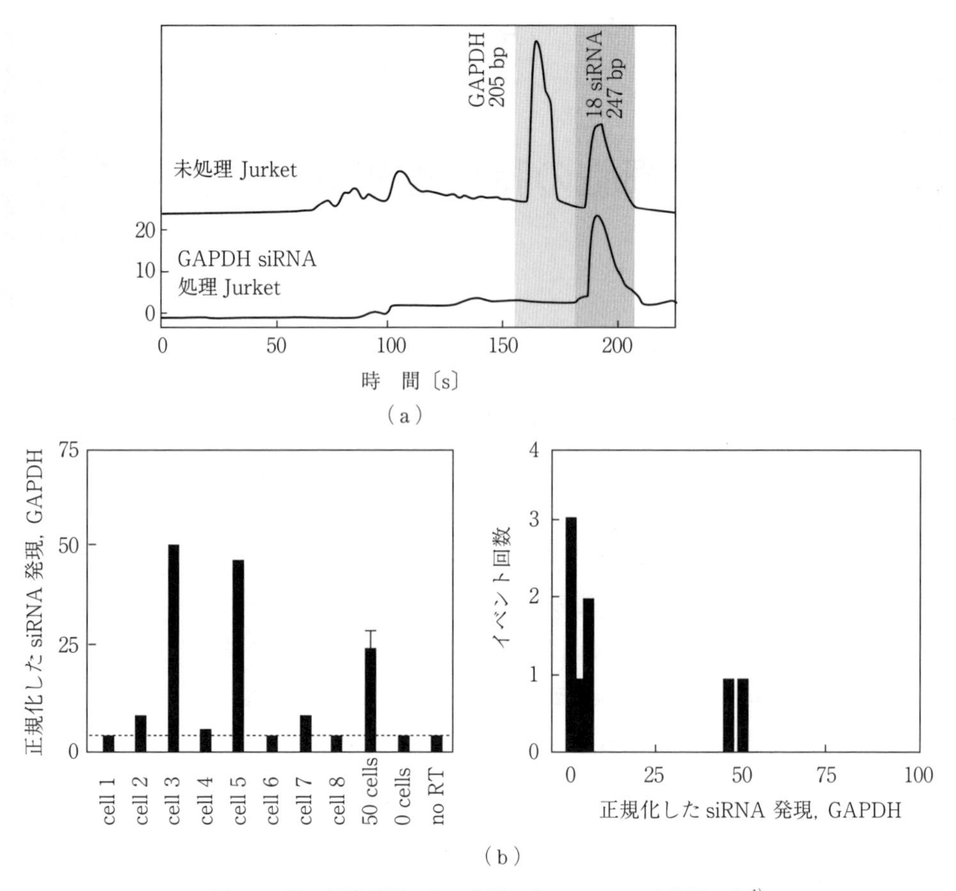

図 1.1　単一細胞計測による集団の中のユニークな細胞の例[1]

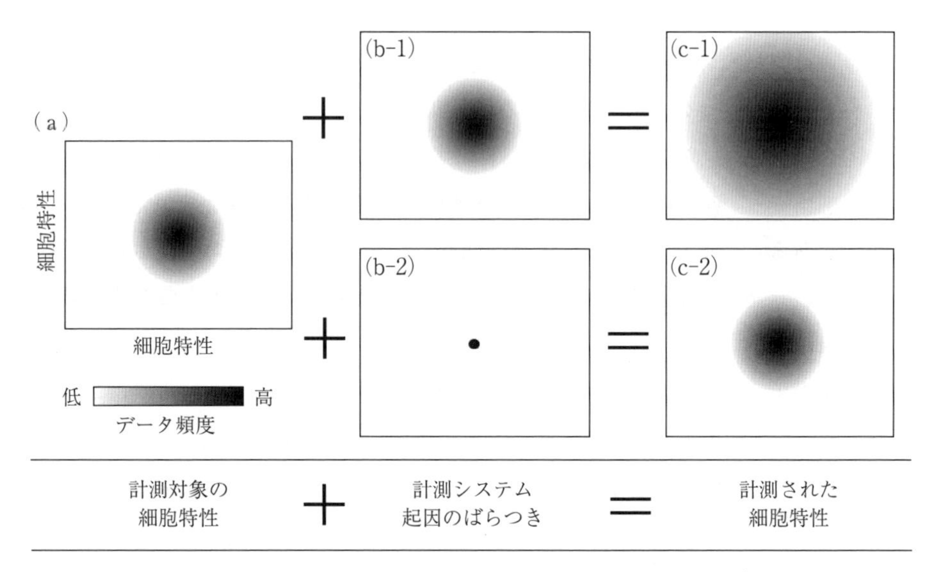

図 1.2　計測系のばらつきが計測結果に与える影響の概念図[9]

一般に，これらの対象を計測するには，計測系の計測ばらつきがデータに付与されることが考えられる。わかりやすい例を挙げれば，顕微鏡を通して得られる画像データから計測される細胞の大きさといったデータは，光の分解能などの影響から少なくとも数百ナノメートルのばらつきを持つことが考えられる。もちろん，この計測ばらつきは，測定対象の大きさが計測ばらつきに対して非常に大きい場合は，大きな問題とならないが，一般に，細胞の大きさは数十マイクロメートルであり，たとえシンプルなサイズ計測においても数パーセントのばらつきを持つことになる。したがって，図 (b) に示すように，細胞の特性計測においては，計測ばらつきを含んだデータを細胞の特性ばらつきとして計測することになる。つまり，図 (c) に示すように，計測系のばらつきを小さくすることが，細胞の特性を精密に計測することに強く貢献できると考えられる[9]。

最も有名な機械式マイクロマニピュレータを用いた単一細胞計測技術の一つは，**図 1.3** に示すような，1954 年に Mitchison らによってはじめて報告されたマイクロピペット吸引法を用いたウニの卵子計測であろう[10]。この方法では，細胞の大きさより小さな内径を有するマイクロピペットを用いて細胞を吸引し，そのときの吸引圧力と変形形状から，細胞の硬さを算出する。高精度・高出力・多自由操作が可能な機械式マイクロマニピュレータと，顕微鏡の外部に配置した精密な圧力制御システムを用いることで，複雑な細胞計測を顕微鏡の焦点面に限定した状態で細胞を一つずつ操作し，細胞に精密に吸引圧力を印加した際の変形の様

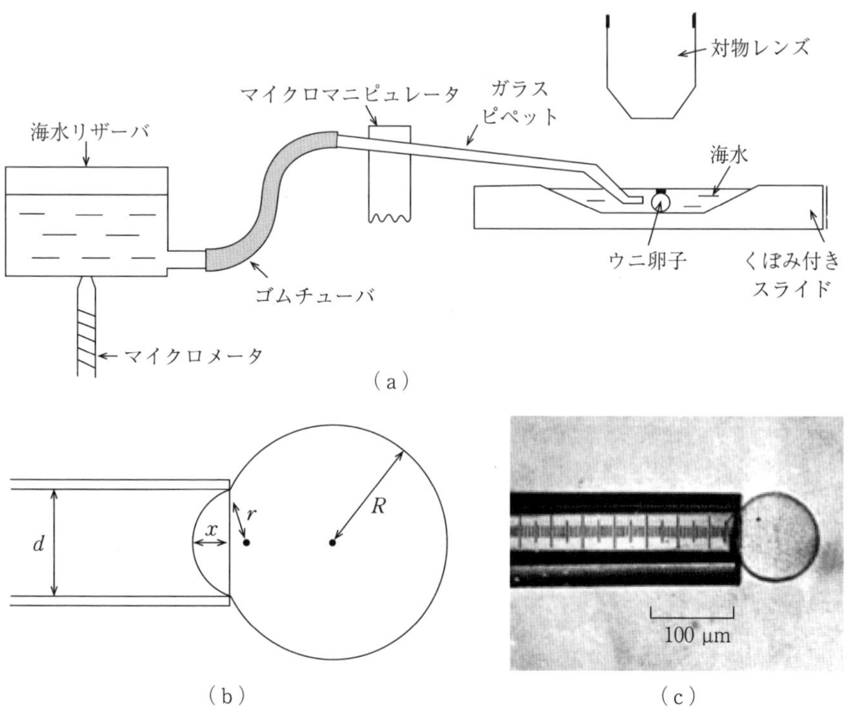

図 1.3 マイクロピペット吸引法によるウニの卵子計測[10]

子を精密に計測することが可能である。現在までに，マイクロピペット吸引法を用いた，浮遊細胞の多数の力学特性計測が報告されている[10)~13)]．

一方で，その計測作業の多くは人手によるものであり，操作技術の習熟を要因とする，操作中に生じる流体移動に伴う計測のばらつきの増大や，スループットの低下，さらには操作者間での再現性の向上などの課題があった。これらの要因から，単一細胞の特性計測においては，再現性の高いハイスループット計測が強く求められてきた。

そこで近年，micro total analysis systems（μTAS）や，lab-on-a-chip（LOC）に代表されるような，マイクロフルイディクスを基盤としたマイクロ流体チップを用いたハイスループットな細胞の特性計測が提案されてきた。この方式においては，マイクロ流体チップ中に配置したマイクロ流路を搬送系として細胞を連続的に導入することで細胞の特性計測を行う。マイクロ流路内は，マイクロ・ナノ領域において特徴的な，低レイノルズ数環境となるため，環境制御が容易で，かつ予期しない流体移動などの問題を解決できるため，きわめてばらつきの少ない再現性の高い安定した計測環境が実現できる。すなわち，マイクロ流体チップを用いることで，計測ばらつきの少ない細胞の特性計測を行うことができ，細胞特性計測のスループットを飛躍的に向上することが可能であると考えられる。

以上の背景を踏まえ，本節では，マイクロ流体チップを安定した計測環境として用いて細胞の力学特性を計測する技術について紹介する。

1.1.2 マイクロ流体チップを用いた細胞の力学特性計測

細胞を計測対象として考えると，その形態は接着状態と浮遊状態に大きく分けられる。接着状態の細胞計測の詳細は1.3節に譲るが，代表的な計測手法としては，atomic force microscopy（AFM）[14),15)]や，磁性体を用いたレオロジー解析[16)~20)]といった方法が挙げられる。特にAFMを用いた方式では，空間分解能が高いので，単一の細胞内の力学特性のマッピングが可能であるため，接着細胞の細胞骨格などの評価に広く用いられている。AFMを用いた手法においては，高精度かつ高空間分解能な計測が可能である反面，スキャニングの速度に時間を必要とするため，浮遊状態の細胞をハイスループットに計測することは困難であるといえる。そこで，本項では浮遊状態での細胞の力学特性計測について考える。

マイクロ流体チップを用いた細胞の機械的特徴量計測について考えると，計測方式は計測指標の対象に関して間接対象方式と直接対象方式に大きく分けることができる。間接対象方式に関しての詳細は1.2節で議論されるが，例えば，マイクロ流路に対して赤血球などの比較的軟らかい細胞を導入し，マイクロ流路に狭窄部を設けることで幾何学的に細胞に力を印加し，そのときの細胞の挙動から機械的特徴量を指標化する方式である[21)~23)]。高速度カメラを用いて，細胞がマイクロ流路内に設けた狭窄部を通過する際の，通過時間，通過形状などを計測し，これらを機械的特徴量の指標として計測する。この方式では，マイクロ流体チップの安定した低レイノルズ数環境を用いて，いわば細胞を流路に流すだけで計測できるため，きわめてハイスループットな計測が可能である。しかし，例えば卵子や核を有する細胞など，比較的硬い細胞に適応することを考えると，幅の固定されたマイクロ流体チップを用いるため，狭窄部での細胞が詰まるといった課題がある。また，狭窄部のない計測方式として，流体力を用いて細胞を変形させ，細胞の形状の硬さを指標化する研究が行われている[24)]。

これは，十字路を有するマイクロ流路に対して細胞を導入し，一対の対抗する流れを用いて，細胞を圧縮することで，細胞を変形させ，このときの変形量に応じて細胞の硬さを指標化する方式である。レイノルズ数が10程度の高速な搬送流を用いるため，流体制御のばらつきや，マイクロ流路内での細胞の位置決めの難しさから，計測データのばらつきが大きいといった課題があるが，非常にハイスループットな計測が可能である（**図1.4**）。

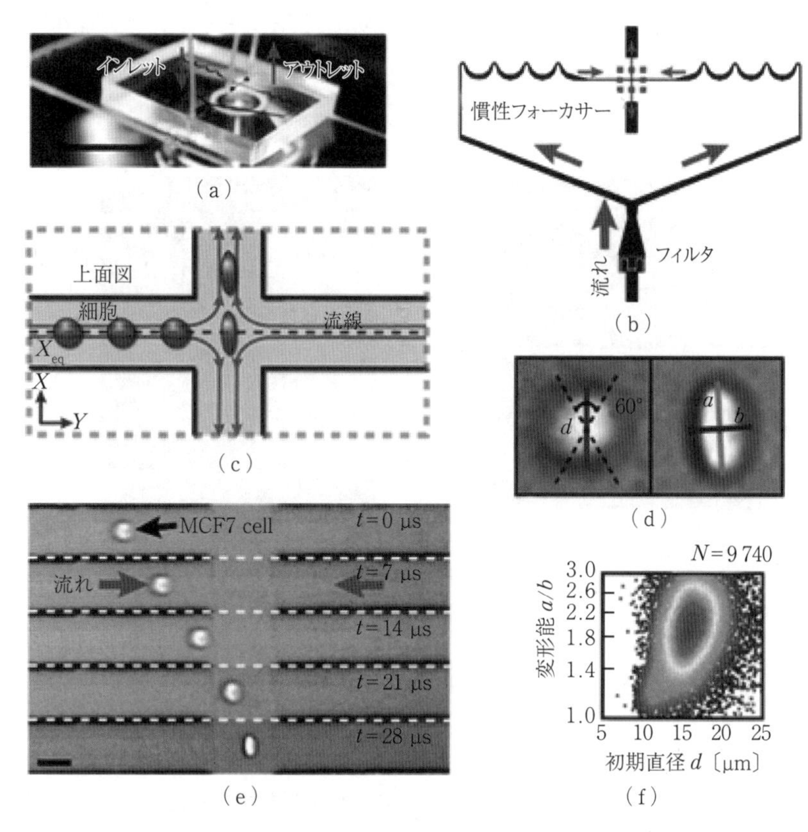

図1.4　高速流体環境を用いた細胞の力学特性計測[24)]

一方で，直接対象方式とは，細胞を変形させたときの反力を計測することで，細胞の弾性や粘性といった力学特性を直接に計測する方式である。マイクロ流体チップ内のきわめて安定した計測環境を用いた直接対象方式の代表例は，光ピンセットを用いた力学特性計測であるといえるであろう（**図 1.5**）。詳細は 3.1 節で議論するが，光ピンセットとは，微小物体にレンズで集光したレーザを照射した際に，物体が集光点近傍に安定してトラップされる現象のことである。微小物体を光ピンセットで捕捉したあと，物体が浮遊する環境に対して流れを印加すると，流体の流れに起因する流体抵抗と，光ピンセットでの捕捉力との力のつり合いから，その変位に応じたトラップ力を仮定することができ，光ばね定数を得ることができる。光ピンセットを用いて細胞を変形させ，そのときの理想的な微小物体のトラップ位置と，実際の位置との差から，光ばね定数を用いて細胞の変形時の反力を計測する力センサとして利用することができる。レーザの集光位置は，チップ外部の顕微鏡の XY ステージもしくは対物レンズに取り付けた Z 軸ステージを用いることで，3 次元的に操作することが可能あるため，チップの閉空間内での 3 次元的な微小物体操作・計測技術であるといえる。高倍率の対物レンズを用いることで，微小物体の高分解能な操作が可能であり，DNA やタンパク質の力学特性計測に応用されている[25)〜27)]。しかし，光ピンセットにより発生できる操作力は数百 pN であり，赤血球などの比較的軟らかい細胞の力学特性の計測は可能であるが，卵子などの比較的硬い細胞の計測やハイスループット計測には課題がある。

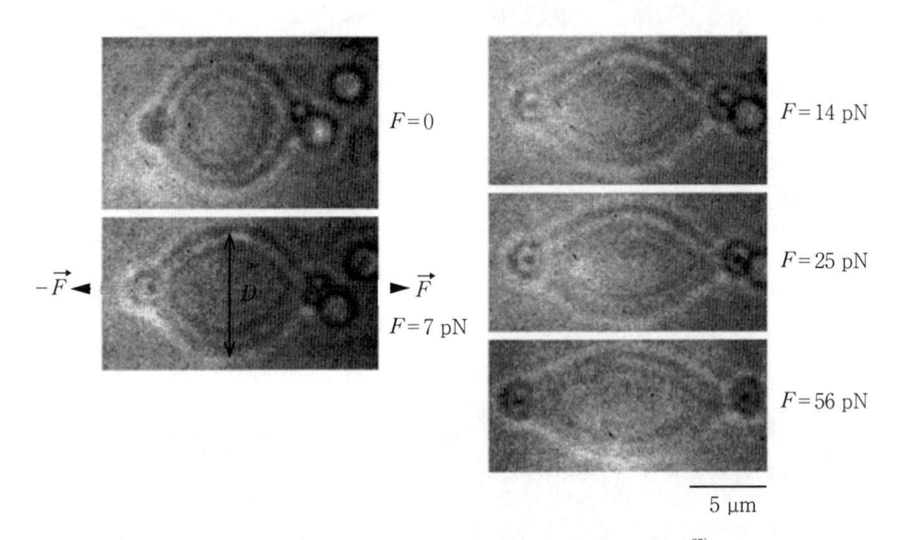

図 1.5　光ピンセットを用いた赤血球の硬さ計測の様子[25)]

近年，micro-electro-mechanical-systems（MEMS）技術に代表される微細加工技術を駆使することで，マイクロ流体チップにオンチップロボットを統合した，ロボット統合型マイクロ流体チップを用いた，細胞の機械的特徴量の計測が報告されている（**図 1.6**）[28),29)]．この方式では，マイクロ流体チップ中の搬送流路系に，細胞を変形させるためのオンチッププローブと，細胞を変形した際の細胞の反力を計測するための力センサを統合したロボット統

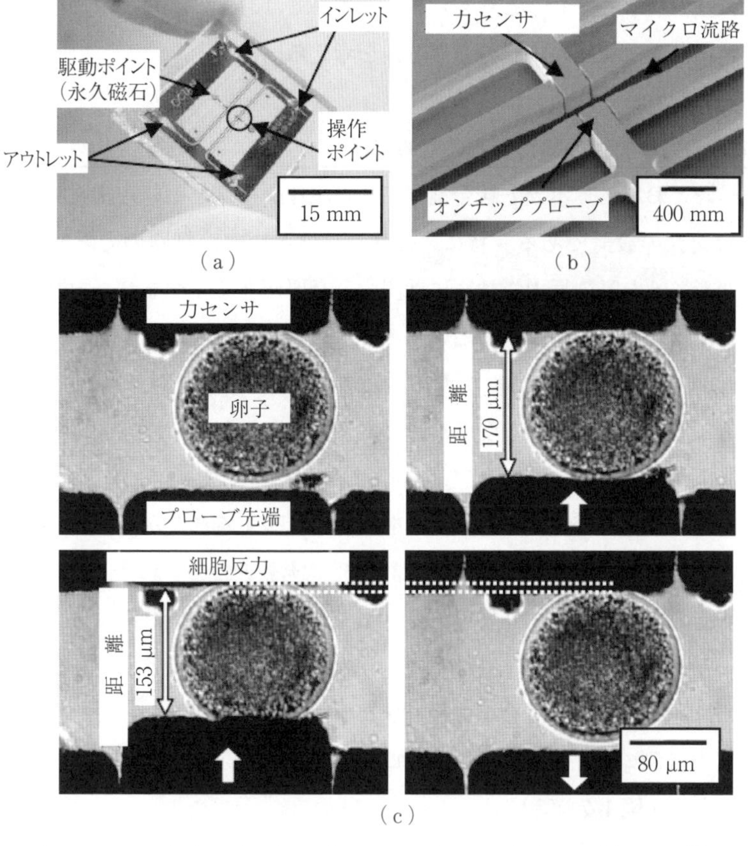

図 1.6　ロボット統合型マイクロ流体チップを用いた細胞の力学特性計測[28)]

合型マイクロ流体チップを用いる。計測対象となる細胞をマイクロ流路に流すことで導入し，顕微鏡の外部に配置した流体制御システムを用いることで，計測部へと位置決めしたあと，オンチッププローブと力センサを用いて，細胞の粘性や弾性といった力学特性を計測する。顕微鏡に取り付けたオンラインのカメラからの画像情報を用いて，リアルタイムに細胞の搬送および力学特性計測を行うことで，ハイスループットな計測に貢献し得る技術である。この方式は直接対象方式であるため，細胞の弾性や粘性を直接計測できるといった利点が考えられるが，変形時の細胞の反力は，赤血球の計測では pN（ピコニュートン）オーダー，植物細胞では mN（ミリニュートン）オーダーと非常に大きな差があるため，力センサの感度を細胞に合わせて設計する必要があるという課題がある。

以上のように，マイクロ流体チップを用いた細胞の力学特性計測は，その計測対象によって，測定方式を適切に選ぶ必要があるが，1.1.1 項で述べたように，安定したばらつきの少ない計測環境を実現でき，搬送流路系としてマイクロ流路を用いて，細胞を流路中の計測部へとつぎつぎと連続的に導入することが可能であるため，浮遊状態の細胞の計測を行うためには，非常に強力な手法であると考えられる。本節ではおもに，ロボット統合型マイクロ流体チップを用いた浮遊状態の細胞の力学特性を考える。

1.1.3 細胞の力学特性の精密計測のためには

前項で述べたとおり，ロボット統合型マイクロ流体チップを用いた細胞計測において重要なキーは力センサの設計である。特に，弾性や粘性といった細胞の力学特性を計測するには，細胞を変形させた際の反力を精密に計測する必要がある。つまり，力計測の分解能を向上させることが精密計測につながるということはいうまでもない。

ここで，細胞計測に必要な力センサの分解能について考える。力センサのばね定数を $k_{ssensor}$，細胞が変形した際の反力を受けた力センサの変位を δ_{sensor} とすれば，フックの法則から

$$F = k_{sensor}\,\delta_{sensor} \tag{1.1}$$

という基本的な式を得ることができる。F を精密に計測することが，細胞の力学特性を精密に計測することになるので，例えば，その計測分解能を F_{res} とすれば，この F_{res} を小さくすることが分解能の高い計測であるといえる。すなわち，高分解能計測は，力センサのばね定数 k_{sensor} を小さくする，もしくは，力センサの変位計測の分解能 δ_{sensor_res} を小さくする必要がある。例えば，両持ちばりとして作製可能な板ばね型の力センサにおいて，はりの中央に細胞からの反力計測の分解能 F が印加された場合，その変位 δ_{sensor} を用いて，式（1.2）を得ることができる（**図 1.7**）。

$$F = \frac{16E_{sensor}\,hw^3}{l^3}\delta_{sensor} \tag{1.2}$$

ここで，w，h，l，および，E_{sensor} は，それぞれ，はりの変形方向の幅，高さ，長さ，および，ヤング率である。

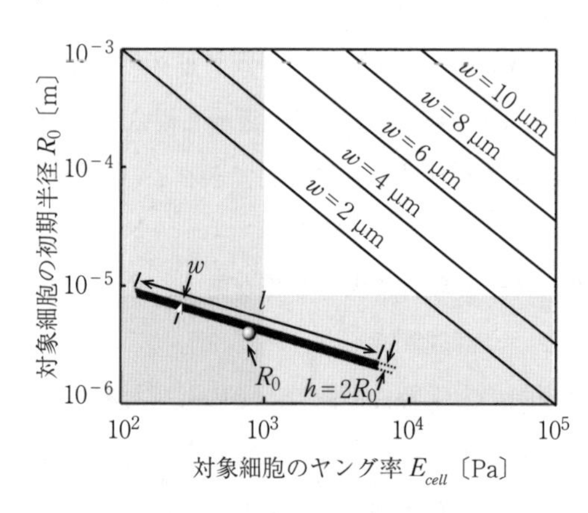

図 1.7　はりの変形を利用した細胞の変形時の反力計測用力センサの設計

マイクロ流路中に，細胞の反力を計測するための力センサを配置することを考えると，力センサの高さに相当する流路の径は，細胞と同程度である必要があるため，k_{sensor} を小さく

とるには，h を小さくするのではなく，w を小さくするもしくは l を大きくすることが適切であることがわかる。

そこで，その直径が $2R_0$ である細胞の力学特性計測についてさらに考える。力センサの高さ h を $2R_0$ とした場合，式（1.2）は，力計測の分解能 F_{res} と，変位計測の分解能 δ_{sensor_res} を用いて，式（1.3）のように表される。

$$F_{res} = \frac{32E_{sensor}R_0w^3}{l^3}\delta_{sensor\_res} \tag{1.3}$$

一方で，細胞の反力計測に必要な力の計測分解能について考える。細胞が一様な直径が $2R_0$ 球体であり，剛体とみなせる平板間で圧縮変形を受けることを仮定し，その変形がヘルツの接触モデルで表されるとすると，球体が $2\delta_{cell}$ の変形を受けた際の反力 F は，式（1.4）のように表される。

$$F = \frac{4}{3}R_0^{\ 1/2}\frac{E_{cell}}{1-v^2}\delta_{cell}^{\ 3/2} \tag{1.4}$$

ここで，v，および，E_{cell} は，それぞれ，細胞のポアソン比，および，ヤング率である。δ_{cell} をひずみ ε を用いて，$\delta_{cell}=\varepsilon R_0$ と表すと，式（1.5）を得ることができる。

$$F = \frac{4}{3}\frac{E_{cell}}{1-v^2}\varepsilon^{3/2}R_0^{\ 2} \tag{1.5}$$

つまり，細胞がひずみ ε を受けた際の反力を，α %の分解能で計測することを考えると，計測に必要な力分解能 F_{res_req} として式（1.6）を得ることができる。

$$F_{res\_req} = \frac{\alpha}{100}\frac{4}{3}\frac{E_{cell}}{1-v^2}\varepsilon^{3/2}R_0^{\ 2} \tag{1.6}$$

式（1.3）と式（1.6）より，$F_{res}=F_{res\_req}$ とすると，計測対象である細胞の大きさに関して式（1.7）を導出することができる。

$$R_0 = \frac{2\,400}{\alpha}\frac{1-v^2}{\varepsilon^{3/2}}\frac{E_{sensor}}{E_{cell}}\frac{w^3}{l^3}\delta_{sensor\_res} \tag{1.7}$$

式（1.7）を用いて，細胞計測のための力センサの設計について考える。ここで，細胞をひずみ $\varepsilon=0.1$ まで変形させたときの細胞の反力を，$\alpha=1$ %の分解能で計測するとする。このとき力センサは，MEMS 加工において一般的に用いられるシリコンで作製されているとして，$l=5$ mm，$E_{sensor}=130$ GPa であるとする。さらに，力センサの変位の計測分解能は，顕微鏡を用いた画像情報であるとして，光の分解能を考慮し $\delta_{sensor\_res}=200$ nm とする。また，細胞は非圧縮材料（$v=0.5$）であると仮定するならば，図 1.7 に示すような，想定される細胞のヤング率をパラメータとする計測可能な細胞の最小サイズが得られる。例えば，ウシの血管内皮細胞のヤング率計測ための力センサの設計について考える。この場合，細胞の大きさは，半径 10 μm 以下，ヤング率は 0.1～1 kPa 程度であると報告されている。図 1.7 において，$w=2$ μm とした曲線より左下方向に設計値がくることがわかるから，非常に薄いはりを作製しなければならないということが推測される。一般に，MEMS 技術の一つである，フォトマスクを用いたフォトリソグラフィーによるパターニングにおいては，±0.5 μm 程度の作製精度ばらつきを持つため，このような力センサの作製は非常に難しいといえるであろう。したがって，精密な細胞の力学特性計測を目指した，力計測の分解能を向上させるためには，式（1.1）の k_{sensor} を小さくするだけでなく，δ_{sensor} を小さくすることが強く求められるということがわかる。

1.1.4 ロボット統合型マイクロ流体チップを用いた浮遊細胞計測

力センサの変位量 δ_{sensor} を高精度に計測することを考える。MEMS 技術を用いた高精度な変位計測技術としては，静電容量の変化を計測することで変位を計測する静電センサが挙げられる。静電センサの細胞計測への応用のためには，マイクロ流体チップ内の液中の環境で静電容量を計測する必要があるが，培養液の導電率の影響で絶縁破壊を引き起こしてしまうという問題が考えられる。このような問題を解決するために，デバイス表面を酸化膜などの高誘電性材料で覆うなどの方法が考えられるが，作製のプロセスが煩雑になるという課題がある。一方で，チップ外部にレーザとダイオードを配置し，チップ内部の構造体の変位を計測するシステムが考えられるが，チップと外部システムの光学的なインタフェースの構築，熱的ゆらぎの補償や，計測対象の面精度に起因する SN 比の向上が課題であるといえる。近年このような背景から，画像の走査モアレ縞（じま）を利用したサンプリングモアレ法を用いた高精度変位計測が提案されている[30]。モアレ縞とは，空間周波数の異なる形状のパターンを重ね合わせたきとに形成される画像の低周波のうなりに相当する。生成したモアレ縞は，わずかな位置の変化を大きな位相変化として出力するため，変位計測の分解能を飛躍的に向上することができる。特に，サンプリングモアレ法では，周期的なパターンを有する構造物を，CCD カメラなどの周期性を有するセンサ素子アレイ（イメージセンサ）を用いて撮像する際に，モアレ縞を生成する方法であるため，ほかの構造体を付与することなく，計測対象の構造物に周期的なパターンを付与するだけで微小な変位計測を実現できるという特長がある。すなわち，MEMS 技術を用いたロボット統合型マイクロ流体チップの作製において，力センサに周期性を持つパターンを付与するだけで，高分解能計測が達成できる。

ここで，サンプリングモアレ法を用いたオンチップ力センサの変位計測について，詳細を述べる（**図 1.8**）。

まず，イメージセンサを用いて構造物を撮像し，グレースケールのデータを得る。その後，変位を計測したい方向（x 方向）に，一定ピクセル間隔で間引き処理を行う。間引きの

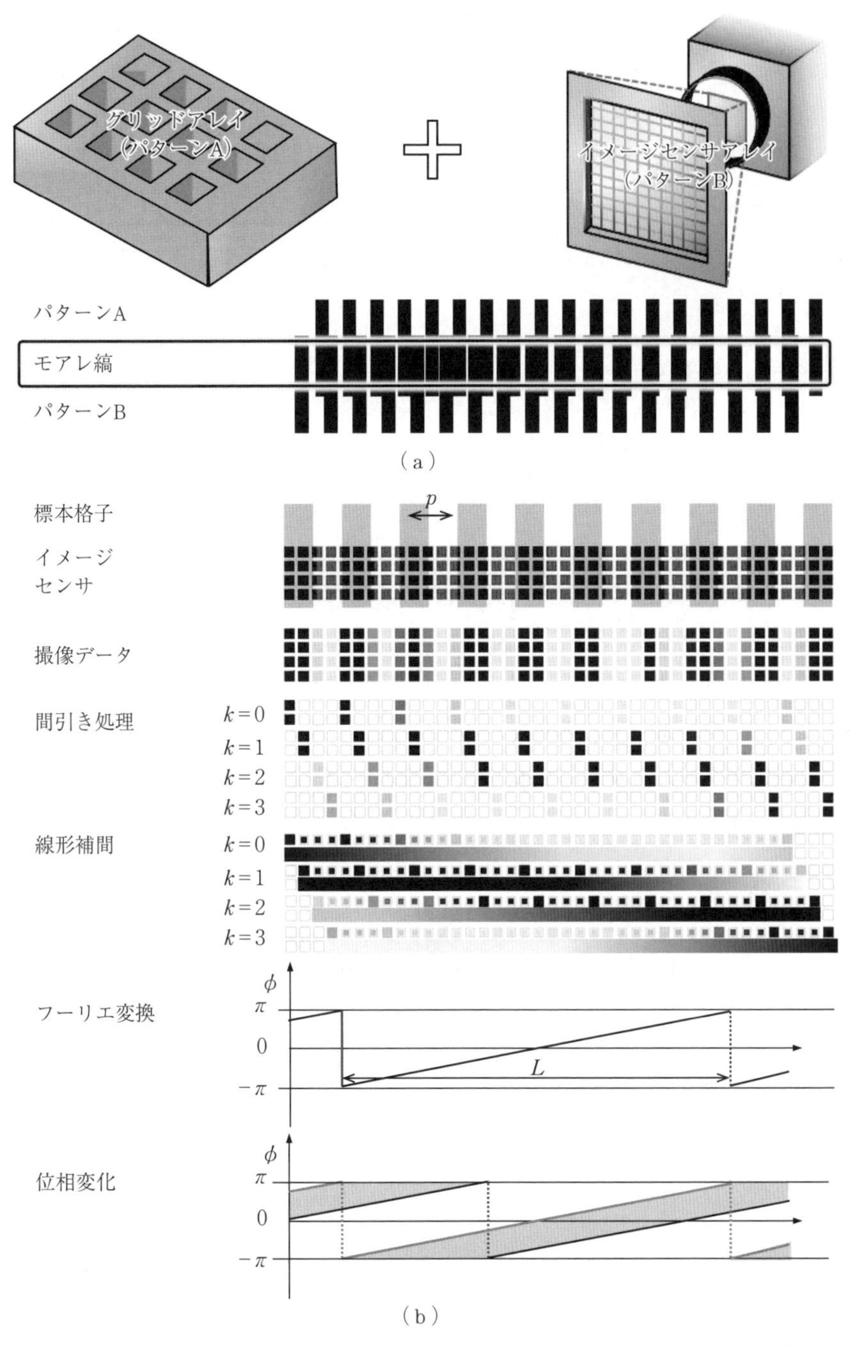

図 1.8 サンプリングモアレ法を用いたオンチップ構造体の高分解能位置計測[30]

間隔は，撮像する構造の周期に最も近いものを選ぶ。これにより，発生するモアレ縞の周期を長くし，変位計測の分解能を向上させることができる。間引き処理では，処理を開始する位置を0から間引き間隔分の間，すなわち間引き間隔分どおりに選ぶことができる。これを位相シフトインデックスkと呼ぶ。イメージセンサから得られたデータに対し，周期的に情報を抽出することで，離散的なデータ列を得る。その後，位相シフトデータ列の欠損部分に対して，線形補間，2次のB-Spline補完を用いて補完作業を行う。これにより，位相が0から2πまで等間隔なデータ列として，モアレ縞のデータ列生成できる。このデータ列を用いることにより，三角関数的な輝度変化と，背景輝度の加算状態とみなして直交性を利用することで，モアレ縞の位相分布$\phi(x)$を用いて，式（1.8）に示すような輝度のデータ$I_k(x)$を得ることができる。

$$I_k(x) = I_a \cos\left(\phi(x) + 2\pi \cdot \frac{k}{N}\right) + I_b \tag{1.8}$$

ここで，I_a，I_b，およびNは，発生させたモアレ縞の輝度の振幅，背景の輝度，および間引き間隔である。これにより，モアレ縞の位相分布$\phi(x)$は式（1.9）のようになる。

$$\phi(x) = -\tan^{-1}\left(\frac{\sum_{k=0}^{N-1} I_k(x) \cdot \sin\frac{2\pi k}{N}}{\sum_{k=0}^{N-1} I_k(x) \cdot \cos\frac{2\pi k}{N}}\right) \tag{1.9}$$

なお，この位相情報は$k=0$のモアレ縞を余弦関数にフィッティングした際の位相分布となる。ここで，計測対象である構造体がΔuだけ変位したとき，$\Delta\phi(x) = \phi(x) - \phi_0(x)$で表される，位相変化があったとすれば，構造物の変位と計測されるモアレ縞の位相の関係は式（1.10）で与えられる。

$$\Delta u = \frac{\Delta\phi(x)}{2\pi} p \tag{1.10}$$

ここで，$\phi_0(x)$は，計測開始時の方向のxモアレ縞の位相分布であり，pは，構造体に付与した周期性を持つパターンのピッチである。つまり，計測対象の構造物に変位が与えられたとき計測される位相分布は変化し，ちょうど計測対象の繰返し構造の1周期に対応する変位を与えられたとき，元の位相分布となる。このことから，構造体としての力センサの変位計測分解能δ_{sensor_res}は，生成したモアレ縞の長さL，および振幅強度I_aに依存し，式（1.11）となる。

$$\delta_{sensor\_res} = \frac{p}{2I_a L} \tag{1.11}$$

図1.9（a）にサンプリング法を用いた細胞計測デバイスを示す。図（b）に示すような，周期性を有する格子状のパターンを力センサに付与することで，図（c）のようにモアレ縞を生成することが可能である。このときの位置計測の信頼区間は3σ（99.7%）で42 nmと，従来のCCDカメラを用いた同様の実験において，位置計測分解能が500 nm程度であったことに対し，10倍以上の高い分解能を与えていることがわかる。図（e）に浮遊させたイヌ

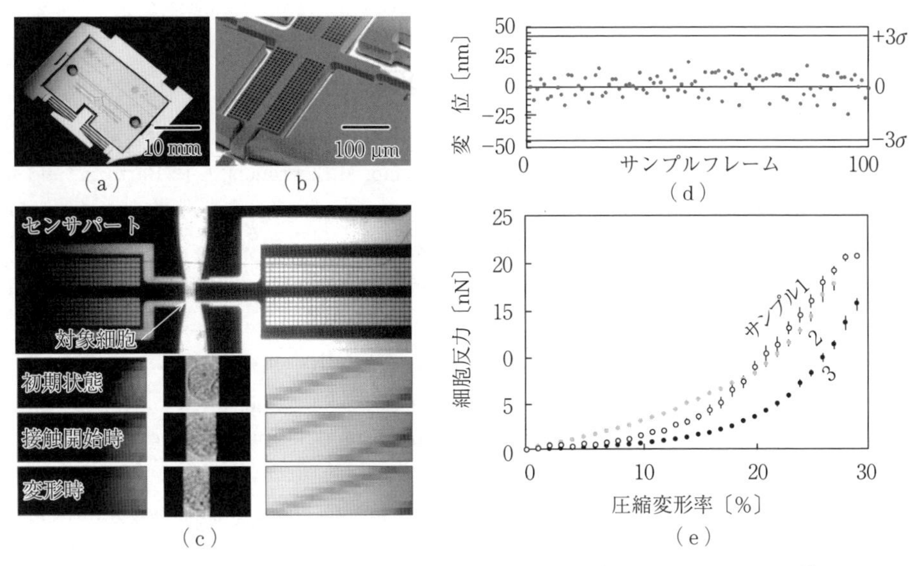

図 1.9　サンプリングモアレ法を用いた細胞の機械的特徴量の高分解能計測[30)]

腎臓尿細管上皮細胞（Madin-Darby canine kidney cell, MDCK cell）を計測した結果を示す。通常，半径 5〜10 mm 程度である細胞に対して，30％のひずみ量（変形量 3 μm）を与えた際の細胞の反力を精度良く計測できていることがわかる。サンプリングモアレ法を用いた変位計測は，従来の顕微鏡に取り付けた CCD カメラを用いた変位計側では達成できなかった，光の回折限界以下の分解能での変位計測が可能とし，画像を用いた変位計測における一つのブレイクスルーであるといえるであろう。

1.1.5　お　わ　り　に

本節では，マイクロ流体チップを用いた細胞の力学特性計測ついて論じた。細胞の定量的な力学特性計測は，1950 年に Crick らによってはじめて定量的解析方法が報告されてから半世紀の間に，急速に発展を遂げてきた非常に勢いのある研究分野であるといえる。この発展は，近年の細加工技術の発展や，高速ビジョン，精密操作に代表されるロボット技術の発展によるものが大きいだろう。本節で紹介した計測技術は，単に単一細胞の機械的特性を計測するだけではなく，既存の細胞ソーティング技術と組み合わせることで，単一細胞の集合である細胞群に中からユニークな単一細胞を分取する技術への展開が予想されるであろう。そのためには，高速な計測においても，計測系の計測ばらつきをできるだけ抑え，フローサイトメトリー技術と統合可能な計測系を構築する必要があるだろう。マイクロ流体チップを用いた細胞の計測技術は，これらを達成する一つの大きな選択肢であり，近年盛んに言及されている lab-on-a-chip（LOC）デバイスがその一助になることを期待している。

引用・参考文献

1) N.M. Toriello, E.S. Douglas, N.Thaitrong, S.C. Hsiao, M.B. Francis, C.R. Bertozzi, and R.A. Mathies, "Integrated microfluidic bioprocessor for single-cell gene expression analysis," *Proc. Nat. Acad. Sci.*, vol. 105, no.51, pp. 20173-20178, 2008.

2) G. Bao and S. Suresh, "Cell and molecular mechanics of biological materials," *Nat. Mat.*, vol. 2, pp. 715-725, 2003.

3) A.C. Shieh and K.A. Athanasiou, "Principles of cell mechanics for cartilage tissue engineering," *Ann. Biomed. Eng.*, vol. 31, issue 1, pp. 1-11, 2003.

4) C.T. Lim, E.H. Zhou, and S.T. Quek, "Mechanical models for living cells-a review," *J. Biomechanics*, vol. 39, issue 2, pp. 195-216, 2006.

5) Y. Murayama, C.E. Constantinou, and S. Omata, "Micro-mechanical sensing platform for the characterization of the elasticproperties of the ovum via uniaxial measurement," *J. Biomech.*, vol.37, issue 1, pp.67-72, 2004.

6) F.K. Glenister, R.L. Coppel, A.F. Cowman, N. Mohandas, and B.M. Cooke, "Contribution of parasite proteins to altered mechanical properties of malaria-infected red blood cells," *Blood*, vol.99, issue 3, pp.1060-1063, 2002.

7) K. Tsukada, F. Sekizuka, C. Oshio, and H. Minamitani, "Direct measurement of erythrocyte deformability in diabetes mellitus with a transparent microchannel capillary model and high-speed video camera system," *Microvasc. Res.*, vol.61, issue 3, pp. 231-239, 2001.

8) M. Dao, C.T. Lim, and S. Suresh, "Mechanics of the human red blood cell deformed by optical tweezers," *J. Mech. Phys. Solid*, vo.51, pp.2259-2280, 2003.

9) S. Sakuma, K. Kuroda, F. Arai, T. Taniguchi, T. Ohtani, Y. Sakata, and M. Kaneko, "High resolution cell positioning based on a flow reduction mechanism for enhancing deformability mapping," *Micromachines*, vol. 5, issue 4, pp. 1188-1201, 2014.

10) J.M. Mitchison and M.M. Swann, "The mechanical properties of the cell surface I. The cell elastimeter," *J. Exp. Biol.*, vol. 31, pp. 443-460, 1954.

11) R.P. Rand and A.C. Burton, "Mechanical properties of the red cell membrane I. membrane stiffness and intracellular pressure," *Biophys. J.*, vol .4, pp. 115-135, 1964.

12) W.R. Jones, H.P. Ting-Beall, G.M. Lee, S. S. Kelley, R.M. Hochmuth, and F. Guilak, "Alterations in the young's modulus and volumetric properties of chondrocytes isolated from normal and osteoarthritic human cartilage," *J. Biomech.*, vol. 32, issue 2, pp. 119-127, 1999.

13) F. Guilak, G.R. Erickson, and H.P. Ting-Beall, "The effects of osmotic stress on the viscoelastic and physical properties of articular chondrocytes," *Biophys. J.*, vol. 82, issue 2, pp. 720-727, 2002.

14) J.L. Alonso and W.H. Goldmann, "Feeling the forces: Atomic force microscopy in cell biology, " *Life Sci.*, vol. 72, issue 23, 2003.

15) A. Wang, K. Vijayraghavan, O. Solgaard, and M.J. Butte, "Fast stiffness mapping of cells using high-bandwidth atomic force microscopy," *ACS Nano.*, vol. 10, issue 1, pp. 257-264, 2015.

16) F.H.C. Crick and A.F.W. Hughes, "The physical properties of cytoplasm: A study by means of the

magnetic particle method part I. experimental," *Exp. Cell Res.*, vol.1 issue 1, 1950.

17) A.R. Bausch, F. Ziemann, A.A. Boulbitch, K. Jacobson, and E. Sackmann, "Local measurements of viscoelastic parameters of adherent cell surfaces by magnetic bead microrheometry," *Biophys. J.*, vol. 75, pp. 2038-2049, 1998.

18) B. Fabry, G.N. Maksym, J.P. Butler, M. Glogauer, D. Navajas, and J.J. Fredberg, "Scaling the microrheology of living cells," *Phys. Rev. Lett.*, vol. 84, no. 14, p. 148102, 2001.

19) N. Walter, C. Selhuber, H. Kessler, and J.P. Spatz, "Cellular unbinding forces of initial adhesion processes on nanopatterned surfaces probed with magnetic tweezers," *Nano Lett.*, vol. 6, no. 3, pp. 398-402, 2006.

20) G. Massiera, K.M.V. Citters, P.L. Biancaniello, and J.C. Crocker, "Mechanics of single cells: rheology, time dependence, and fluctuations," *Biophys. J.*, vol. 93, issue 10, pp. 3703-3713, 2007.

21) J.P. Shelby, J. White, K. Ganesan, P.K. Rathod, and D.T. Chiu, "A microfluidic model for single-cell capillary obstruction by plasmodium falciparum-infected erythrocytes," *Proc. Nat. Acad. Sci. USA*, vol. 100, no. 25, pp. 14618-14622, 2003.

22) A. Adamo, A. Sharei, L. Adamo, B. Lee, S. Mao, and K.F. Jensen, "Microfluidics-Based assessment of cell deformability," *Anal. Chem.*, vol. 84, issue 15, pp. 6438-6443, 2012.

23) S. Sakuma, K. Kuroda, C. Tsai, W. Fukui, F. Arai, and M. Kaneko, "Red blood cell fatigue evaluation based on the close-encountering point between extensibility and recoverability," *Lab Chip*, vol. 14, issue 6, 1135-1141, 2014.

24) D.R. Gossett, H.T.K. Tse, S.A. Lee, Y. Ying, A.G. Lindgren, O.O. Yang, J. Rao, A.T. Clark, and D.D. Carlo, "Hydrodynamic stretching of single cells for large population mechanical phenotyping," *Proc. Nat. Acad. Sci. USA*, vol. 109, no. 20, 7630-7635, 2012.

25) S. Hénon, G. Lenormand, A. Richert, and F. Gallet, "A new determination of the shear modulus of the human erythrocyte membrane using optical tweezers," *Biophys. J.*, vol. 76, issue 2, 1999.

26) M. Balland, A. Richert, and F. Gallet, "The dissipative contribution of myosin II in the cytoskeleton dynamics of myoblasts," *Eur. Biophys. J.*, vol. 34, issue 3, pp. 255-261, 2005.

27) J. Guck, R. Ananthakrishnan, H. Mahmood, T. J. Moon, C.C. Cunningham, and J. Käs, "The optical stretcher: a novel laser tool to micromanipulate cells," *Biophys. J.*, vol. 81, isuue 2, pp. 767-784, 2001.

28) S. Sakuma and F. Arai, "Cellular force measurement using a nanometric-probe-integrated microfluidic chip with a displacement reduction mechanism," *J. Robotics and Mechatronics*, vol. 25, no. 2, pp. 277-284, 2013.

29) K. Nakahara, S. Sakuma, T. Hayakawa, and F. Arai, "On-chip transportation and measurement of mechanical characteristics of oocytes in an open environment," *Micromachines*, vol. 6, issue 5, pp. 648-659, 2015.

30) H. Sugiura, S. Sakuma, M. Kaneko, and F. Arai, "On-chip method to measure mechanical characteristics of a single cell by using moiré fringe," *Micromachines*, vol. 6, issue 6, pp. 660-673, 2015.

▶ 1.2 浮遊細胞の力学的指標の高速計測 ◀

細胞の機械特性は，細胞レベルでの組織構築や病理学的な診断を行ううえできわめて重要である。近年，高速度カメラの性能向上に伴って高速細胞特性評価が現実味を帯びてきている。本節では，高速細胞特性評価において，パッシブ手法とアクティブ手法について最新の例を示しながらその基本原理について紹介する。

パッシブ手法は，一定圧力差のもとで細胞の狭窄部通過時間に基づいて評価する方法であり，その評価結果はAFMを用いて測定した結果と比較的よく一致する。アクティブ手法は，細胞位置制御技術を用いて細胞に能動的に機械的負荷を与えることによって細胞の力学的特性を評価する方法である。このアクティブ手法では，細胞の疲労度合いと変形能に関する指標を示し，両者間で明確な正の相関が存在することが確認されている。

1.2.1 は じ め に

〔1〕 **背　　景**　赤血球の変形能はさまざまな疾患と相関を持っているという報告が多数なされており，病理的な診断における一つの有効な指標として重要視されている。例えば，マラリアに感染した赤血球は健常者の赤血球よりも硬くなるという報告や[1),2)]，鎌状赤血球貧血症を患うと赤血球が硬くなり，さらに赤血球の粘度が増すという報告もある[3)]。また，糖尿病の患者の赤血球も硬くなることが報告されている[4),5)]。医学的観点からの応用研究に向け，正確かつ統計的意義のある赤血球変形能評価が行える高信頼性かつ高スループットの計測手法に対するニーズは高い。

図1.10は，本節で取り扱う計測システムの概要を示したものである。ここで，図(a)，(b)はそれぞれパッシブ手法とアクティブ手法の一例を示している。

単一細胞の特性計測を行ううえで，いずれの手法もサンプルを導入するための注入口，サンプルを試験するマイクロ流路を内包したマイクロ流体チップ，サンプルの動きを計測するための高速度カメラが使用される。マイクロ流路の寸法は数～数百 μm の間で自由に設計できる。アクティブ手法の場合，高速度で駆動するポンプを外部マイクロチップに接続し，高速度カメラとの組み合わせで，マイクロチップ内の流れが能動的に制御されるという試みがある。本節ではパッシブ手法とアクティブ手法について最新の応用例を紹介する。

図(a)に示すパッシブ手法では，マイクロ流路の出入口間に一定の圧力差を与えた状態で，狭窄部を通過する際の細胞速度と細胞の幾何学的形状が高速度カメラによって計測され

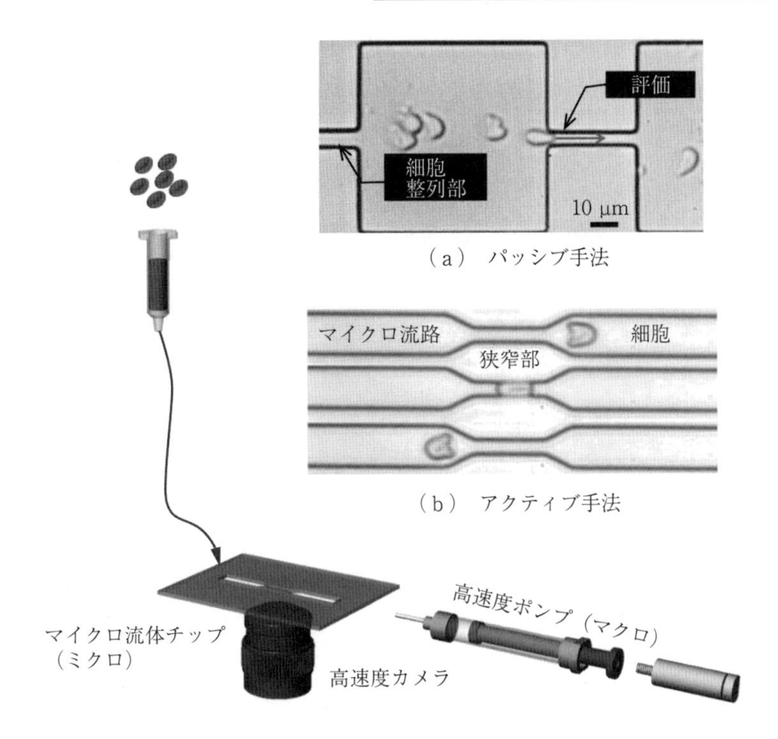

図 1.10 高速細胞特性評価技術の概要。The Royal Society of Chemistry の許可を得て，文献 12)，13) 内のものを使用

る。例えば，変形能が低い細胞の場合，壁面粘性摩擦抵抗が大きくなり，狭窄部通過時の速度が低下する。逆に，変形能が高い細胞の場合，壁面粘性摩擦抵抗が小さくなり，狭窄部通過時の速度は増加する。一般に，狭窄部通過速度は細胞の変形能と細胞の大きさの影響を強く受ける。

一方，図 (b) に示すアクティブ手法では細胞の位置はアクチュエータ，高速度カメラ，コンピュータによって構成される閉ループ系によって制御される。両手法において高速度カメラはきわめて重要な役割を担っている。

〔2〕 **関 連 研 究**　マイクロ流路を用いた細胞変形能評価に関しては多くの方式が提案されている。例えば，マイクロ流路に狭窄部を設けることで細胞に幾何学的拘束を与え，それによる細胞の変形具合から変形能を評価する方法がよく用いられる。Zheng らはハイスループット計測を目的としたマイクロ流体システムを提案しており，毎秒 100〜150 個の細胞特性計測に成功している[6]。Chen らも単一細胞の変形能評価が可能なマイクロ流路を提案している[7]。廣瀬らは高速細胞ソーティングを意識したマイクロ流路を設計し，細胞の硬さを毎秒 400 個評価する方法を提案している[8]。Tsai らは狭窄部を利用した細胞変形能評価に向けて無次元指標を提案している[5]。マイクロ流路内におけるせん断流れを用いて細胞を変形させ，細胞変形能を評価するというアプローチもある。Gossett らはマイクロ流路内で

流体力学的に細胞を引き延ばす手法を採用し，1秒間に2 000個もの高いスループットを達成している[9]。勝本らはマイクロ流路内で高せん断流を使って単一赤血球の変形能を分類する方法を提案している[10]。このようなマイクロ流体を用いた変形能評価はAFMやoptical tweezerなどといった直接法に比べてはるかに高いスループットを実現できるという点が最も優位な特長である。これを底辺から支えているのが高速度カメラの存在であることを付記しておきたい。

〔3〕 **本節の構成**　本節では高速な単一細胞変形能計測に着目している。計測法を大きくパッシブ手法とアクティブ手法に分類し，1.2.2項，1.2.3項においてそれぞれについて言及する。1.2.4項では高速細胞計測が生体医学の分野に与える影響について論じ，1.2.5項において本節をまとめる。

1.2.2 パッシブ計測手法

〔1〕 **従来手法と新手法の比較**　**図1.11**は，それぞれに細胞整列部がない計測手法と細胞整列部がある計測手法[12]について示している。以下，細胞として赤血球を取り扱う。両手法とも右部の狭窄部で赤血球の変形能評価を行っている。狭窄部によって赤血球を大きく変形させるため，通常の計測に用いる流路は，赤血球より小さいものが採用される。この評価手法では，狭窄部を通過する際の細胞の速度や通過時間はその細胞の変形能により左右されるという事実に基づいている。例えば，軟らかい細胞は硬い細胞と比べ，壁面せん断応力が小さくなるため速く狭窄部を通過する。

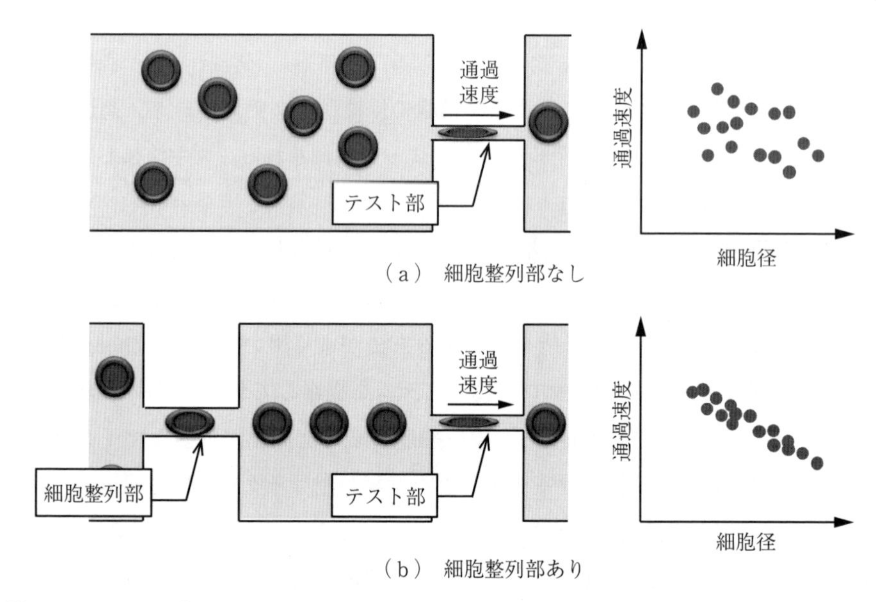

図1.11　パッシブ計測。The Royal Society of Chemistryの許可を得て，文献12）内のものを使用

図 (a) のように細胞整列部なしの場合，壁面近傍から狭窄部に入ってくる細胞は狭窄部入り口で急激な方向変化を伴うため，変形能計測に支障をきたす恐れがある。一方，図 (b) のように計測部前段に細胞整列部を配置すると，細胞が流路中心に集められるため，狭窄部進入時に急激な方向変化を避けることができる。

〔2〕 **整列チャネルの効果**　整列部を通過させた場合，通過時間の結果の分布はより密になることが期待され，速度と細胞サイズの相関は図 (b) 右に示すようにより高い相関が得られる。

なお，整列手法に関してはさまざまな手法が提案されている。例えば，乱れがないという層流特有の性質を使ったものや光ピンセットを用いた手法などがある[14)~17)]。図 (b) の幾何学的な形状を用いた整列手法は，ほかの手法と比較して，簡便で制御が不要であるという利点を有している。

〔3〕 **パッシブ手法の実験装置**　**図 1.12** に実験装置の全体図を示す。図 (a) に示すように，システムは大きく分けて，① ピエゾアクチュエータを用いたフィードバック圧力制御システム，② 提案流路を内包した PDMS 製のマイクロ流体チップ，③ 細胞の挙動を観察するための高速度カメラといった三つで構成されている。また，圧力制御システムは，圧力センサ（FP101A, COPAL ELECTRONICS Inc.），ピエゾアクチュエータ（PSt 150, Syouei System Co., Ltd.），ガラス製のシリンジ（SGE Corp.），制御用 PC によって構成されている。圧力制御装置は直接流路入口に接続され，出口は大気に開放されている。

図 (b) に設計したマイクロ流路の寸法を示す。整列用の流路と計測用流路断面幅はそれぞれ 4.5 μm，3 μm，さらに一層での流路設計を維持するため，高さはいずれも 4 μm となっている。

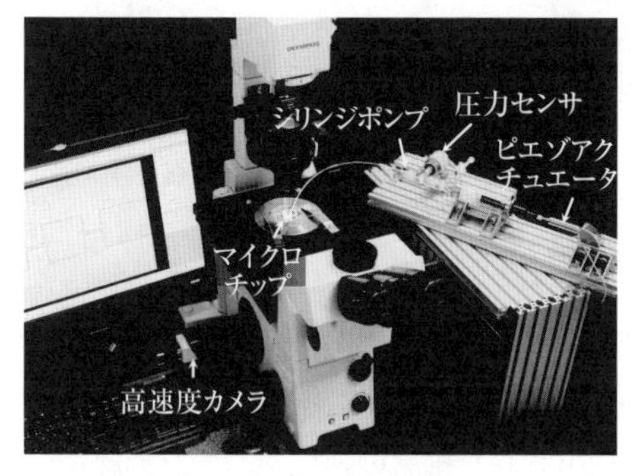

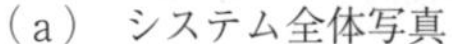

（a） システム全体写真

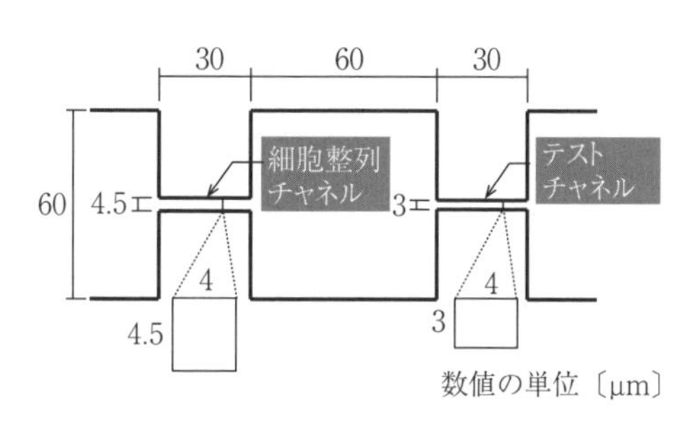

（b） マイクロ流路のデザイン

図 1.12　細胞特性計測のための実験システム。The Royal Society of Chemistry の許可を得て，文献 12) 内のものを使用

高速度カメラ（IDP, PHOTRON Inc.）は，マイクロ流路内の細胞観察に用いるために顕微鏡（IX 71, OLYMPUS Corp.）に取り付けられており，フレームレートおよびシャッタース

ピードはそれぞれ 3 000 fps, 1/20 000 秒に設定されている。撮影された動画の空間分解能は 512 ピクセル×256 ピクセルであり，1 ピクセルの大きさは 0.24 μm に相当する。細胞挙動を Matlab の image processing toolbox を用いて解析することにより細胞直径と通過速度を算出している。さらに，マイクロ流路を用いた計測結果の妥当性を評価するために細胞硬さ計測において最も信頼性のある AFM を用いて赤血球の硬さを計測し，両者を比較する。

赤血球サンプルは多発性骨髄腫の患者 1 名と健常者 3 名の計 4 名より取得し，計測結果を比較する。なお，すべての被験者は実験の趣旨を理解の上で合意しており，採血は病院内において医師免許を有する医師によって行われていることを付記しておく。

〔4〕 **パッシブ手法で得られた実験結果の比較**　**図 1.13** (a)，(b) は，整列を行わなかった場合と行った場合の実験の様子である。また，図 (c)，図 (d) は，追跡した赤血球の位置情報と速度分布をそれぞれ示している。図 (c) を見ると，整列用流路への流入前における細胞分布が通過後に劇的に小さくなっている様子が確認できる。

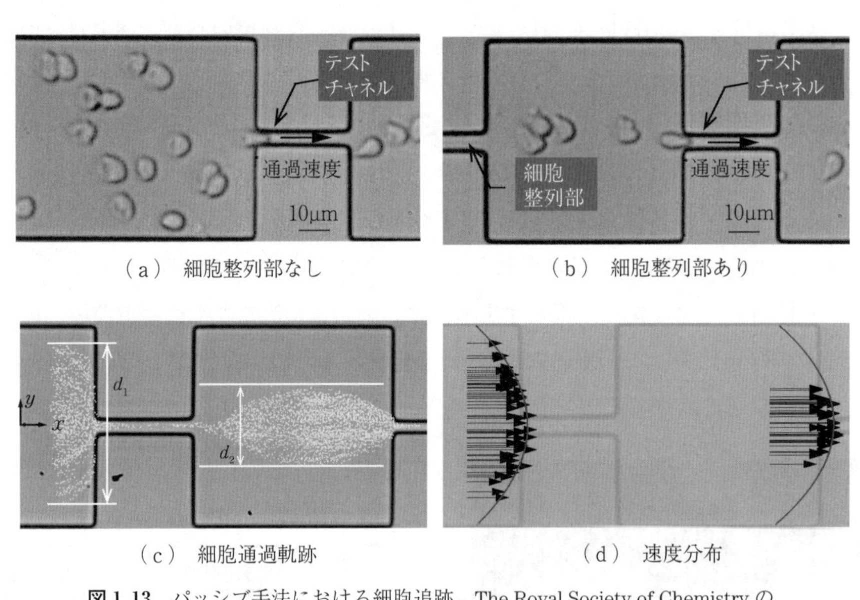

(a) 細胞整列部なし　(b) 細胞整列部あり

(c) 細胞通過軌跡　(d) 速度分布

図 1.13　パッシブ手法における細胞追跡。The Royal Society of Chemistry の許可を得て，文献 12) 内のものを使用

なお，3 回の実験における平均値として $d_1=46.3$，$d_2=26.6$ といった結果を得ている。つまり整列用流路によって，細胞分布の幅は 43% 抑えられたことになる。図 (d) は，整列用流路前後での赤血球の運動の様子を示す。矢印は検出された細胞の速度を，また赤線は内部流体の速度パターンを表している。得られた細胞の運動挙動から流入前の位置のばらつきだけでなく，速度のばらつきも抑えられていることが確認できる。

図 1.14 は，計測部を通過する際の細胞の挙動について示したものである。

ここでは細胞が計測部入口に到達した時間および位置をそれぞれ原点としている。細胞が

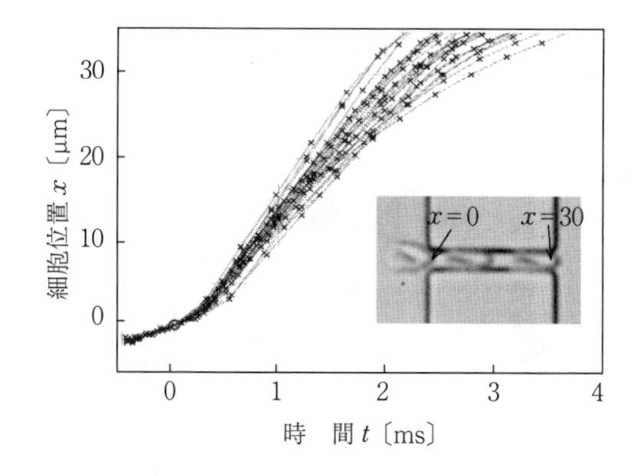

図 1.14　細胞が計測部を通過する際の挙動。The Royal Society of Chemistry の許可を得て，文献 12）内のものを使用

狭窄部に侵入した直後の速度は一定ではないが，その後徐々に速度が一定値に収束していく様子が確認できる。速度が一定値になったところでは細胞変形時のみに発生する粘性の影響は無視でき，細胞の硬さの影響だけが関与するとみなせる。そこで狭窄部入り口部付近の速度変化は無視し，細胞速度が一定になった部分のみに着目する。ここでは，比較を容易にするため，通過速度は理想流れに基づいて規格化した式（1.12）で定義する[5)]。

$$\hat{v} = \frac{v}{v_f} \tag{1.12}$$

ここで，$\hat{v}$，v，v_f はそれぞれ規格化狭窄流路通過速度，計測された狭窄流路通過速度，理想流体を想定した狭窄流路の液体速度である。したがって，規格化狭窄流路通過速度は 0～1 の間の値となる。

図 1.15 に 3 名すべての健常者における結果を示す。図 (a)～(c) は細胞整列部を用いない場合の結果であり，図 (d)～(f) は細胞整列部がある場合の結果である。ここで，○点は中央の領域（$|y_{\mathrm{main}}|<10\ \mu\mathrm{m}$）を通過して計測部へ流入した細胞を表しており，×点はそれ以外の領域を通過して計測部に流入する細胞を表している。図から整列を行うことによって，明らかに細胞サイズと通過速度の間の相関が強くなっていることが確認できる。細胞整列部を設けることでより強い相関が得られており，整列部を設けなかった場合は，より多くの細胞が壁に沿ってもしくは大きな角度を持って計測部へ侵入していく様子が確認できる。この結果から細胞整列部の有効性が確認できる。

図 1.16 は細胞整列部を用いた細胞変形能計測結果と AFM によって計測した結果を比較したものである。図 (a)～(c)，図 (d)～(f) はそれぞれ，1 名の患者と 2 名の健常者について AFM によって計測した結果と細胞整列部を用いた変形能計測結果である。

AFM による結果をみると，MM の患者におけるヤング率は幅広く分布しているのに対して，2 名の健常者におけるヤング率はそれほど幅広く分布していないことが確認できる。同様の傾向はマイクロ流路を用いた場合においても確認できる。MM の患者では細胞の狭窄部

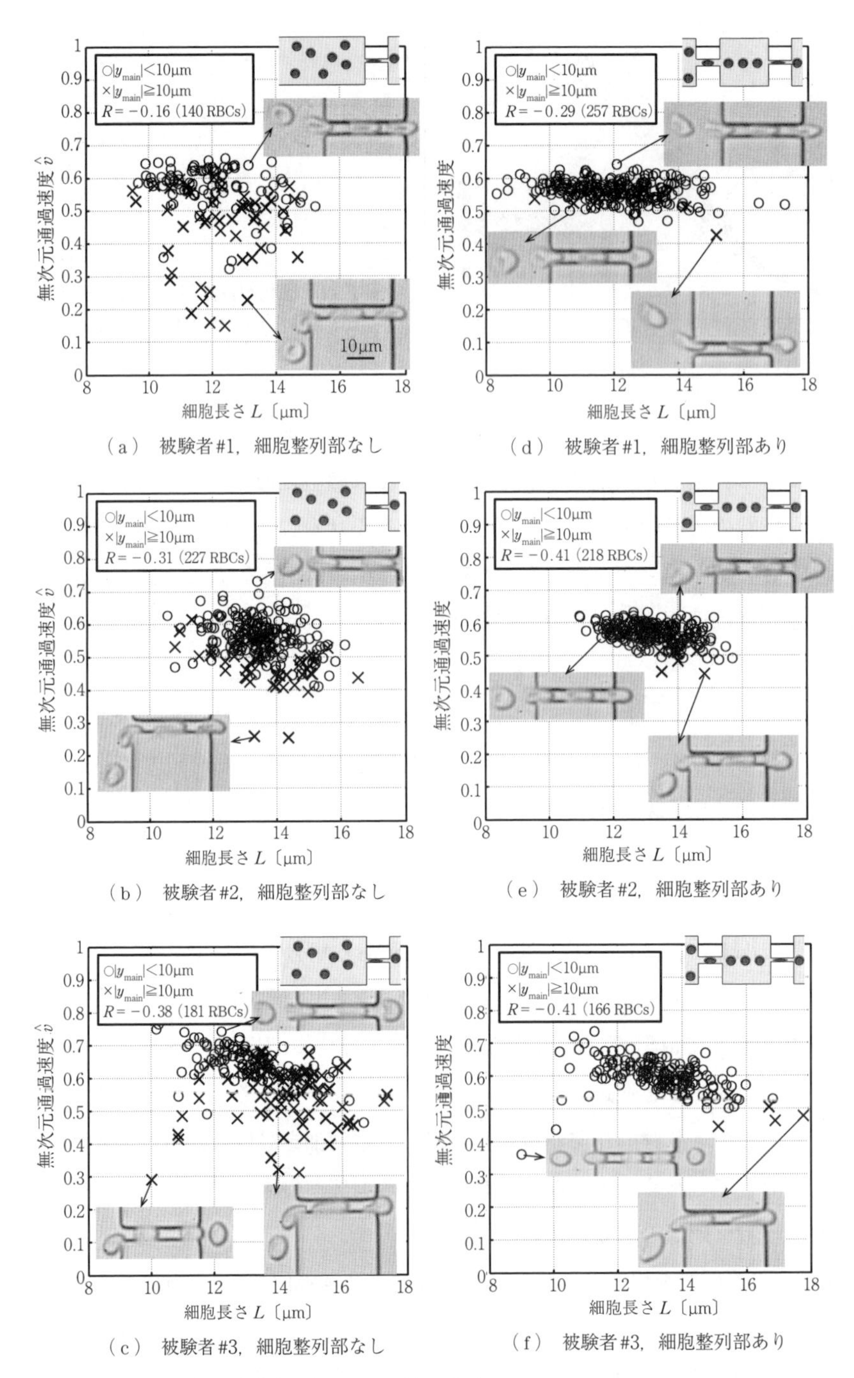

（a） 被験者 #1，細胞整列部なし
（d） 被験者 #1，細胞整列部あり
（b） 被験者 #2，細胞整列部なし
（e） 被験者 #2，細胞整列部あり
（c） 被験者 #3，細胞整列部なし
（f） 被験者 #3，細胞整列部あり

図 1.15 細胞通過速度と細胞サイズとの関係。The Royal Society of Chemistry の許可を得て，文献 12）内のものを使用

通過速度が広範囲にわたって分布しており，健常者のデータでは狭窄部通過速度と細胞サイズ間で高い相関が患者に比べてより強く現れている。図 (g)～(i) はそれぞれ 3 名の被験者

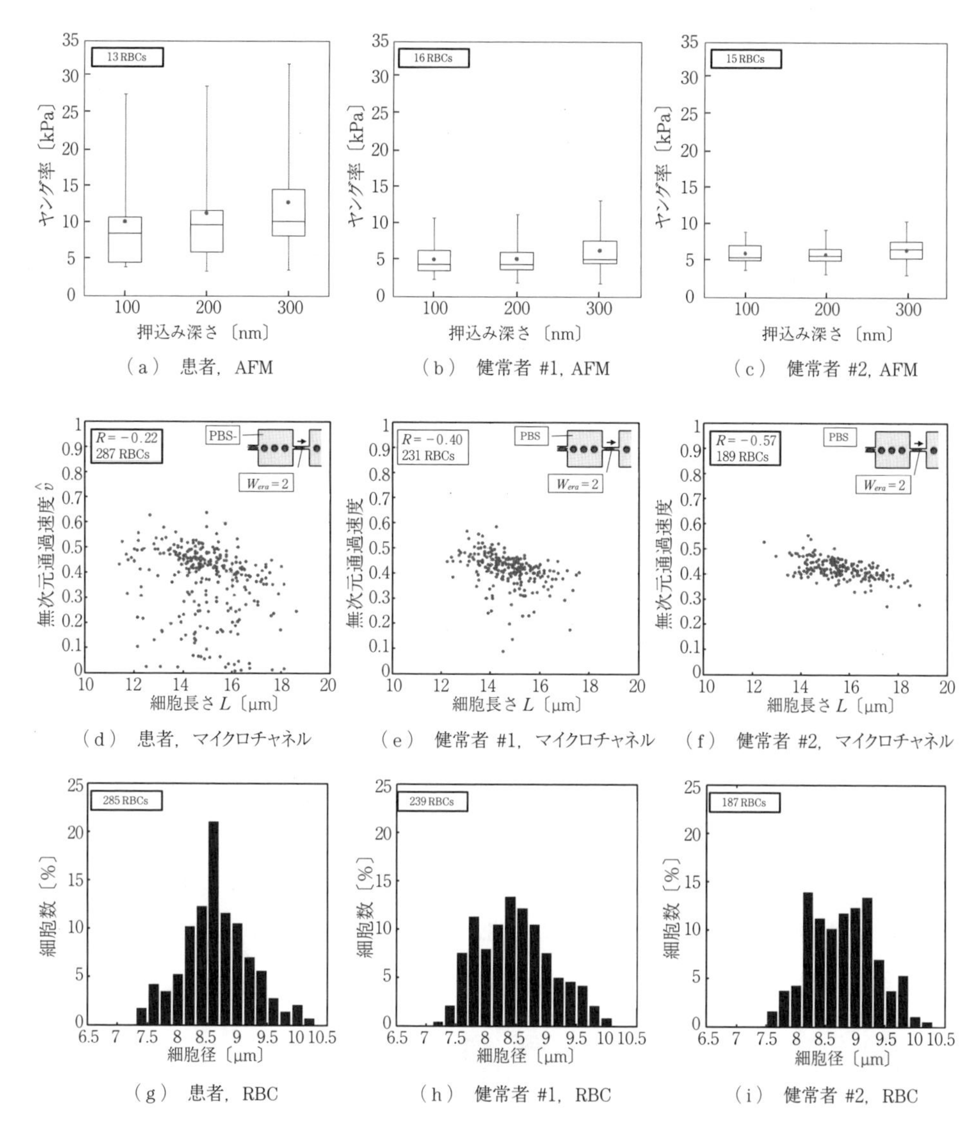

図 1.16 患者と健常者の細胞の AFM による硬さ計測，細胞通過速度および細胞径分布
The Royal Society of Chemistry の許可を得て，文献 12）内のものを使用

に対応して細胞径の分布を示したものである。細胞径の分布に関して患者と健常者の間で大きに差は見られていないことから，患者のデータにおいて見られた大きな分布のばらつきは細胞径のばらつきによるものではないといえる。

〔5〕 パッシブ手法による細胞変形能計測のまとめ パッシブ手法による細胞変形能計測およびその実験結果から，細胞整列方式の導入により，流入時の細胞位置に関するばらつきが抑制され，細胞変形能を高い確度で抽出できる。パッシブ手法は使い捨て方式のマイクロ流路，高速ビジョン，顕微鏡だけで計測系を構築することができるため将来的な病理診断

に向け，有望な計測手法であるといえよう。

1.2.3 アクティブ手法による細胞疲労試験

〔1〕 **背　　景**　赤血球は自身が寿命を迎えるまでの間に，数十万回人の体の中を循環し，頻繁に直径が 3 μm もしくはそれ以下の毛細血管を通過する。したがって，赤血球がどのくらい変形を繰り返すことができるかという材料試験的な意味での疲労試験は，赤血球の変形能の一指標として重要であると考えられる。本項では，赤血球疲労試験という新しいコンセプトについて示す[13)]。疲労状態は赤血球に繰り返し機械的なストレスを与えた際に赤血球が変形状態から元の状態に回復する力を失った時点での繰返し回数として定義する。通常，赤血球の寿命は約 90 ～ 120 日間であるが，工学的に赤血球に疲労を与えることで赤血球が壊れるまでの期間を短縮することができ，それによって疲労の度合いを数分もしくは数秒の間に明らかにすることができる。これまでに疾患と細胞の疲労状態との間の関係について研究された例はなく，本研究は細胞特性計測において新しいコンセプトであるといえる。

〔2〕 **細胞変形における伸展性と回復性**　**図 1.17** にアクティブ手法による細胞疲労試験のコンセプトを示す。図 (a) は狭窄部により赤血球に対して機械的なストレスが与えられる回数 N が増加するにしたがって，赤血球がしだいにダメージを受けていく様子を示している。$N=1$ の場合，赤血球は狭窄部内から出た時点で変形状態からすぐに回復することができる。赤血球を往復運動させることによって繰り返し機械的ストレスを与えていくと，赤血球は最終的に元の形まで回復することができなくなる。伸展性と回復性の指標については，それぞれ狭窄部中での細胞の長さ，狭窄部から出たあとの回復後の長さとして定義され

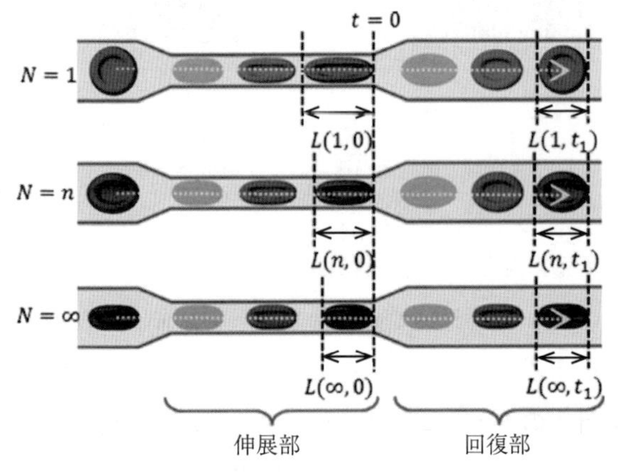

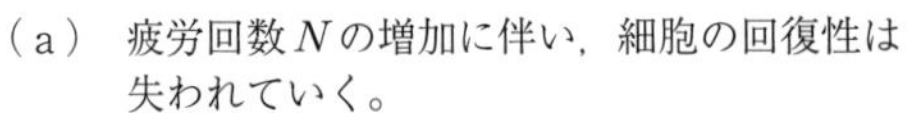

（a） 疲労回数 N の増加に伴い，細胞の回復性は失われていく。

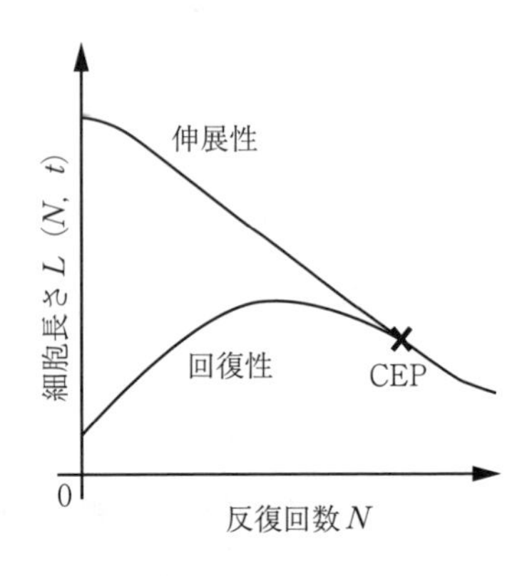

（b） 伸展性と回復性は最終的に一点で交わる。

図 1.17　アクティブ手法による細胞疲労試験。The Royal Society of Chemistry の許可を得て，文献 13）内のものを使用

ている。伸展性が高いということは，長さ方向へより大きな変形を伴うということであるためその赤血球は変形能が高いということを示唆している。反対に回復性が高いということは，赤血球が狭窄部内における変形状態からの回復が少ないということを示しているため，その赤血球の変形能は低いということを示唆している。

図 (b) に伸展性と回復性についてそれぞれ期待される傾向を疲労回数 N との関係において示す。伸展性はしだいに低く，反対に回復性はしだいに高くなっていくことが期待される。この二つの指標が交わる点は CEP（close encountering point）と呼ばれ，細胞疲労に関する新たな指標として使うことができる。

〔3〕 **アクティブ手法で使われる実験システム**　**図 1.18** に実験システムとその位置制御性能について示す。図 (a) に示すように，実験装置は図 1.12 で示したパッシブ手法の場合と似ているが，アクティブ手法では必ずアクチュエータが必要になる点が両者の最も大きく異なる点である。この実験システムでは，アクチュエータとしてシリンジポンプが組み込まれている。また，細胞位置を取得するため高速度カメラが組み込まれている。細胞位置情報を直接用いてフィードバック制御を行うことにより，細胞の位置制御している。細胞位置情報の取得サンプリングレートは 1 000 Hz に設定されている。図 (b) は疲労試験中に赤血球が狭窄部を通過する様子を示している。搬送用流路と計測用流路の幅はそれぞれ 10 μm，3 μm となっている。赤血球の直径は 6〜8 μm の間に分布しているため，搬送用流路で赤血球をほぼ一様に整列させたうえで，計測用流路で赤血球に機械的ストレスを加える。

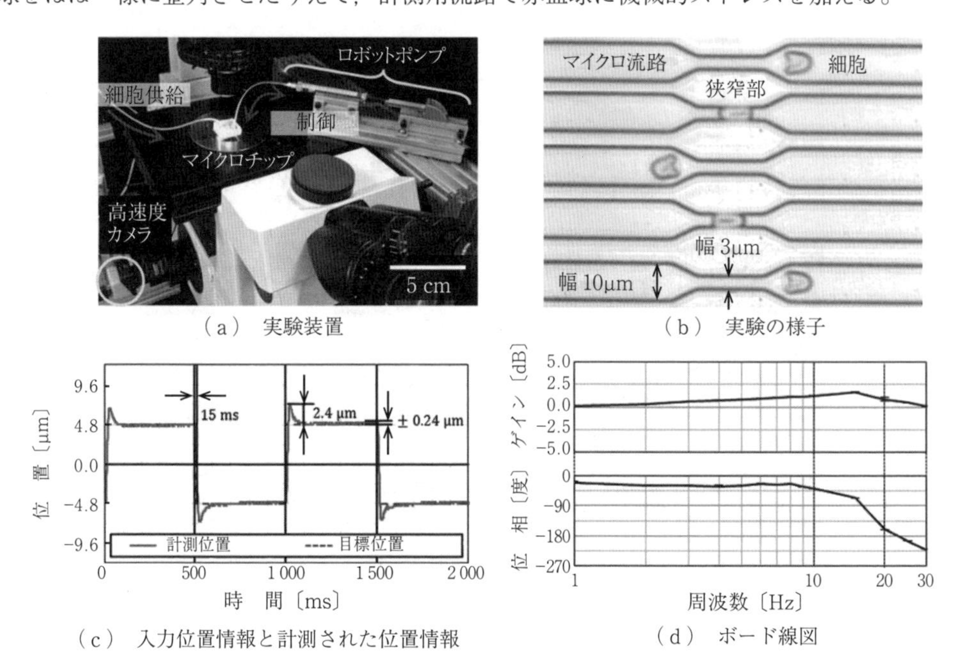

（a） 実験装置

（b） 実験の様子

（c） 入力位置情報と計測された位置情報

（d） ボード線図

図 1.18 細胞位置制御性能。The Royal Society of Chemistry の許可を得て，文献 13）内のものを使用

図 (c)，図 (d) に，開発された細胞位置制御システムを用いて実際に制御を行った場合の結果の一例を示す。PID 制御のパラメータ調整後に立上り時間 15 ms，オーバーシュート 2.4 μm，定常偏差 0.24 μm といった基本性能を達成している。図 (d) に示す細胞位置制御におけるボード線図を示す。このボード線図は計測された細胞の位置情報に対して高速フーリエ変換を行うことによって得られる。この結果から本システムにおいて安定な制御が維持できる上限は位相遅れが 180 度となる 20 Hz であるがわかる。

実験で使用した赤血球は事前にドナーとして同意書を読み，署名を得たボランティアの被験者から得ている。血液は医師が実験の 30 分前に採血しており，搬送中はできるかぎり血液が酸化することを防ぐために血液は真空管中で保管している。マイクロ流路また事前に生理食塩水で満たしておくことで，流路表面を潤滑しておき，さらに細胞に悪影響を与える物質を洗い流しておく。また，血液はマイクロ流路内に注入される前に，生理食塩水を用いて 2%の濃度まで希釈している。

〔4〕 **アクティブ手法で得られた結果**　　**図 1.19** は計測中の赤血球の様子を示した写真である。図 (a)，(b)，(c) はそれぞれ赤血球長さ L，さまざまな N における計測部侵入前の赤血球の形状，計測部から出る前後の赤血球の形状を示している。図 (b)，(c) を見ると，$N=1$ の場合，すなわち最初に赤血球が計測部を通過した際は大きな変化は見られていないが，$N=501$ の際は回復後の赤血球の縁に明確な影を確認することができ，$N=1\,001$ の場合は縁におけるくぼみがさらに明確になっていることがわかる。さらに，図 (c) 中を見

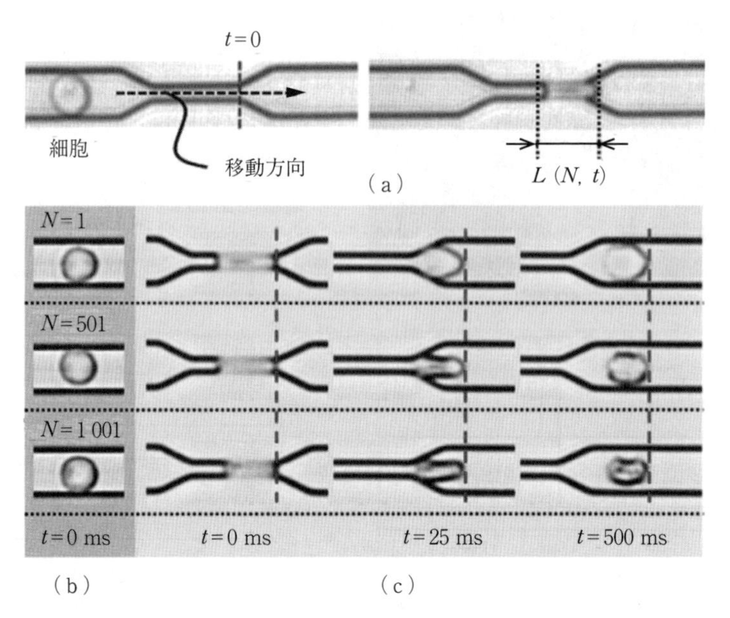

図 1.19　狭窄部から出た細胞の回復の様子。The Royal Society of Chemistry の許可を得て，文献 13) 内のものを使用

ると，N=1からN=1 001へ向かう中で細胞の長さLがしだいに減少している様子が確認できる。このことは，Nが増加するにつれて細胞が変形能を失っていくということを示している。

図1.20に，異なる6名の被験者についてそれぞれCEPに達するまでに加えられたストレスの回数例を示す。

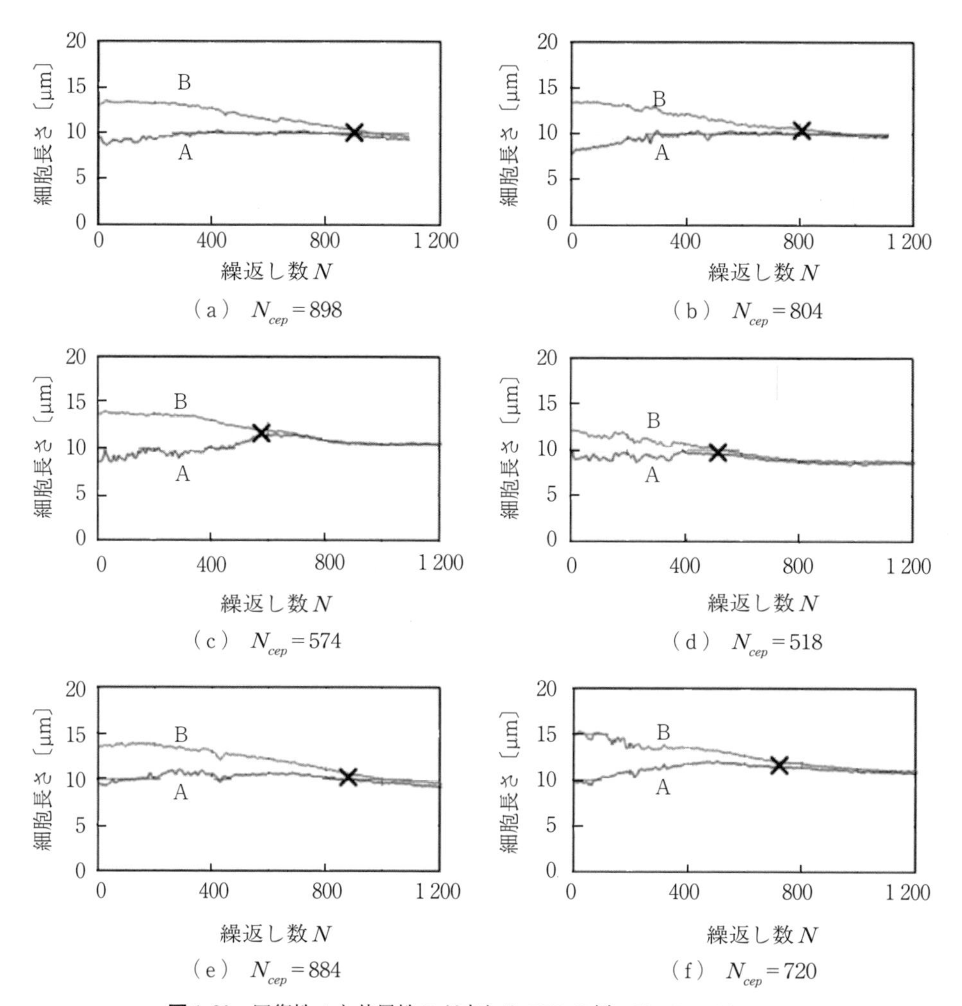

図1.20　回復性Aと伸展性Bが交わるCEPの例。The Royal Society of Chemistryの許可を得て，文献13）内のものを使用

そのようなストレスの回数をN_{cep}とし，式（1.13）のように狭窄部内外での長さの比率に基づいて定義する。

$$r(N) = \frac{L(N, 25)}{L(N, 0)} \tag{1.13}$$

ここで，$r(N)$，$L(N, 25)$，$L(N, 0)$はそれぞれ長さの比率，t=25 msにおける細胞長さ，

$t=0$ ms における細胞長さである。N_{cep} はこの比率がしきい値 0.95 以上となった時点での N としている。すなわち $N_{cep}=\min\{N\in r_L(N)\geqq 0.95\}$ のように表すことができる。回復性 A は N の増加に応じて増加し，伸展性 B は減少している。この傾向は 2 曲線が交わるまで継続し，そのあとは共にほぼ同じ値を示す。これは物理的には狭窄部内外での細胞の長さが一致する NEP 以降は，赤血球がその変形能を完全に失ってしまっていることを意味している。

図 1.21 は N_{cep} と細胞サイズ D_0 の関係ならびに N_{cep} と伸展性に関する指標である $EI=L/D_0$ との関係を統計的に調べた結果を示している。図 (a) を見ると決定係数が $R^2=0.002$ となっており，細胞の疲労状態と細胞直径の間には相関がないことを示している。狭窄部の幅が同じためにより大きな赤血球はより大きく変形する必要がある。しかし，実験結果から必ずしも大きな赤血球が早く壊れるわけではないという非常に興味深い結果がうかがえる。また，細胞の疲労状態はその大きさとは無関係であると捉えることもできる。一方，N_{cep} と伸展性の指標である EI との間には相関関係が確認されており，このことから細胞の疲労状態は細胞の伸展性と正の相関を持っているということがわかる。〔2〕において議論したとおり，伸展性は一般的に細胞の変形能とみなすことができる。高い伸展性を持った赤血球は変形しやすい赤血球であるといえる。図 (b) に示す結果は赤血球の疲労状態と変形能の間には相関があることを示している。さらにいえば，細胞の疲労状態について調べるために何百回も疲労試験を繰り返す代わりに，たった 1 回の試験だけで得られる伸展性の情報からその赤血球の疲労状態について推定することができることを強調しておきたい。

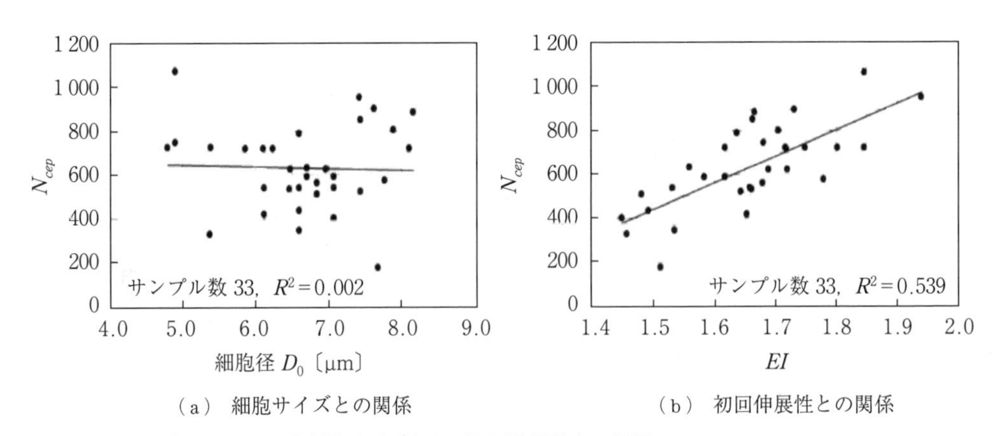

図 1.21　CEP と細胞サイズおよび初回伸展性との相関。The Royal Society of Chemistry の許可を得て，文献 13）内のものを使用

〔5〕 **アクティブ手法による細胞変形能計測のまとめ**　本項では，赤血球に往復運動による機械的なストレスを与えることによって行われる疲労試験について示した。疲労状態は伸展性曲線，回復性曲線が交わる CEP によって評価できることを示し，ストレスの繰返し回数と狭窄部内での細胞の長さは強い正の相関を持っていることを第一段階として確認し

た。このことは，計測の難しいN_{cep}の代わりに定義した伸展性に関する指標であるEIもまた細胞疲労試験における指標として利用可能であることを示唆している。

1.2.4　考　　察

高速計測システムとしてパッシブ，アクティブともに細胞の機械的な特性を計測するうえで非常に有用な手段であり，生物医学領域へのさまざまな応用が期待できる。例えば，現在細胞評価で高い信頼性を得ているAFMは直接プローブを細胞に触れさせることによりその特性を計測することが可能であるが，一つの細胞を計測するのに数分もしくは数十分の時間を要してしまう。ここで紹介した高速計測システムを用いた場合は，パッシブ手法の場合，細胞計測において1秒間に数百個の計測に成功したとの報告がある。さらに，本章で紹介したアクティブ手法は細胞の特性を計測できるだけでなく，細胞が壊れていく様子をリアルタイムで確認することもできる技術であることを付記しておきたい。

1.2.5　お わ り に

本節では，細胞特性を対象とした高速特性計測システムについて示し，パッシブ手法，アクティブ手法それぞれについて実験結果とともに最新の例を紹介した。ここで紹介した高速計測システムは全体にわたって非常に有望で安定した性能を示しており，生物医学分野の研究にこれまでにない洞察を与えることができる可能性が高いといえる。

引用・参考文献

1）F.K. Glenister, R.L. Coppel, A.F. Cowman, N. Mohandas, and B.M. Cooke, “Contribution of parasite proteins to altered mechanical properties of malaria-infected red blood cells,” *Blood*, vol. 99, pp. 1060–1063, 2002.

2）H. Bow, I.V. Pivkin, M. Diez-Silva, S.J. Goldfless, M. Dao, J.C. Niles, S. Suresh, and J. Han, “A microfabricated deformability-based flow cytometer with application to malaria,” *Lab on a Chip*, vol. 11, pp. 1065–1073, 2011.

3）M. Brandao, A. Fontes, M. Barjas-Castro, L. Barbosa, F. Costa, C. Cesar, and S. Saad, “Optical tweezers for measuring red blood cell elasticity: application to the study of drug response in sickle cell disease,” *Eur. J. Haematol.*, vol. 70, pp. 207-211, 2003.

4）K. Tsukada, E. Sekizuka, C. Oshio, and H. Minamitani, “Direct measurement of erythrocyte deformability in diabetes mellitus with a transparent microchannel capillary model and high-speed video camera system,” *Microvasc. Res.*, vol. 61, pp. 231–239, 2001.

5）C.D. Tsai, S. Sakuma, F. Arai, and M. Kaneko, “A new dimensionless-index for evaluating cell stiffness-based deformability in microchannel,” *IEEE Trans. Biomed. Eng.*, vol. 61, pp. 1187–1195, 2014.

6) Y. Zheng, E. Shojaei-Baghini, A. Azad, C. Wang, and Y. Sun, "High-throughput biophysical measurement of human red blood cells," *Lab on a Chip*, vol. 12, pp. 2560–2567, 2012.
7) J. Chen, Y. Zheng, Q. Tan, E. Shojaei-Baghini, Y.L. Zhang, J.Li, P. Prasad, L. You, X.Y. Wu, and Y. Sun, "Classification of cell types using a microfluidic device for mechanical and electrical measurement on single cells," *Lab on a Chip*, vol. 11, pp. 3174–3181, 2011.
8) Y. Hirose, K. Tadakuma, M. Higashimori, T. Arai, M. Kaneko, R. Iitsuka, Y. Yamanishi, and F. Arai, "A new stiffness evaluation toward high speed cell sorter," *Proc. of the IEEE Int. Conf. on Robotics and Automation, Anchorage, USA*, May 3–8, pp. 4113–4118, 2010.
9) D.R. Gossett, H.T.K. Tse, S.A. Lee, Y. Ying, A. G. Lindgren, O.O. Yang, J. Rao, A.T. Clark, and D.D. Carlo, "Hydrodynamic stretching of single cells for large population mechanical phenotyping," *Proc. Natl. Acad. Sci.*, vol. 109, pp. 7630–7635, 2012.
10) Y. Katsumoto, K. Tatsumi, T. Doi, and K. Nakabe, "Electrical classification of single red blood cell deformability in high-shear microchannel flows," *Int. J. Heat Fluid Flow*, vol. 31, pp. 985–995, 2010.
11) J.P. Beech, S.H. Holm, K. Adolfsson, and J.O. Tegenfeldt, "Sorting cells by size, shape and deformability," *Lab on a Chip*, vol. 12, pp. 1048–1051, 2012.
12) C. Tsai, S. Sakuma, F. Arai, T. Taniguchi, T. Ohtani, Y. Sakata, and M. Kaneko, "Geometrical alignment for improving cell evaluation in a microchannel with application on multiple myeloma red blood cells," *RSC Advances*, vol. 4, no. 85, pp. 45050–45058, 2014.
13) S. Sakuma, K. Kuroda, C. Tsai, W. Fukui, F. Arai, and M. Kaneko, "Red blood cell fatigue evaluation based on the close-encountering point between extensibility and recoverability," *Lab on a Chip*, vol. 14, no. 6, pp. 1135–1141, 2014.
14) Y. Zheng, J. Nguyen, Y. Wei, and Y. Sun, "Recent advances in microfluidic techniques for single-cell biophysical characterization," *Lab on a Chip*, vol. 13, no.13, pp.2464–2483, 2013.
15) B. Zhao, J.S. Moore, and D.J. Beebe, "Surface-directed liquid flow inside microchannels," *Science*, vol. 291, pp. 1023–1026, 2001.
16) K. Roth, C. Eggleton, K. Neeves, and D. Marr, "Measuring cell mechanics by optical alignment compression cytometry", *Lab on a Chip*, vol.13, pp.1571–1577, 2013.
17) D. Carlo, D. Irimia, R. Tompkins, and M. Toner, "Continuous inertial focusing, ordering, and separation of particles in microchannels," *PNAS*, vol.104, pp.18892–18897, 2007.

▶ 1.3 原子間力顕微鏡を用いた細胞の力学特性計測 ◀

1.3.1 原子間力顕微鏡

原子間力顕微鏡（AFM）[1)]は走査型プローブ顕微鏡の一種である。走査型プローブ顕微鏡はプローブ（探針）と試料間に働く局所的な物理現象を用いて，表面の形状や物性を計測する顕微鏡の総称である。AFMは探針と試料間に働くpN（ピコニュートン）レベルの微小な力を計測できる装置であり，試料の弾性，粘性，接着性などの物理学的特性を調べることが可能である。さらに，液中環境においても使用可能であり，近年では分子から組織レベルまで生体試料の物理学的特性を計測するために広く用いられている[2]。

マイクロ流路法[3),4)]は接着性細胞を浮遊状態にして計測するのに対してAFMは接着状態のまま計測するため接着細胞本来の力学特性を評価することができる。

AFM装置は，先端に探針が装着されたカンチレバー，レーザダイオード，レーザの反射光を検出するフォトディテクター，カンチレバーと試料間の位置制御を担っている圧電素子（ピエゾ）スキャナーから構成される（**図1.22**）。

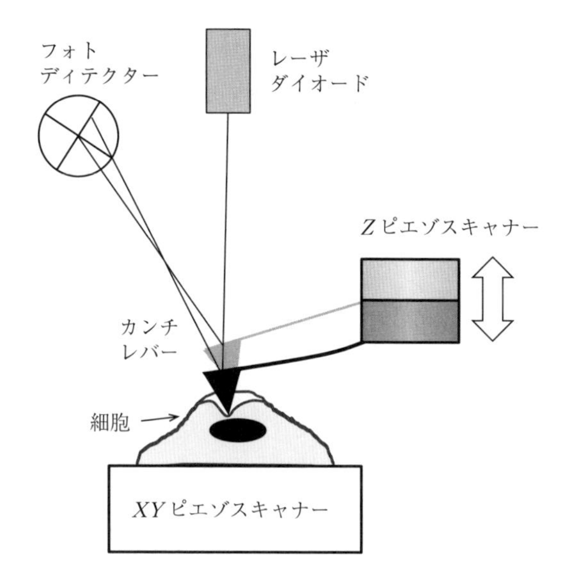

図1.22 原子間力顕微鏡の基本構成

カンチレバーのたわみ量の計測には，一般的に光てこ法[5]が用いられている。光てこ法は，カンチレバー背面に照射したレーザの反射光の位置をフォトディテクターで検出して，カンチレバーのたわみ量を計測する方法である。このとき，カンチレバーと試料間に働く力は，カンチレバーのばね定数とたわみ量を用いてフックの法則から算出される。

1.3.2 AFMを用いた細胞の力学特性計測

AFMを用いた細胞の弾性率（応力 / ひずみ）計測には，大別して二つの方法がある。一つは細胞の弾性のみを計測するフォースカーブ計測法である。もう一つは，細胞の粘弾性（レオロジー）を計測する手法であり，緩和計測法（応力緩和計測法，クリープ計測法）と，フォースモジュレーション計測法がある。以下ではそれぞれの計測法の原理を述べる。

〔1〕 **フォースカーブ計測法**　フォースカーブ計測法では，カンチレバープローブを細胞に押し込み，押込み量に対する垂直方向の力をカンチレバーのたわみ量から算出する。カ

ンチレバーの位置とカンチレバーに働く力との関係を表す曲線をフォースカーブと呼ぶ(**図 1.23**)。

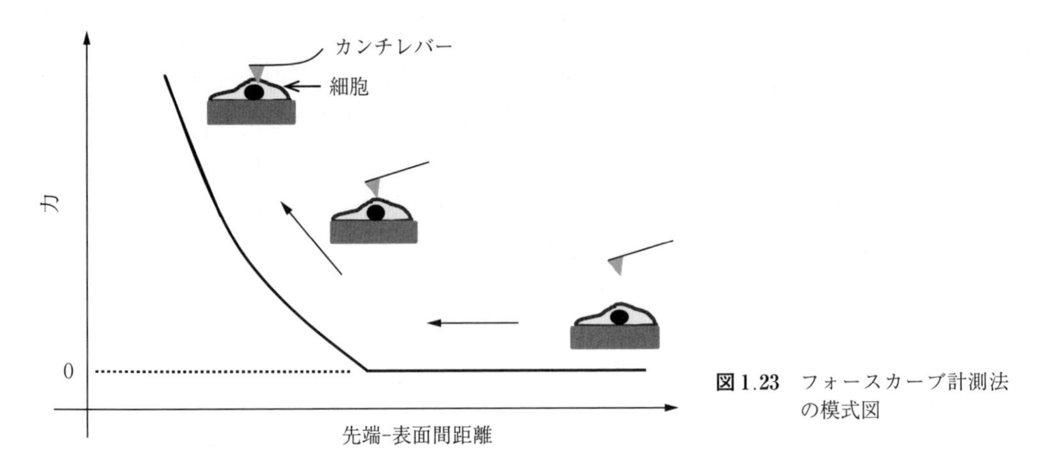

図 1.23　フォースカーブ計測法の模式図

押込み時のフォースカーブに Hertz の弾性接触理論を適用して，細胞のヤング率を算出することができる。接触面積を高い精度で見積ることができるようカンチレバー先端にマイクロビーズを装着し，これをプローブとして用いるコロイドプローブカンチレバーが広く用いられている[6)]。プローブの形状が球状の場合プローブに働く力 F は式（1.14）で表される。

$$F = \frac{4ER^{1/2}\delta^{3/2}}{3(1-\nu^2)} \tag{1.14}$$

ここで，R は球状プローブの半径，E と ν は細胞の弾性率とポアソン比，δ は押込み量を表している。また，カンチレバーに標準的に装着されている先鋭化された探針を用いたフォースカーブ計測において，探針は円錐形と近似されることが多く，その場合，Sneddon によって拡張されたモデルを用いて，式（1.15）で表される。

$$F = \frac{2\tan\theta E\delta^2}{\pi(1-\nu^2)} \tag{1.15}$$

ここで，θ は円錐先端の半角を表している。

フォースカーブ計測法は簡便な計測法であるため，広く用いられている。しかしながら，弾性と粘性を併せ持つ細胞の弾性率は観測する時間や周波数で変化する。したがって，細胞の力学特性を一意に決定するには，弾性率の時間または周波数特性を調べる必要がある。つぎに AFM を用いたレオロジーを計測する手法について述べる。

〔2〕 **応力緩和・クリープ計測法**　　応力緩和計測法[7)〜10)]とクリープ計測法[9)〜11)]は時間領域における細胞のレオロジーを計測する手法である。応力緩和は一定ひずみをかけて，応力の時間変化（**図 1.24**）を計測する方法である。AFM を用いた応力緩和計測法では，カンチ

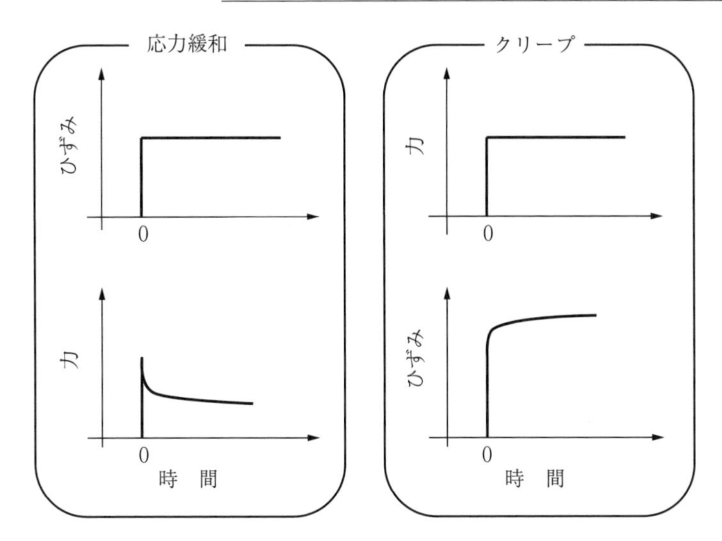

図 1.24　一定ひずみ下での応力緩和と一定力下でのクリープ変形

レバーで細胞を押し込んだあと，カンチレバーの位置を一定にし，力の時間変化を計測する。一方で，クリープは一定応力下におけるひずみの時間変化（図 1.24）を計測する方法である。AFM を用いたクリープ計測法では，カンチレバーで細胞を押し込んだあと，力が一定となるようにカンチレバーの位置を制御し，ひずみの時間変化を計測する。時刻 t における弾性率を緩和弾性率 $g(t)$ といい，弾性率の逆数をクリープコンプライアンス $J(t)$ という。AFM を用いた応力緩和・クリープ計測法によって，細胞は広い時間領域にわたって単一べき乗則の緩和挙動を示すことが観察された（**図 1.25**）[9]。

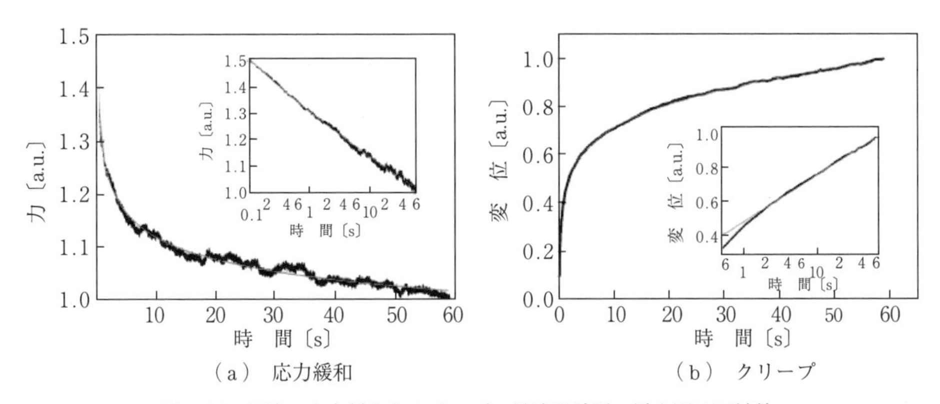

（a）　応力緩和　　（b）　クリープ

図 1.25　細胞の応力緩和とクリープの長時間計測，挿入図は両対数のものであり，線形に変化している様子が見られる[9]

応力緩和計測において，時刻 t に対して単一のべき乗則に従う $g(t)$ は式（1.16）で表される[12]。

$$g(t) = \mu\delta(t) + g_0\left(\frac{t}{t_0}\right)^{-\alpha} \tag{1.16}$$

ここで，μ はニュートン粘性係数，$\delta(t)$ はディラックの δ 関数，g_0，t_0 はそれぞれ弾性率，時間のスケール因子である。α はべき指数であり，生細胞では，その状態に依存しておおむね 0.1〜0.5 の範囲の値を持つ。$\alpha=0$ では完全弾性体，$\alpha=1$ はニュートン流体であることを意味する。

〔3〕 **フォースモジュレーション計測法**　前述の応力緩和・クリープ計測法は静的粘弾性計測法と呼ばれる。これに対して，動的粘弾性計測法であるフォースモジュレーション計測法[13)〜19)]は，カンチレバーを細胞に押し込んだ状態において，図 1.22 の Z ピエゾでカンチレバーを強制振動させ，時間に対して正弦的に，細胞を変形させ，それに対応する力を計測する方法である。

硬い試料は変形しづらいためピエゾの振動振幅とカンチレバーの振動振幅は同程度となるが，軟らかい試料ではカンチレバープローブが試料を大きく変形させるため，カンチレバーの振動振幅はピエゾの振動振幅よりも小さくなる（**図 1.26**）。また，試料の粘性によってピエゾとカンチレバーの振動の間に位相差が生じる。これらのカンチレバーの振動振幅の変化と位相差から弾性成分である貯蔵弾性率 G' と粘性成分である損失弾性率 G''（複素弾性率 $G^* = G' + iG''$）を評価することができる。

細胞の複素弾性率は，周波数に対して一定ではなく大きく変化することが知られている（**図 1.27**）[14)〜19)]。そして，この周波数依存性は，応力緩和・クリープ計測法による緩和挙動

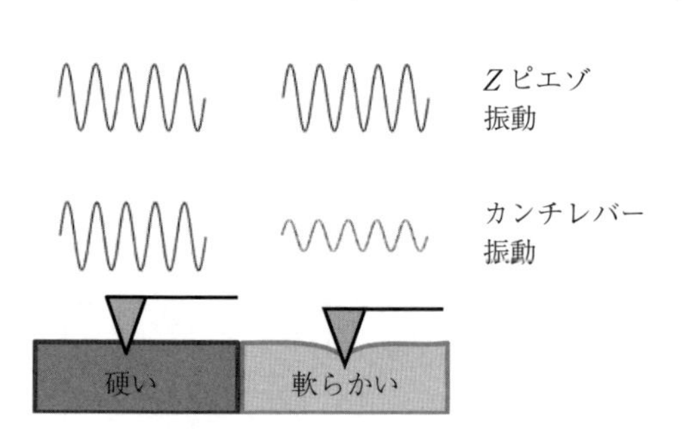

図 1.26　フォースモジュレーション計測法の概念図

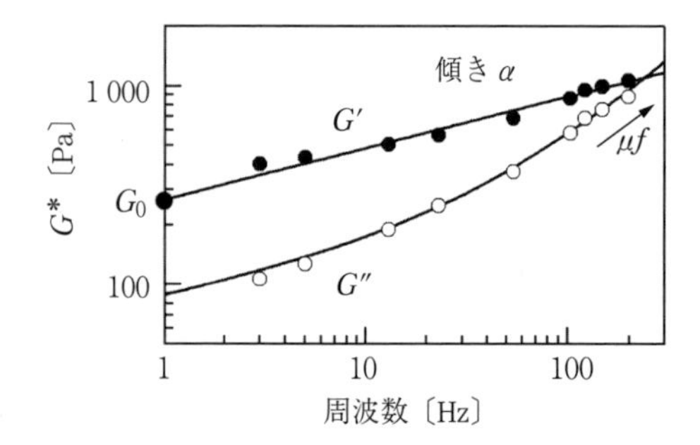

図 1.27　細胞の複素弾性率 G^* の周波数依存性と式（1.17）によるフィッティング

と同様にべき乗則に従う。式（1.16）をフーリエ変換すると，細胞の複素弾性率 G^* の周波数特性に変換され，式（1.17）で表される。

$$G^*(f) = G'(f) + \mathrm{i}G''(f) = G_0\left(\frac{f}{f_0}\right)^{\alpha}(1+\mathrm{i}\bar{\eta})g(\alpha) + \mathrm{i}\mu f \qquad (1.17)$$

$$\bar{\eta} = \tan\frac{\alpha\pi}{2}, \quad g(\alpha) = \Gamma(1-\alpha)\cos\frac{\alpha\pi}{2}$$

ここで，G_0，f_0 はそれぞれ弾性率と周波数のスケール因子，Γ はガンマ関数である。

貯蔵弾性率 G'（実部）は，べき指数 α に従って周波数とともに増加する。損失弾性率 G''（虚部）は，周波数に依存する二つの項からなる。第1項は G' と同じべき指数を持ち，G' と G'' の関係は $\bar{\eta}$ に依存する。第2項はニュートン粘性項である。

図1.27で示したように，細胞の G^* は広い周波数帯にわたって式（1.17）に従っていることがわかる。このことは，細胞レオロジーは G_0，α，μ の三つの物理変数で表現できることを示している。これら多変数の解析により，単一細胞レベルの病理診断や組織構築に有用な細胞の同定および選別の精度の向上が期待される。

図1.27のような細胞の G^* の周波数依存性を計測するために，印加する正弦振動の周波数 f を掃引する方法が用いられている[14)~18)]。しかしながら，この手法は測定周波数の数に依存して計測時間が単調に増加してしまう。この問題を解決するために，測定周波数を重畳した多重周波数を用いて，すべての測定周波数成分を同時に計測する多重周波数フォースモジュレーション計測法[19),22)]が提案された（**図1.28**）。この方法によって短時間で G^* の周波数特性を計測することが可能となる。

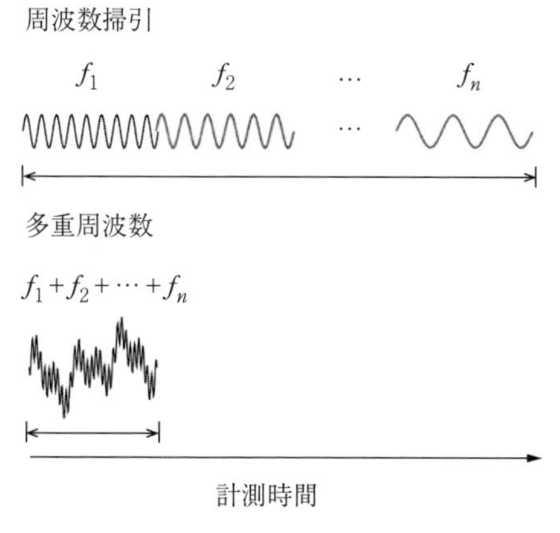

図1.28 計測時間軸における周波数掃引と多重周波数の比較

1.3.3 ソフトガラスレオロジー理論

細胞レオロジーのべき乗則挙動は，きわめて軟らかいソフトマテリアルで普遍的に見られる。Solichはレオロジーのべき乗則を説明するソフトガラスレオロジー（soft glassy rheology（SGR））理論[23),24)]を提唱した。SGR理論では，ソフトマテリアルを構成する要素が取り得るひずみlを横軸に示したエネルギーランドスケープ内において個々の要素が，周辺の要素との相互作用によってエネルギー井戸にトラップされている状態を考える。それぞれの要素は熱的なブラウン運動だけでは他の状態（エネルギー井戸）に抜け出すことができず，周辺要素との相互作用や外部擾乱によりエネルギー井戸から抜け出し，異なるエネルギー井戸に到達する（**図1.29**）。Eはエネルギー井戸の深さ，γ，kはそれぞれソフトマテリアルに与えられたひずみおよび弾性定数である。個々のエネルギー井戸内での要素のひずみは弾性変形であり，ひずみに応じた弾性エネルギーを持つ。変形流動により異なるエネルギー井戸に移動し，それに伴って弾性エネルギーが散逸する。

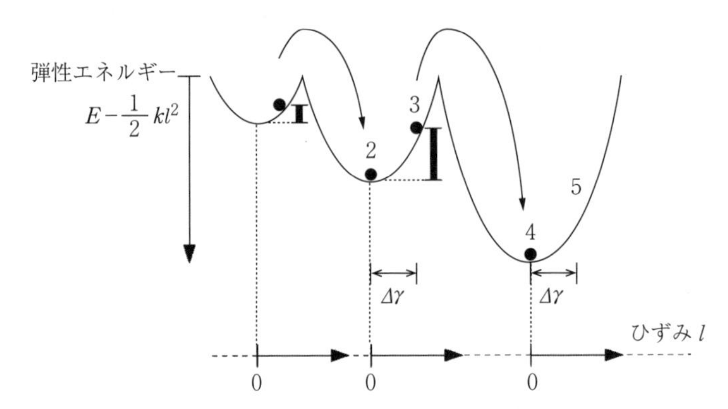

図1.29　エネルギーランドスケープの概略図[24)]

エネルギーランドスケープのエネルギー井戸をホップしていく現象は，無次元パラメータのノイズ温度$\alpha+1$で表現される。$\alpha=0$で，要素はエネルギー井戸から抜け出すことができず，物質は完全弾性体としての挙動を示す。$\alpha>0$であるとき，要素はエネルギー井戸を抜け出すことができ，結果として物質は流動性を示すようになる。

実際の細胞において，SGR理論の個々の要素はおもに細胞骨格を構成しているタンパク質であると考えられている[25)]。実際に，細胞骨格構造の安定化はαを減少させ，逆に細胞骨格構造を破壊することによってαを増加させることがわかっている[20),21)]。

1.3.4 多数細胞間レオロジーのばらつき

細胞は同じ細胞種を同じ環境下で培養した場合であっても，その力学特性は個体差を持つことが知られている[15)]。また，近年の研究では，正常細胞とがん細胞の力学特性に違いがあることが報告されている（**図1.30**）[3),4),26)]。

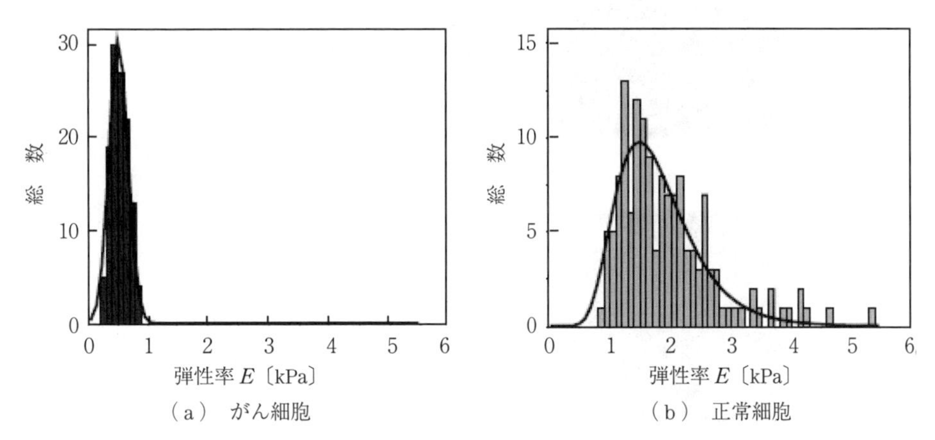

図1.30　がん患者から検体採取したがん細胞と正常細胞の弾性率のヒストグラム[26)]

細胞の「個性」を定量化できれば，細胞の普遍的な力学特性を理解することや，単一細胞レベルの細胞診断が可能になる。AFMは空間分解能の点においても力感度の点においてもほかを凌駕する性能を有するため，細胞力学特性の定量化にも有用な計測技術になるはずである。

しかしながら，一般的なAFMによる細胞計測では，空間的にランダムに存在する細胞に対して目視で位置合せを行う必要があるため，操作が煩雑になり計測が長時間に及ぶ。そのため多数の細胞計測には適さなかった。近年，この問題を解決する方法として，マイクロ加工基板を用いて個々の細胞を2次元上に規則的に配列し，AFMで高速に計測する技術が提案されている[9),15),16)]。配列化することによって位置合せが不要となり，計測を自動化することができる（**図1.31**）。

マイクロ加工基板を用いたフォースモジュレーションの計測によって多数細胞レオロジーの計測が可能となった。**図1.32**は異なる周波数におけるG^*の細胞数分布である。G^*が対数正規分布を示すこと，標準偏差（ばらつき）が周波数の増加に伴って減少することがわかる。また，細胞骨格の一つであるアクチンフィラメントをサイトカラシンD（cyto D）によって脱重合するとばらつきがさらに減少することがわかる。このように細胞骨格構造と細胞間のばらつきは密接に関係している。

また，未処理のものとcyto D処理の多数細胞の平均貯蔵弾性率の周波数依存性に対して式（1.17）でフィットした直線を外挿した交点（$\bar{g}_0, \bar{\Phi}_0$）は，ほかの薬剤処理による細胞においても同じ点ですべて交わるということが知られている[20),21),25)]。

Caiらは式（1.17）から細胞間レオロジーのばらつきを定式化した[15)]。式（1.17）の貯蔵

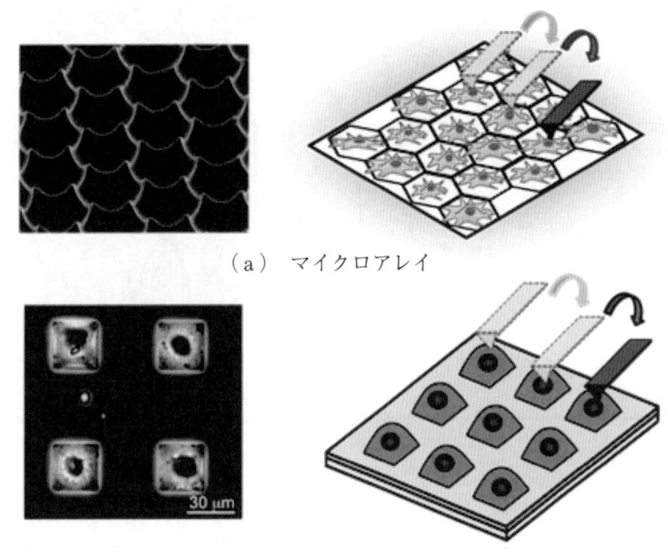

(a) マイクロアレイ

(b) マイクロ加工基板

図 1.31　マイクロアレイとマイクロ加工基板上で培養した細胞計測法の模式図

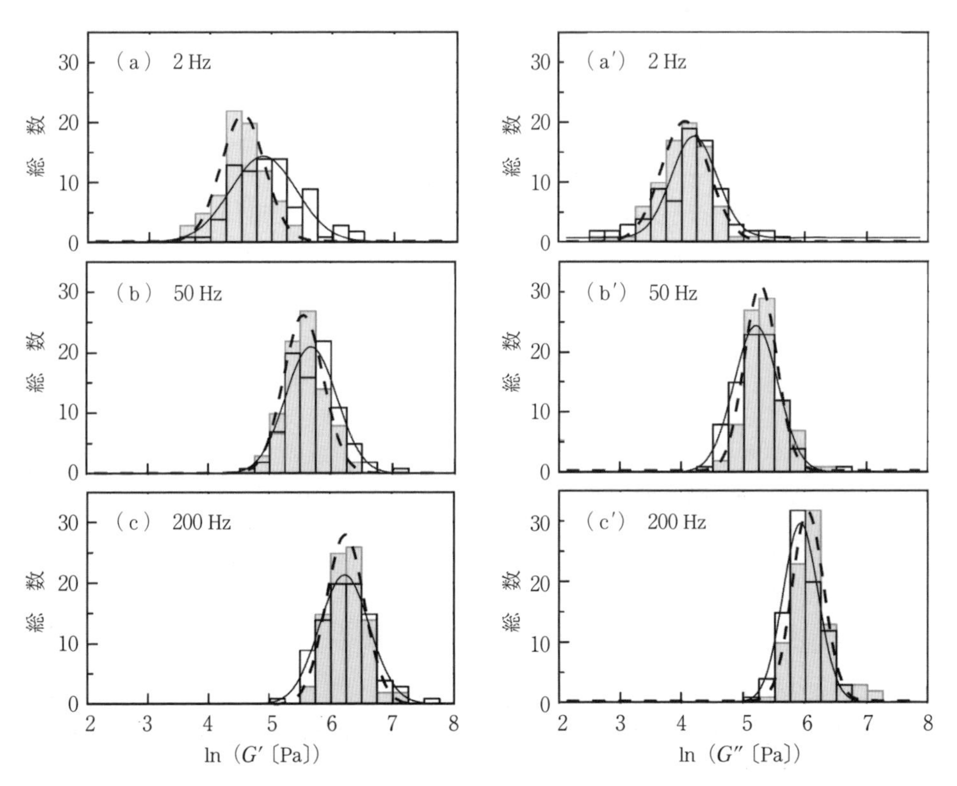

図 1.32　異なる周波数における未処理細胞（実線）と cyto D 処理細胞（破線）の複素弾性率 G^* のヒストグラム[15]

弾性率 G' を考えて交点（$\bar{g}_0, \bar{\Phi}_0$）を通過すると考えると

$$\ln G' = \ln \bar{g}_0 + \alpha\left(\ln f - \ln \bar{\Phi}_0\right) \tag{1.18}$$

と表すことができ，貯蔵弾性率 G' のばらつき $\sigma_{\ln G'}$ が

$$\sigma_{\ln G'} = \sigma_{\ln \bar{g}_0} + \left(\ln \bar{\Phi}_0 - \ln f\right)\sigma_\alpha \tag{1.19}$$

となることを導いた。

貯蔵弾性率 G' のばらつきは，式（1.19）に従うことがわかっている（**図 1.33**）。

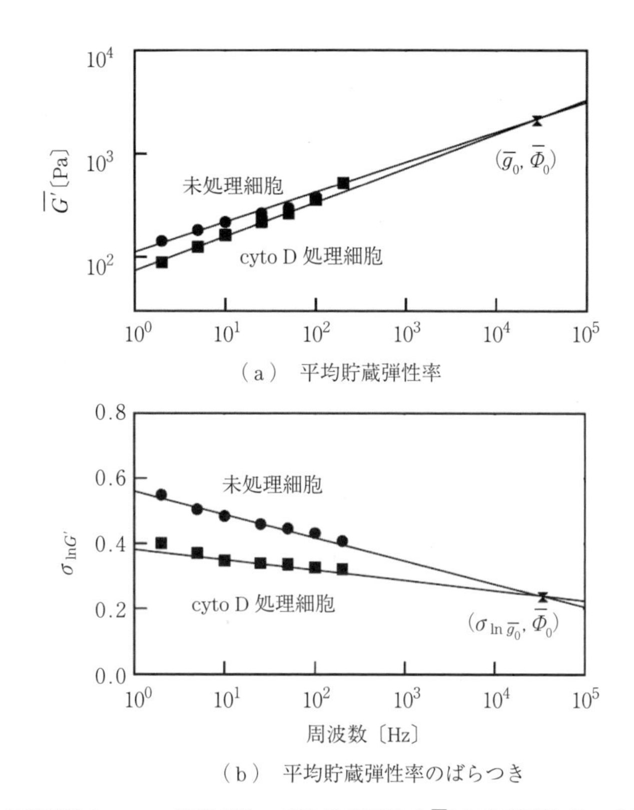

（a） 平均貯蔵弾性率

（b） 平均貯蔵弾性率のばらつき

図 1.33 未処理細胞と cyto D 処理細胞の平均貯蔵弾性率 $\overline{G}'$ と貯蔵弾性率のばらつき $\sigma_{\ln G'}$ の周波数依存性，直線は式（1.17）と式（1.19）でそれぞれフィットしたもの[15]

このように細胞間のレオロジーのばらつきも SGR 理論で説明できることがわかってきている。上述したように細胞種ごとの個体差のばらつきを定量化することは細胞の同定や選別において非常に有用であり，ここで挙げた AFM 細胞レオロジー測定法は高精度な細胞分離技術として期待されている。

1.3.5 細胞内レオロジーの空間分布

前項では多数細胞間でのレオロジー計測について述べたが，本項では多重周波数フォースモジュレーション計測法による細胞内レオロジーの空間分布計測を紹介する[19]。**図 1.34** は AFM による多重周波数フォースモジュレーション空間分布計測の模式図である。本手法を用いると，計測点ごとに G^* の周波数依存性を得ることができるため，細胞内レオロジーの空間特性を計測することができる。**図 1.35** は，フォースカーブより算出した細胞の高さと弾性率の空間分布像である。

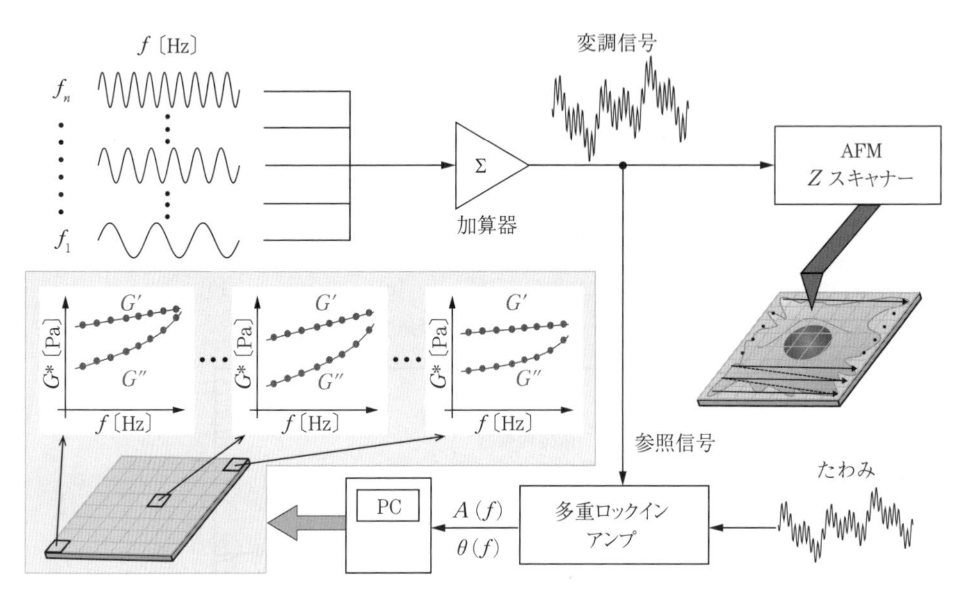

図 1.34　多重周波数フォースモジュレーション計測法による細胞内レオロジー空間分布計測の模式図[19]

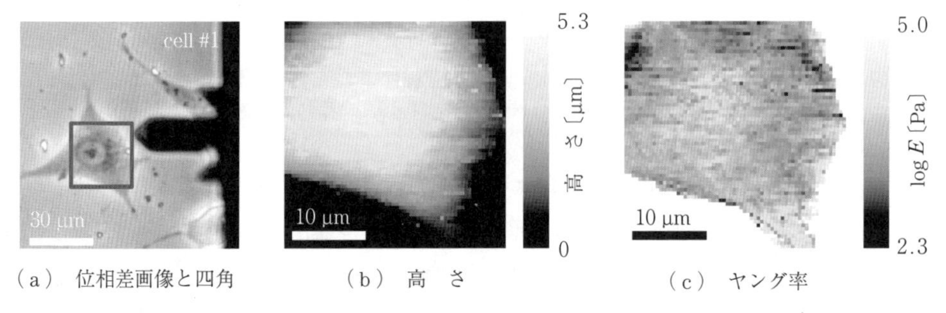

（a） 位相差画像と四角　　（b） 高　さ　　（c） ヤング率

図 1.35　細胞の位相差画像および四角領域の高さと弾性率の空間分布像[19]

図 1.36 は異なる周波数における複素弾性率の空間分布像である。同じ周波数の G' と G'' とを比べると，それらの空間分布は大きく異なっていることがわかる。また，G' では低周波数から高周波数まで空間分布の変化は小さいが，G'' では高周波数になるに従って空間的

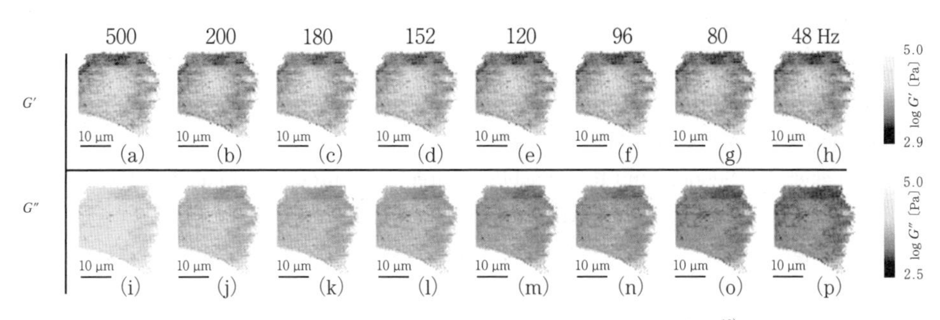

図 1.36　異なる周波数での複素弾性率 G^* の空間分布像[19)]

に均質になっていく様子が見られる。

図で示した周波数ごとの G^*を各計測点で式（1.17）を用いてフィッティングすることで G_0，α，μ の空間分布像が得られる（**図 1.37**）。細胞核部における G_0，α，μ は細胞周辺部と異なり，特に α が大きく変化している。フォースカーブの計測ではこのような力学構造は見られないことから，細胞レオロジーの空間マッピングにより細胞の内部構造を検知できる可能性がある。

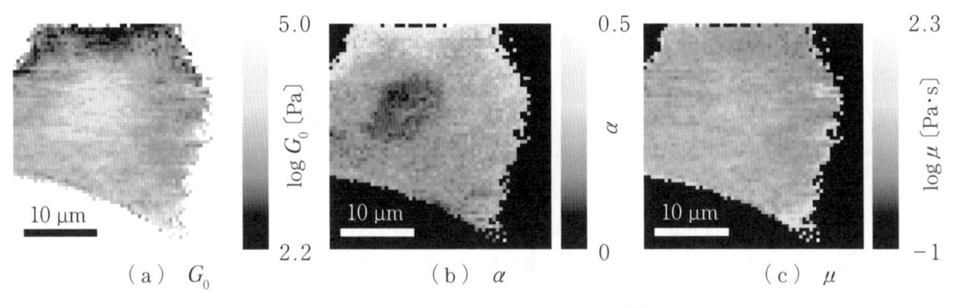

（a）G_0　（b）α　（c）μ

図 1.37　G_0，α，μ の空間分布像[19)]

引用・参考文献

1）G. Binnig, C.F. Quate, and C. Gerber, “Atomic force microscope,” *Phys. Rev. Lett.*, vol. 56, pp. 930-933, 1986.

2）V.J. Morris, A.R. Kirby, and A.P. Gunning, *Atomic Force Microscopy for Biologists*, 2nd ed.: Imperial College Press, 2009.

3）J. Guck, S. Schinkinger, B. Lincoln, F. Wottawah, S. Ebert, M. Romeyke, D. Lenz, H.M. Erickson, R. Ananthakrishnan, D. Mitchell, J. Käs, S. Ulvick, and C. Bilby, “Optical Deformability as an Inherent Cell Marker for Testing Malignant Transformation and Metastatic Competence,” *Biophys. J.*, vol. 88, pp. 3689-3698, 2005.

4）D.R. Gossett, H.T.K. Tse, S.A. Lee, Y. Ying, A.G. Lindgren, O.O. Yang, J. Rao, A.T. Clark, and D.Di Carlo, “Hydrodynamic stretching of single cells for large population mechanical phenotyping,”

Proc. Natl. Acad. Sci. USA, vol. 109, pp. 7630–7635, 2012.

5) S. Alexander, L. Hellemans, O. Marti, J. Schneir, V. Elings, P.K. Hansma, M. Longmire, and J. Gurley, "An atomic-resolution atomic-force microscope implemented using an optical lever," *J. Appl. Phys.*, vol. 65, pp. 164–167, 1989.

6) W.A. Ducker, T.J. Senden, and R.M. Pashley, "Direct measurement of colloidal forces using an atomic force microscope," *Nature*, vol. 353, pp. 239–241, 1991.

7) E.M. Darling, S. Zauscher, J.A. Block, and F. Guilak, "A Thin-Layer Model for Viscoelastic, Stress-Relaxation Testing of Cells Using Atomic Force Microscopy: Do Cell Properties Reflect Metastatic Potential?," *Biophys. J.*, vol. 92, pp. 1784–1791, 2007.

8) T. Okajima, M. Tanaka, S. Tsukiyama, T. Kadowaki, S. Yamamoto, M. Shimomura, and H. Tokumoto, "Stress relaxation of HepG2 cells measured by atomic force microscopy," *Nanotechnology*, vol. 18, p. 084010, 2007.

9) S. Hiratsuka, Y. Mizutani, A. Toda, N. Fukushima, K. Kawahara, H. Tokumoto, and T. Okajima, "Power-Law Stress and Creep Relaxations of Single Cells Measured by Colloidal Probe Atomic Force Microscopy," *Jpn. J. Appl. Phys.*, vol. 48, p. 08JB17, 2009.

10) S. Moreno-Flores, R. Benitez, M.D. Vivanco, and J.L. Toca-Herrera, "Stress relaxation and creep on living cells with the atomic force microscope: a means to calculate elastic moduli and viscosities of cell components," *Nanotechnology*, vol. 21, p. 445101, 2010.

11) H.W. Wu, T. Kuhn, and V.T. Moy, "Mechanical properties of L929 cells measured by atomic force microscopy: Effects of anticytoskeletal drugs and membrane crosslinking," *Scanning*, vol. 20, pp. 389–397, 1998.

12) L. Wilson, P.T. Matsudaira, B.P. Jena, and J.H. Horber, *Atomic force microscopy in cell biology*, vol. 68. New York: Academic Press, 2002.

13) M. Radmacher, R.W. Tillmann, M. Fritz, and H.E. Gaub, "From molecules to cells: imaging soft samples with the atomic force microscope," *Science*, vol. 257, pp. 1900–1905, 1992.

14) J. Alcaraz, L. Buscemi, M. Grabulosa, X. Trepat, B. Fabry, R. Farré, and D. Navajas, "Microrheology of Human Lung Epithelial Cells Measured by Atomic Force Microscopy," *Biophys. J.*, vol. 84, pp. 2071–2079, 2003.

15) P.G. Cai, Y. Mizutani, M. Tsuchiya, John M. Maloney, B. Fabry, Krystyn J. Van Vliet, and T. Okajima, "Quantifying Cell-to-Cell Variation in Power-Law Rheology," *Biophys. J.*, vol. 105, pp. 1093–1102, 2013.

16) S. Hiratsuka, Y. Mizutani, M. Tsuchiya, K. Kawahara, H. Tokumoto, and T. Okajima, "The number distribution of complex shear modulus of single cells measured by atomic force microscopy," *Ultramicroscopy*, vol. 109, pp. 937–941, 2009.

17) R.E. Mahaffy, S. Park, E. Gerde, J. Käs, and C.K. Shih, "Quantitative Analysis of the Viscoelastic Properties of Thin Regions of Fibroblasts Using Atomic Force Microscopy," *Biophys. J.*, vol. 86, pp. 1777–1793, 2004.

18) B.A. Smith, B. Tolloczko, J.G. Martin, and P. Grütter, "Probing the Viscoelastic Behavior of Cultured Airway Smooth Muscle Cells with Atomic Force Microscopy: Stiffening Induced by Contractile Agonist," *Biophys. J.*, vol. 88, pp. 2994–3007, 2005.

19) R. Takahashi and T. Okajima, "Mapping power-law rheology of living cells using multi-frequency

force modulation atomic force microscopy," *Appl. Phys. Lett.*, vol. 107, p. 173702, 2015.
20) B. Fabry, G.N. Maksym, J.P. Butler, M. Glogauer, D. Navajas, and J.J. Fredberg, "Scaling the Microrheology of Living Cells," *Phys. Rev. Lett.*, vol. 87, p. 148102, 2001.
21) B. Fabry, G.N. Maksym, J.P. Butler, M. Glogauer, D. Navajas, N.A. Taback, E.J. Millet, and J.J. Fredberg, "Time scale and other invariants of integrative mechanical behavior in living cells," *Phys. Rev. E*, vol. 68, p. 041914, 2003.
22) M. Dokukin and I. Sokolov, "High-resolution high-speed dynamic mechanical spectroscopy of cells and other soft materials with the help of atomic force microscopy," *Sci. Rep.*, vol. 5, 2015.
23) M. Cécile and B. Jean-Philippe, "Models of traps and glass phenomenology," *J. Phys. A: Math. Gen.*, vol. 29, p. 3847, 1996.
24) P. Sollich, "Rheological constitutive equation for a model of soft glassy materials," *Phys. Rev. E*, vol. 58, pp. 738-759, 1998.
25) M. Puig-de-Morales, E. Millet, B. Fabry, D. Navajas, N. Wang, J.P. Butler, and J.J. Fredberg, "Cytoskeletal mechanics in adherent human airway smooth muscle cells: probe specificity and scaling of protein-protein dynamics," *Am. J. Physiol. Cell Physiol.*, vol. 287, p. 643, 2004.
26) S.E. Cross, Y.-S. Jin, J. Rao, and J.K. Gimzewski, "Nanomechanical analysis of cells from cancer patients," *Nat. Nanotechnol.*, vol. 2, pp. 780-783, 2007.

▶ 1.4 牽引力顕微鏡法を用いた細胞と基質の界面における力の計測 ◀

1.4.1 は じ め に

生体組織において多くの細胞は，ほかの細胞や細胞外基質（extracellular matrix, ECM）といった周囲の環境との相互作用を介して生存や増殖・分化，移動を制御している。培養皿上で細胞を生育する際には培養皿表面の細胞接着特性が重要な要素となることは少なくない。また近年の研究から，環境が細胞に及ぼす影響は生化学的なシグナルを介したものだけではなく，環境の物理的特性が細胞の挙動に影響を及ぼすことが明らかになっている。一般的な細胞培養に使用されるガラスやプラスチック製の培養皿のヤング率が数 GPa 以上であるのに対して，生体では 1 kPa 以下の脳組織から数十 kPa 以上の骨組織など多岐にわたる。分化前の間葉系幹細胞を異なるヤング率の基質上で培養すると，それぞれヤング率が近い生体組織の細胞へと分化することが報告されている[1]。また，剛性の勾配を持つ基質上に播種された細胞は剛性の低い領域から剛性の高い領域へと移動する（durotaxis）[2]。細胞が環境の物理的特性を認識するためにはまず環境に対して力を伝搬して周辺の環境を変形させる必要がある。細胞はその変位の程度を感知することによって環境の力学的特性を認識すると考えられている。また逆に細胞は周囲の環境を足場とすることで自らの形態を変形させ移動を行う。

細胞移動は多細胞生物の発生過程や免疫応答，がん転移，創傷治癒などさまざまな生命現象において広く見られる普遍的な細胞の性質である。多くの細胞は移動の際に足場となるECM に対して受容体であるインテグリンおよびその細胞内結合分子群の複合体が集積した接着斑を形成し，それを基点として足場に対し牽引力を発生させることで移動を行う[3]。接着斑にはアクチン結合タンパク質が含まれ，牽引力の発生はおもにアクチン細胞骨格系とミオシンモータータンパク質によると考えられている（**図 1.38**）。アクチンとミオシンは筋線維の収縮を引き起こす主要な要素としてよく知られているが，筋細胞に限らずほとんどすべての体細胞に存在し細胞の形態や運動を制御している。移動中の細胞は前後方向の極性を持ち，前方の葉状仮足（lamellipodia）と呼ばれる構造ではアクチンの活発な重合が細胞膜を突出させる。この際，重合したアクチン線維自身は細胞膜の張力とミオシンの働きにより徐々に後方へと移動していく（actin retrograde flow）。アクチン線維は接着斑と結合しておりこれが基質への牽引力を生み出す。一方，細胞の中央および後方ではアクチンとミオシンがストレスファイバーと呼ばれる線維束を形成している。ストレスファイバーの両端は接着斑につながっており，ミオシンがストレスファイバーを収縮させることで基質に対して双極性の牽引力を発生させる。このようなアクトミオシン依存的な力発生機構は非運動性の細胞においても見られ，環境応答や細胞および組織形態の変化・維持において重要な役割を担っていると考えられている。

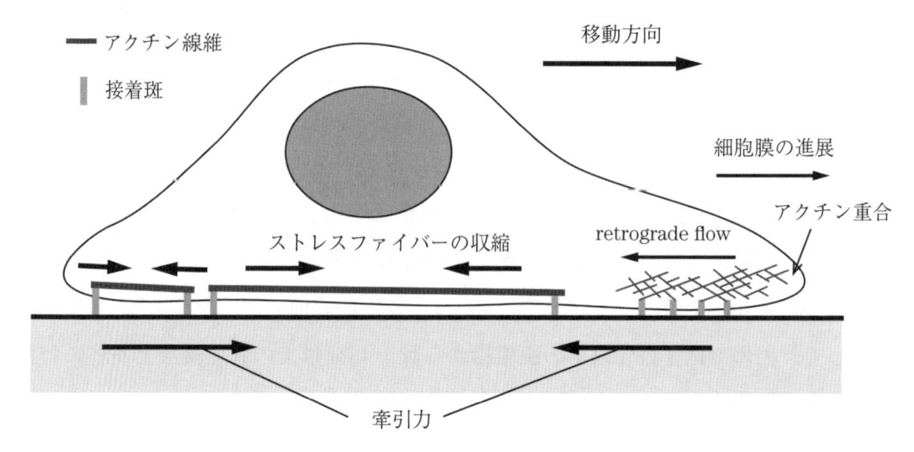

移動細胞の前端では，アクチンの重合とミオシンの活性により細胞後方へアクチン線維が流動している（actin retrograde flow）。一方，細胞中央および後方ではストレスファイバーと呼ばれるアクチンとミオシンからなる収縮性の線維が存在している。アクチンは接着斑において細胞接着分子であるインテグリンを介して基質とつながっており，アクチンの動態が基質への牽引力を引き起こす。

図 1.38　アクチン・ミオシンによる牽引力の発生機構

近年，細胞生物学と物理学・材料工学の融合により細胞の発生させる力を計測するためのさまざまな手法が開発されつつある。本節ではその中でも細胞牽引力の計測手法として広く普及している牽引力顕微鏡法について，筆者が研究している神経細胞移動を例に挙げて解説する。

現在，細胞の牽引力を計測する手法は複数提案されており，研究対象に応じて使い分けることが望ましい。ほとんどの計測手法の基本原理は，弾力のある基質上で細胞を培養し基質の変形の程度から細胞が発生させる牽引力を算出するものである。ここでは代表的な計測手法について紹介する。

1.4.2　シリコーン基質を用いた計測

柔軟性のある薄膜シリコーン基質上で細胞を培養し細胞が発生させる力によって基質に生じる，しわの形状から牽引力を推定する（**図 1.39** (a)）[4]。手法が簡便で光学顕微鏡を用いてしわの観察も容易に行える反面，その空間分布と力の関係は非常に複雑であり，局所的な力を定量的に扱うことは難しい。代替案として表面にマイクロメートルスケールのドットもしくは格子パターンが形成されたシリコーン基質を用いる手法も提案されている[5]。この基質上では，しわは形成されず，代わりに基質に存在するマイクロパターンの変形から牽引力を

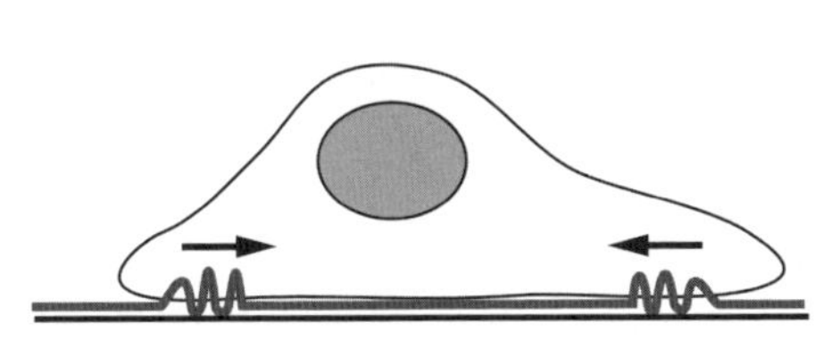

（a）　シリコーン基質に生じるしわの形状から牽引力を推定する手法

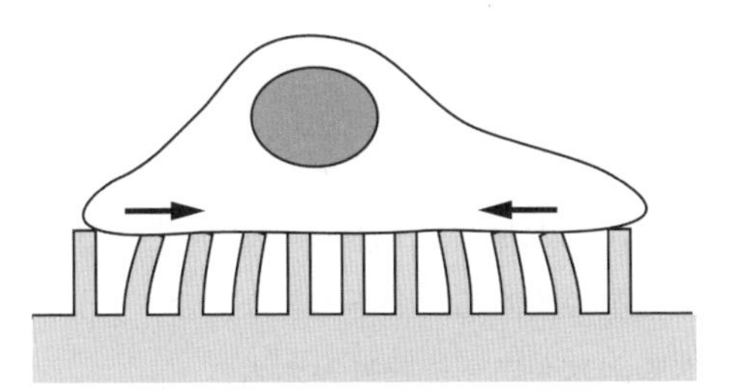

（b）　マイクロピラーの屈曲から牽引力を算出する手法

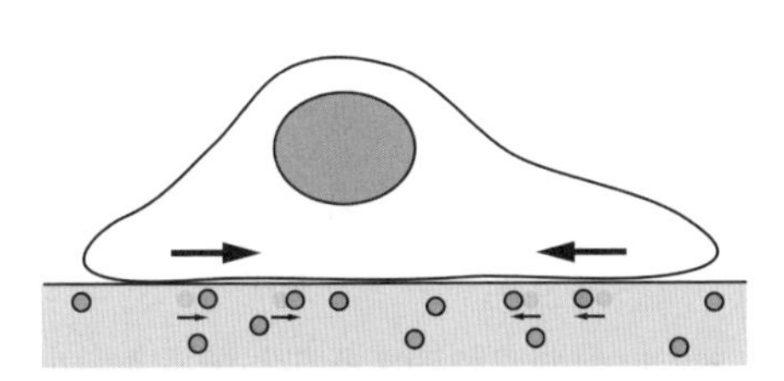

（c）　ゲル基質内に埋め込んだ蛍光ビーズの変位から基質の変位を推定し牽引力を算出する手法

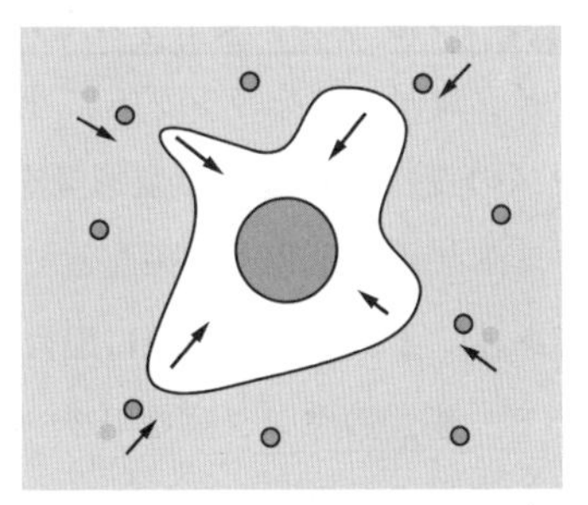

（d）　コラーゲンなどの生体高分子ゲル内に細胞を埋め込み，3次元空間における細胞の牽引力を計測する手法

図 1.39　牽引力計測手法の例

算出する。この手法により計測の空間分解能は向上するが，表面に形成されたマイクロパターンが細胞の接着に影響を及ぼす可能性がある。また，シリコーンゴム自体のヤング率は基質を作成する際に投与する硬化剤の量により制御できるが，その下限は 12 kPa 程度であり，微小な力の計測には不向きである[6)]。

1.4.3 マイクロピラーアレイによる計測

等間隔に配置されたシリコーンゴムのピラーをフォトリソグラフィーによって作成し，その上で細胞を培養する（図 1.39 (b)）。ピラーは直径 0.5～10 μm，高さ 1 ～数十 μm のものを用い，それらをピラーの直径に応じて数 μm 間隔で配置する[7)～9)]。細胞はピラーの頂端にのみ接着し，複数のピラーにまたがって基質上に展開する。力の計測に当たっては，ピラーの屈曲を光学顕微鏡を用いて観察し，頂端部の変位からピラーにかかる力を算出する。本手法の利点は，各ピラーが独立しており，隣接するピラー間の相互作用を考慮する必要がないため，変位から力の算出が式（1.20）を用いてきわめて容易に行えることである。

$$F = \left(\frac{3}{64}\pi E \frac{D^4}{L^3}\right)\Delta x \qquad \text{(Euler-Bernoulli のはり)} \tag{1.20}$$

ここで，D，L はピラーの直径および高さ，F はピラーに負荷される力，Δx はピラーの変位，E はヤング率である。

また，式（1.20）からもわかるようにピラーの直径および高さを選択することで足場の力学的特性を制御することができる。直径の小さいピラーは容易に屈曲するため，シリコーン基質を用いた場合に比べてより小さな力を計測することが可能である。しかし，その一方で，細胞の接着部位が不連続なピラーの頂端部に制限されることから実際の生体内とは異なる細胞応答を示す危険性がある。

1.4.4 ポリアクリルアミドゲルを用いた計測

蛍光マイクロビーズをランダムに埋め込んだポリアクリルアミドゲル基質上で細胞を培養し，ビーズの変位から基質の変形量を推定して牽引力を算出する（図 1.39 (c)）[10)]。ポリアクリルアミドゲルは生化学実験などでも汎用される，研究室において非常に簡便に調整できる基質である。また，作成の際に配合するアクリルアミドとビスアクリルアミドの量を調節することで，基質のヤング率を 0.2～40kPa に及ぶ広い範囲で制御することができ微小な力の計測にも適している[11)]。さらに，完成したポリアクリルアミドゲルは無色透明で顕微鏡観察にも影響を及ぼさない。この手法の欠点としてはビーズの密度や分布によっては基質の変形を完全に捕捉することができず，また隣接する領域間の相互作用を考慮する必要があるため，基質の変形から力を算出する手順がマイクロピラーアレイを用いた方法に比べて複雑になることが挙げられる。

1.4.5 生体高分子ゲルを用いた計測

上記と類似した計測手法として，コラーゲンゲルなどの生体高分子ゲル内に蛍光マイクロビーズを埋め込んで基質の変形を計測することも行われている[12]。生体高分子ゲルの力学的特性は複雑であり厳密に制御することが難しいが，その一方で細胞との親和性が非常に高く，細胞をゲル内部に埋め込んで培養することもできるため3次元空間における細胞の牽引力を計測することが可能となる（図1.39(d)）。

以下では，筆者が行っているポリアクリルアミドゲルを用いた牽引力顕微鏡法について，基質の作成から画像の取得，取得した画像の解析の流れで解説する。

〔1〕 **ポリアクリルアミドゲル基質の作成**　ここでは牽引力測定用のポリアクリルアミドゲル基質の作成法について概略と注意点を述べる。より詳細なプロトコルについては文献を参照されたい[11),13),14)]。

ポリアクリルアミドゲルは，アクリルアミドと架橋剤であるビスアクリルアミドのラジカル重合反応によって形成される親水性の高分子ゲルである。ゲル作成の際にはあらかじめMilliQ水に溶解したアクリルアミドとビスアクリルアミドを所定の濃度で混合し，さらに重合開始剤である過硫酸アンモニウム（APS）とN,N,N',N'-テトラメチルエチレンジアミン（TEMED）を加え室温で10～30分静置することによりゲル化させる。牽引力測定のためには，上記の混合溶液に蛍光マイクロビーズを加えたものを2枚のカバーガラスに挟み込んだ状態で重合させ，ポリアクリルアミドゲルの薄いシート（厚さ100 μm以下）を作成する（**図1.40**）。この際，ゲルを付着させる側のカバーガラスはガラス表面とゲルの結合を促進

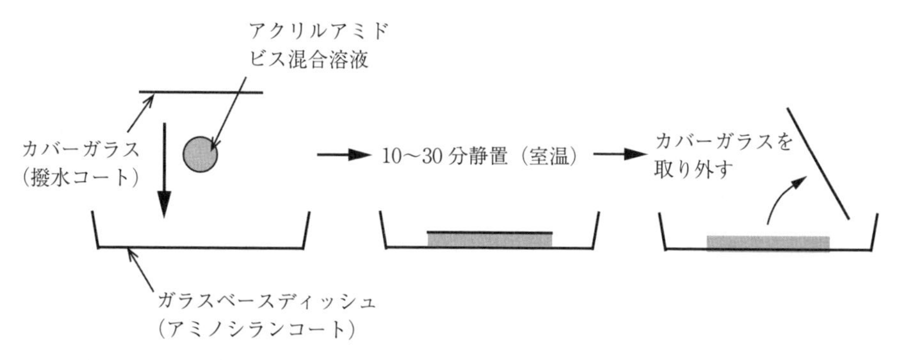

アクリルアミド・ビスアクリルアミドと重合開始剤を混合した溶液をガラスベースディッシュとカバーガラスではさみこむ。ガラスベースディッシュはゲルの接着を促進するためにアミノシランコートされており，カバーガラスには乖離しやすくするための撥水性コートが施されている。重合を確認したら撥水性コートを施した側のカバーガラスを慎重に取り外す。

図1.40　ポリアクリルアミドゲル基質の作成法

するために，アミノシランおよびグルタルアルデヒドでコートし，もう一方のカバーガラスにはゲルの解離を容易にするために，撥水性のコートを行う。その後の実験における簡便さを考慮し，前者のカバーガラスには細胞培養用のガラスベースディッシュ（IWAKI, Cat# 3910-035 など）を用いてもよい。蛍光マイクロビーズは直径 0.04〜1.0 μm 程度のものが用いられており，自らの観察条件にあわせて選択する。一般に，ビーズが小さいほど密度を上げて高い空間分解能が得られる一方で，大きければ強い蛍光が得られ観察が容易になる。筆者は 100 倍対物レンズ（NA 1.4）での観察において 0.2 μm のビーズ（FluoSpheres, Molecular Probes, Cat# F-8110）を用いている。特定のヤング率を持つゲルを得るための溶液配合レシピは複数報告されているが，ゲルのヤング率は作成した環境や使用した材料のロット，そしてヤング率の計測方法によっても容易に変わりうることには注意しなければならない。そのため作成したゲルのヤング率については自ら計測を行って確認する必要がある。ゲルのヤング率を測定する手法としては原子間力顕微鏡を用いる方法や，重さが既知のビーズをゲル上に置いて沈み込む量から推定する方法などが用いられている[15]。筆者は神経細胞の牽引力計測において以下のレシピを用いておよそ 500 Pa 程度のヤング率を持つゲルを得ている。

40%アクリルアミド溶液	80 μl
2%ビスアクリルアミド溶液	12 μl
蛍光マイクロビーズ（2%）	80 μl
MilliQ 水	628 μl（最終 800 μl）

上記の混合溶液 200 μl に対して 10% APS 1 μl と TEMED 0.2 μl を加える。直径 15 mm の丸型カバーガラスに対して 6 μl 使用する。

溶液中に混入した酸素はラジカル重合反応を阻害し不均一なゲルの原因となるため，混合液は重合開始剤を投与する前に 30 分程度脱気してから用いる。また，重合反応中の溶液の蒸発もゲルの性質を変化させる一因となるため，静置は湿潤な環境下で行うのが望ましい。ゲルの重合が完了したら，撥水性コートを施した側のカバーガラスをカミソリやピンセットを用いて慎重に外す。完成したゲルは乾燥しないよう MilliQ 水に浸した状態で保存する。牽引力計測にあたっては完成したゲルの表面が均一，かつ滑らかであることが重要である。ゲル表面の形状に関しては共焦点レーザ顕微鏡を用いて蛍光マイクロビーズの分布を観察することで確認することができる。

〔2〕 ゲル表面への ECM タンパク質の結合　ポリアクリルアミドゲルは細胞接着性が非常に低く，そのままでは細胞培養に用いることができない。そこで，架橋剤を用いて ECM タンパク質をゲル表面に結合させることで細胞接着性を向上させる。ゲル表面への ECM タンパク質の結合方法は複数報告されているが[14]，ここでは最も一般的な sulfo-

SANPAH（sulfosuccinimidyl-6-(4'-azido-2'-nitrophenylamino)hexanoate）を用いた手法を紹介する。

sulfo-SANPAH はヘテロ二機能性架橋剤であり，両端にそれぞれ光反応性ニトロフェニルアジドと N-ヒドロキシスクシンイミド（NHS）エステルを持つ。UV 照射によりフェニルアジド基はポリアクリルアミドと反応して共有結合を形成する一方，NHS エステル基はタンパク質中のリジン残基に存在する ε-NH_2 基と反応してアミド結合を形成する。この二つの共有結合を介してゲル表面にタンパク質を結合させる。実際の手順としては，まず sulfo-SANPAH を溶解したバッファー液にゲルを浸し UV 照射を行う（1～10 分）。結合しなかった sulfo-SANPAH を洗い流したのち，適切な濃度で希釈した ECM タンパク質溶液中でゲルをインキュベートしタンパク質を結合させる。本手法において注意すべき点は，水溶液中に溶解した sulfo-SANPAH が非常に不安定なことである。そのため sulfo-SANPAH は DMSO で 100 mM 程度のストック溶液を作成し液体窒素で急速凍結後 −80℃で保存，使用直前にバッファー液で希釈して迅速に作業を行う。

結合させる ECM タンパク質としてはフィブロネクチン，コラーゲン，ラミニンなどが代表的である。実際，ほとんどのタンパク質はペプチド中にリジン残基を含んでいるため使用可能な ECM タンパク質にそれほど制限はないが，ECM タンパク質は細胞の挙動や遺伝子発現に大きな影響を与えるため，生体内の環境を考慮して自らの実験条件に適したものを選択しなければならない。また，結合させる ECM タンパク質の濃度も細胞に影響を与えうるため十分な条件検討が必要である。ECM タンパク質のゲルへの結合は蛍光標識した ECM タンパク質を用いるか特異的な抗体を用いて蛍光免疫染色を行うことにより確認することができる。筆者は 10 μg/ml のラミニン溶液を用いて 37℃で一晩インキュベートすることで良好な結果を得ている。

〔3〕 蛍光顕微鏡による画像の取得　ゲル上で細胞を培養し完全に接着したことを確認したら，蛍光顕微鏡ステージ上に移動し牽引力を計測する。細胞の生理活性，特に細胞骨格ダイナミクスは温度に強い影響を受けるため，実験中はステージトップインキュベーターや顕微鏡保温箱などを用いてサンプルを 37℃で維持しなければならない。計測対象となる細胞を見つけたら，ゲルの最も表層に存在する蛍光ビーズに焦点を合わせ一定の時間間隔でタイムラプス撮影を行う。焦点面以外に存在するビーズの蛍光はその後の解析においてノイズとなるため，共焦点レーザ顕微鏡を用いて焦点面の蛍光画像のみを取得することが望ましい。ただし，共焦点レーザ顕微鏡が使用できない場合には，二層構造のゲルを作成する手法や作成中のゲルを遠心する手法によりビーズをゲルの表層にのみ集積させることで，通常の蛍光顕微鏡でも SN 比の高い画像を取得することができる[16),17)]。多くの場合において Z 方向へのビーズの変位は XY 方向への変位に比べて十分小さく無視してもよい。Z 方向への変位

を無視できない場合は共焦点レーザ顕微鏡で複数の焦点面の画像を取得し3次元再構築する。ただし，この場合の解析はより一層複雑なものとなる[18]。画像の解像度は単一ビーズの蛍光像が複数のピクセルにわたって分布するように選択する。こうすることで解析の際にビーズ変位をサブピクセル単位で算出することができる。

本手法において最も重要なポイントは，撮影中のZ方向への焦点面のずれをいかに抑えるかである。焦点面のずれは顕微鏡本体の温度変化によっても引き起こされるため，エアコンの送風などにも注意しながら実験室の温度を一定に保つように務める。また，最近では顕微鏡メーカー各社から赤外線のガラス界面での屈折を利用して自動的に焦点位置を補正するシステム（オリンパス：ZDC，ニコン：パーフェクトフォーカスシステムなど）も販売されておりそれを利用するのもよい。どうしてもずれを抑えられない場合は複数の焦点面に対して画像を取得しZ方向に投射することでずれの影響を低減させる。

撮影が終了したらサンプルにプロテアーゼ（トリプシン，プロテアーゼKなど）や界面活性剤（Triton-X，SDSなど）を投与して細胞をゲルから剥離させ，再び蛍光ビーズの画像を取得する。この画像が力を負荷されていない状態におけるビーズの基準位置を示す。

〔4〕 **ビーズ変位の抽出**　取得した画像からビーズの変位ベクトル場をデジタル画像解析アルゴリズムを用いて抽出する。ビーズの密度が十分に低い場合は，個々のビーズの動きを追跡し基準画像と比較することでビーズの変位を計測することができる（particle tracking velocimetry，PTV）。しかし，この手法はビーズの密度が高い場合（ビーズの変位が平均ビーズ間距離を超えるような場合）には追跡エラーが多発するため適さない。ビーズの密度が高いデータに関しては，PIV（particle image velocimetry）と呼ばれる手法を用いてビーズを含む画像領域の変位を計測する。ここではPIVを用いた変位ベクトル場抽出方法について解説する。

タイムラプス画像を取得した場合，時間とともにXY方向に視野がずれることが多々ある。正確なビーズの変位を計測するためにはまずこの視野のずれを補正しなければならない。細胞から離れた領域のビーズ変位をPTVもしくはPIV（後述）を用いて計測し，変位がゼロになるように画像全体をシフトさせることで視野のずれを補正する。細胞の投影面積が視野に対して十分小さい場合には画像全体にPIVを行ってもよい。デジタル画像はピクセルの離散的な集合であるため通常，画像のシフトは1ピクセル単位でしか行えないが，画像補間（image interpolation）の手法を用いてピクセルとピクセルの間の輝度値を推定してやることによりサブピクセル単位で画像のシフトを行うことができる。画像補間には最も近いピクセルの値を代表値とするnearest neighboring法，ピクセル間の値を直線的に補間するbilinear法，隣接する4×4点の値から3次関数で補間するbicubic法などが存在するが，筆者はbilinear法で十分な結果を得ている。

デジタル画像は，各成分がピクセルの輝度値に対応する値を持った行列とみなせる。対応する二つの画像をそれぞれ行列とみなして相互相関関数を計算することにより，二つの画像がどの程度一致しているかを知ることができる。PIV はこの相互相関関数を利用して基準画像における特定の小領域と一致する領域をタイムラプス画像中から見つけることで画像領域の変位を求める手法である。基準画像を適切な大きさの小領域（複数のビーズを含む）に分割し，タイムラプス画像の各時点において対応する座標位置を中心とした一定の範囲を基準画像の小領域でスキャンして相互相関関数を求めていく。こうして得られた相互相関マップ内で原点から最も相関が高い点への距離ベクトルが画像領域の変位に相当する。PIV は各ピクセルの輝度値を直接比較するため，焦点面のずれや照明のゆらぎなどでビーズの蛍光像が変化してしまうと正しい結果が得られない。また，ビーズが存在しない領域は不正な相互相関を示すため除いてやる必要がある。ビーズの存在の有無は対象領域における輝度値ヒストグラムの平均や分散などを用いて判別することができる。PIV によって抽出された変位データの一例を**図 1.41** に示す。

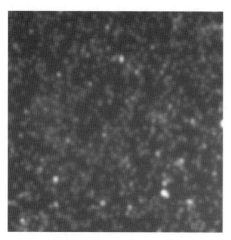

（a） 細胞存在下の画像（緑）および細胞を剥離させたあとの基準画像（マゼンタ）。動いていないビーズは白色で表示される。

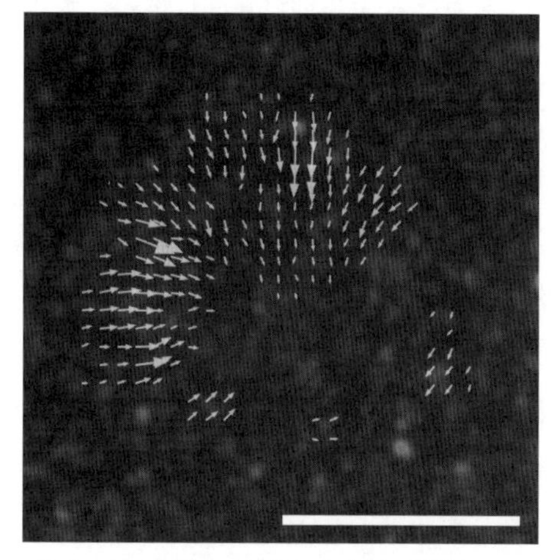

（b） PIVを用いて抽出した基質の変位データ。矢印の向きは変位の方向，大きさは変位の程度を表す（スケールバー：10 μm）。

図 1.41 （口絵 1 参照）PIV を用いた基質変位の抽出

デジタル画像の離散的な性質から相互相関マップのピークは真のピークを示してはおらず，その解像度は 1 ピクセル単位に限定される。多くの場合，細胞の牽引力による画像の変位は数ピクセル程度であるためこれでは十分な精度を得ることができない。サブピクセル精度での画像の変位を求めるためには，相互相関マップを 2 次元ガウス分布で近似し真のピークの位置を推定する。ガウス分布のピーク位置は見かけのピーク点とそれに隣接する 4 点のピクセル座標を用いて簡易的に式（1.21），（1.22）で算出することができる[19]。

$$x' = x + \frac{\ln\left[I(x-1, y)\right] - \ln\left[I(x+1, y)\right]}{2\left\{\ln\left[I(x+1, y)\right] + \ln\left[I(x-1, y)\right] - 2\ln\left[I(x, y)\right]\right\}} \tag{1.21}$$

$$y' = y + \frac{\ln\left[I(x, y-1)\right] - \ln\left[I(x, y+1)\right]}{2\left\{\ln\left[I(x, y+1)\right] + \ln\left[I(x, y-1)\right] - 2\ln\left[I(x, y)\right]\right\}} \tag{1.22}$$

ここで，(x, y) は見かけのピークの座標，(x', y') は真のピークの座標，Iはピクセル強度である。

なお，類似の手法はPTVにおいてビーズの重心座標をサブピクセル精度で求める際にも用いることができる。この場合はビーズの点像をガウス分布で近似しピーク位置を算出する。

〔5〕 **変位から牽引力への変換**　　得られた基質（ビーズ）の変位ベクトル場を力のベクトル場に変換する。以下の前提条件を満たすことで線形弾性理論より基質の変位から牽引力を算出することができる。

① 牽引力は，ゲル表面に平行な成分のみでありゲル表面と直交する成分は存在しない。

② ゲルは，xy 方向に無限に広がっているとみなせるほど大きい。また，ゲルの厚さも変位および細胞長に対して下方向に無限であるとみなせるほど厚い。

③ 変位は，ゲルを線形弾性体とみなせる程度に十分小さい。

④ ゲルは均一であり，ヤング率とポアソン比がわかっている。

これらの前提を満たすとき，変位と力の関係はBoussinesq解を用いて式（1.23），（1.24）のように表される[20]。

$$u_i(\boldsymbol{x}) = \int \sum_j \boldsymbol{G}_{ij}(\boldsymbol{x} - \boldsymbol{x}')\boldsymbol{f}_j(\boldsymbol{x}')d\boldsymbol{x}' \tag{1.23}$$

$$\boldsymbol{G}_{ij}(x) = \frac{(1-\nu)}{\pi E r^3}\begin{pmatrix} (1-\nu)r^2 + \nu x^2 & \nu xy \\ \nu xy & (1-\nu)r^2 + \nu y^2 \end{pmatrix} \tag{1.24}$$

ここで，$\boldsymbol{u}(\boldsymbol{x})$ は基質の変位，$\boldsymbol{f}(\boldsymbol{x})$ は牽引力，ν はポアソン比（≈ 0.5），E はヤング率，$\boldsymbol{G}_{ij}(\boldsymbol{x})$ はBoussinesq Green関数，$\boldsymbol{x} = (x, y)$，$r = |\boldsymbol{x}|$ である。

基質の変位から牽引力を算出するには，上式を離散化し逆問題を解くことになる[21]。この問題を解くには高い計算コストが必要とされるが，フーリエ変換を用いることで計算量を減らすことができる[22]。また，牽引力の位置を細胞境界の内側に限定する（外側のtraction forceをすべてゼロに設定する）ことでより正確な牽引力を推定する手法も提案されている[22]。しかし，この場合は事前になんらかの方法で細胞の輪郭を抽出してやらなければならない。

基質の変位から正確な牽引力を算出する手法はいまだ発展途上であり，さまざまな改善策が模索されている[20),23]。例えば，Boussinesq解を用いた算出手法では，上で挙げた前提を満たしている必要があるが，このような前提は必ずしも正しくない。特に，ゲルの厚さは数百 μm の範囲であっても結果に影響を及ぼしうる。そのため有限の厚さを持つゲルを仮定しても適応できるように式の改良が行われている[24)]。また，有限要素法を用いて Boussinesq の仮定によらず牽引力を算出する手法も提案されている[25)]。

〔6〕 **結果および考察**　**図 1.42** は小脳を構成する神経細胞の一つ，小脳顆粒細胞がラミニン基質上を移動する際の牽引力を記録したものである。先導突起と呼ばれる移動方向に伸ばした神経突起の先端および細胞体後部において強い牽引力を観察することができる。神経細胞が発する牽引力は線維芽細胞などに比べて弱くまた非常に動的であるため，ヤング率 500 Pa 程度の軟らかいゲル上で細胞を培養し，高速撮影が可能なスピニングディスク方式の共焦点顕微鏡を用いて 15 秒間隔で撮影を行った。冒頭で述べたようにゲルの剛性はそれ自体が細胞の性質に影響を及ぼしうるため，自らの実験に最適なゲルの硬さは事前に十分検討する必要がある。一般的なレーザスキャニング方式の共焦点顕微鏡はより解像度の高い鮮

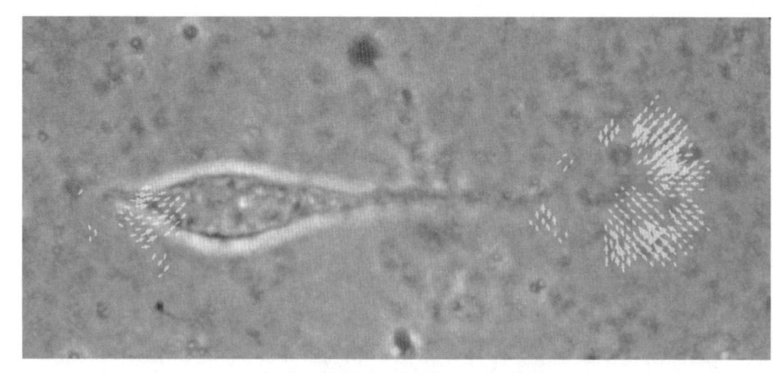

（a） 基質の変位を示した画像

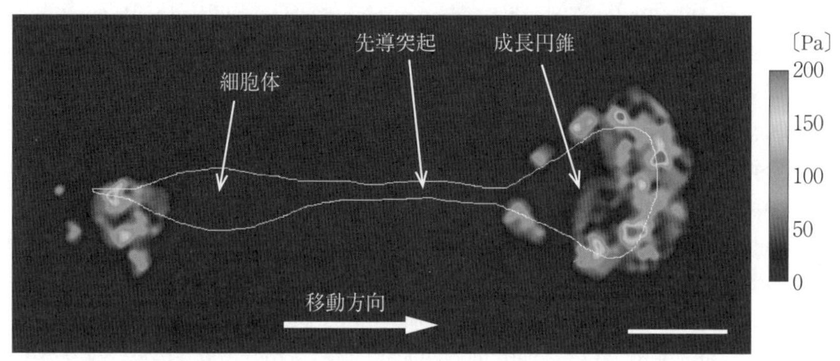

（b） 図（a）の基質変位データから算出した牽引力の分布。算出にはHuang, et al. (2009) の手法[23)]を用いた（スケールバー：10 μm）。

移動中の神経細胞は進行方向に向かって先導突起と呼ばれる神経突起を伸ばしている。先導突起の先端には扇状の成長円錐構造が見られる。牽引力は成長円錐および細胞体の後方において観察される。

図 1.42 （口絵 2 参照）移動中の神経細胞における牽引力の解析

明な画像を得られるが，画像取得に時間がかかり，光退色や光毒性も強いため高頻度のタイムラプス撮影には不向きである。特に，牽引力計測と細胞の3次元像の観察を同時に行いたい場合にはスピニングディスク方式の共焦点顕微鏡を検討するとよい。筆者はこのシステムを用いて牽引力と細胞核の3次元像の同時観測を行っている。

1.4.6 お わ り に

牽引力顕微鏡法による力の計測は，画像の取得，画像から変位データの抽出，変位データから力への変換，と複数のステップを要する。精度の良い計測結果を得るためには，これらすべてのステップにおいて十分な注意を払わなければならない。その一方で，細胞が発する力の時空間分布を高速かつ非侵襲的に計測できることは本手法の大きな魅力である。また，蛍光顕微鏡以外に特別な機材を必要としないことから生物学系の研究室においても採用しやすい。蛍光タンパク質などを用いた細胞内分子との同時観測や分子生物学的手法による介入実験との併用も容易であり，今後ますます発展していくことが期待される。

引用・参考文献

1) A.J. Engler, S. Sen, H.L. Sweeney, and D.E. Discher, “Matrix elasticity directs stem cell lineage specification,” *Cell*, vol. 126, pp. 677–689, 2006.

2) S.V. Plotnikov and C.M. Waterman, “Guiding cell migration by tugging,” *Curr. Opin. Cell Biol.*, vol. 25, pp. 619–626, 2013.

3) B. Geiger, J.P. Spatz, and A.D. Bershadsky, “Environmental sensing through focal adhesions,” *Nat. Rev. Mol. Cell Biol.*, vol. 10, pp. 21–33, 2009.

4) K. Burton and D.L. Taylor, “Traction forces of cytokinesis measured with optically modified elastic substrata,” *Nature*, vol. 385, pp. 450–454, 1997.

5) N.Q. Balaban, U.S. Schwarz, D. Riveline, P. Goichberg, G. Tzur, I. Sabanay, D. Mahalu, S. Safran, A. Bershadsky, L. Addadi, and B. Geiger, “Force and focal adhesion assembly: a close relationship studied using elastic micropatterned substrates,” *Nat. Cell Biol.*, vol. 3, pp. 466–472, 2001.

6) U.S. Schwarz, N.Q. Balaban, D. Riveline, A. Bershadsky, B. Geiger, and S.A. Safran, “Calculation of forces at focal adhesions from elastic substrate data, The effect of localized force and the need for regularization,” *Biophys. J.*, vol. 83, pp. 1380–1394, 2002.

7) J.L. Tan, J. Tien, D.M. Pirone, D.S. Gray, K. Bhadriraju, and C.S. Chen, “Cells lying on a bed of microneedles: an approach to isolate mechanical force,” *Proc. Natl. Acad. Sci. USA*, vol. 100, pp. 1484–1489, 2003.

8) O.du. Roure, A. Saez, A. Buguin, R.H. Austin, P. Chavrier, P. Silberzan, P. Siberzan, and B. Ladoux, “Force mapping in epithelial cell migration,” *Proc. Natl. Acad. Sci. USA*, vol. 102, pp. 2390–2395, 2005.

9) S. Ghassemi, G. Meacci, S. Liu, A.A. Gondarenko, A. Mathur, P. Roca-Cusachs, M.P. Sheetz, and J.

Hone, "Cells test substrate rigidity by local contractions on submicrometer pillars," *Proc. Natl. Acad. Sci. USA*, vol. 109, pp. 5328–5333, 2012.

10) S. Munevar, Y.L. Wang, and M. Dembo, "Traction force microscopy of migrating normal and H-ras transformed 3T3 fibroblasts," *Biophys. J.*, vol. 80, pp. 1744–1757, 2001.

11) J.R. Tse and A.J. Engler, "Preparation of hydrogel substrates with tunable mechanical properties," *Curr. Protoc. Cell Biol. Chapter 10*, Unit 10. 16, 2010.

12) N. Gjorevski and C.M. Nelson, "Mapping of mechanical strains and stresses around quiescent engineered three-dimensional epithelial tissues," *Biophys. J.*, vol. 103, pp. 152–162, 2012.

13) Y.L. Wang and R.J. Pelham, "Preparation of a flexible, porous polyacrylamide substrate for mechanical studies of cultured cells," *Meth. Enzymol.*, vol. 298, pp. 489–496, 1998.

14) Y. Aratyn–Schaus, P.W. Oakes, J. Stricker, S.P. Winter, and M.L. Gardel, "Preparation of complaint matrices for quantifying cellular contraction," *J. Vis. Exp.*, 2010.

15) C.E. Chan and D.J. Odde, "Traction dynamics of filopodia on compliant substrates," *Science*, vol. 322, pp. 1687–1691, 2008.

16) P.C. Bridgman, S. Dave, C.F. Asnes, A.N. Tullio, and R.S. Adelstein, "Myosin IIB is required for growth cone motility," *J. Neurosci.*, vol. 21, pp. 6159–6169, 2001.

17) X. Trepat, M.R. Wasserman, T.E. Angelini, E. Millet, D.A. Weitz, J.P. Butler, and J.J. Fredberg, "Physical forces during collective cell migration," *Nat. Phys.*, vol. 5, pp. 426–430, 2009.

18) H. Delanoë-Ayari, J.P. Rieu, and M. Sano, "4D traction force microscopy reveals asymmetric cortical forces in migrating dictyostelium cells," *Phys. Rev. Lett.*, vol. 105, pp. 248103, 2010.

19) M. Raffel, C.E. Willert, S. Wereley, and J. Kompenhans, *Particle Image Velocimetry*. Berlin, Heidelberg, Springer Science & Business Media, 2007.

20) B. Sabass, M.L. Gardel, C.M. Waterman, and U.S. Schwarz, "High resolution traction force microscopy based on experimental and computational advances," *Biophys. J.*, vol. 94, pp. 207–220, 2008.

21) M. Dembo and Y.L. Wang, "Stresses at the cell-to-substrate interface during locomotion of fibroblasts," *Biophys. J.*, vol. 76, pp. 2307–2316, 1999.

22) J.P. Butler, I.M. Tolić-Nørrelykke, B. Fabry, and J.J. Fredberg, "Traction fields, moments, and strain energy that cells exert on their surroundings," *Am. J. Physiol., Cell Physiol.*, vol. 282, pp. C595–C605, 2002.

23) J. Huang, X. Peng, L. Qin, T. Zhu, C. Xiong, Y. Zhang, and J. Fang, "Determination of cellular tractions on elastic substrate based on an integral Boussinesq solution," *J. Biomech. Eng.*, vol. 131, pp. 061009, 2009.

24) J.C. Del Alamo, R. Meili, B. Alonso-Latorre, J. Rodríguez-Rodríguez, A. Aliseda, R.A. Firtel, and J.C. Lasheras, "Spatio-temporal analysis of eukaryotic cell motility by improved force cytometry," *Proc. Natl. Acad. Sci. USA*, vol. 104, pp. 13343–13348, 2007.

25) Z. Yang, J–S. Lin, J. Chen, and JH–C. Wang, "Determining substrate displacement and cell traction fields--a new approach," *J. Theor. Biol.*, vol. 242, pp. 607–616, 2006.

▶ 1.5 浮遊細胞の電気的特徴量の計測 ◀

1.5.1 は じ め に

iPS 細胞からの特異的な幹細胞を超高速で分離する技術は，3 次元細胞シートや臓器の *in vitro* 構築に急務の研究課題である[1]。一般的にその方法として，単細胞の多様な物理特性を計測および分析する技術の一つとしてフローサイトメトリーが挙げられる。この方法は，圧力こう配の大きいシースフローを作り一列に単離された細胞を配列させて特定の細胞を分離する方法で，ビーム光を照射することで情報を取得する。具体的には，細胞に入射したレーザ光の散乱や細胞の蛍光の様子を計測する光電子結合系が計測に利用される[2]。しかしながら，このような 1D の細胞分離は，効率的な方法とはいいがたく，ラベリングが必要であり，細胞への負荷も高く，医療分野への展開には課題が多い[3]。また，得られる情報は粒子の大きさや粒度分布，内部の複雑性，蛍光強度などさまざまであるが，これらはすべて相対的な値である。また，判定に時間がかかり，プロセス中に生じた蛍光が細胞に影響を及ぼすといった問題がある。

最近になって，蛍光を発することなくラベルフリーで非侵襲かつオンラインで細胞を計測する方法として，交流印加によるインピーダンス スペクトロスコピー法が研究されつつある[4)〜9]。細胞には高い誘電性を有する細胞膜があり，Asami らは細胞の誘電特性からその濃度や大きさ，生死状態などを検出する方法を確立した。インピーダンス スペクトロスコピー法は，測定対象に固有の誘電特性，おもに誘電率を計測するもので[10]，印加した電場と測定対象の双極子モーメントとの相互作用によって現れ，交流周波数を掃引することで，それぞれの周波数による誘電特性を観測でき，これらの結果はナイキストプロットやボード線図を用いて図示される[11]。生体細胞は測定周波数に依存してさまざまな誘電分散を示す。低周波領域ではイオン分散（α 分散）が見られ，中間周波数では細胞膜に起因するに界面分極（β 分散または Maxwell-Wagner 分散）が現れる。高周波領域にはさらなる分散（γ 分散）[12,13] がみられる。

Hanai Cell Model[14] によれば，細胞は一般に細胞壁，細胞膜，細胞質の三つの要素に分割できる。各要素がそれぞれの周波数領域において誘電分散を示す。微生物の誘電特性を考える場合，細胞壁に起因する誘電分散は重要な情報をもたらすが[15]，この分散については比較的，無視される傾向にある。Asami らは，β 分散がおもに細胞膜とその周囲に存在する液体との界面に起因していることを示した。細胞を取り巻く細胞膜は脂質二重層を成している。脂質二重層は 4〜10 nm と非常に薄く，多量のタンパク質と結びついている。そのため，細胞膜の比誘電率は一般に2～10の値を示す[16]。細胞膜を通過するイオンの移動は膜透過チャネルのタンパク質によって厳しく制限され，通常，細胞膜は高度な絶縁体とみなされる[15),17]。細胞膜もしくは細胞壁の周りには電気二重層が形成され，層内のイオン拡散がα分散として観測される。α分散についても，非常に低い周波数域で観測されること，また電極の分散に強く影響されていることから，一般的に無視される傾向にある。上述したように，インピーダンス スペクトロスコピー法による細胞の判定を実現するためには，細胞膜が重要な因子となることが明らかである。大腸菌や黒色アスペルギルス，ヒト白血病，MDBKなどに関して，β分散が見られる100 kHz～10 MHzの周波数域では，細胞の誘電率と濃度との間に相関係数0.99以上の線形性が得られている。その線形性は，培養中に温度やpH，塩，および基質濃度などに変化があった場合にも実質的に保持されることがわかっている。また，生きている細胞と死んでいる細胞では細胞膜の誘電特性が異なることから[18)～20]，その生死状態の判別が可能である。以上のように，インピーダンス スペクトロスコピー法による細胞の判定には，細胞膜の誘電特性が有用な情報である[21]。誘電特性を応用した例として，細胞のカウント[22]や濃度計測[23]といったさまざまなものが報告されている。しかしながら，このような応用において，空間的な分布状態を把握することは現状では困難である。これはおもにマイクロデバイスが単純な構造をしているためである。マイクロデバイス内で細胞の分布を可視化するため，非侵襲，3次元でオンライン細胞判定をする技術が待たれる。

そこで，本研究者らは，細胞を一列に配列させる従来の発想を根底から転換して，マイクロ流路内の細胞群のラベルフリー4Dセンシング[24]と，空間的・時間的に制御した交流電場力を細胞群に印加する4Dマニピュレーションとの融合を提案し，リアルタイムな計測データから操作にフィードバック可能なラベルフリー超高速細胞群4Dセンシング マニピュレーションデバイスの開発を目指している。その4Dセンシングは，本研究代表者が開発したマイクロプロセス トモグラフィー（MPT）法を基本原理としたものである。この手法は流路外周の各電極間のインピーダンスやキャパシタンスなどの電気量を測定し，画像再構成アルゴリズムにより垂直断面の濃度分布をセンシングする手法である[25]。この方法は，従来の光計測手法と異なり，大量の細胞が存在する超高濃度場においても，非接触でかつ1 msの高速で濃度分布を取得できる特徴を持つ。

そこで，本節では，細胞の空間的な濃度分布を非侵襲かつオンラインで計測する技術を紹介する。この技術には細胞懸濁液の誘電特性と電極積層型マイクロ流路の特異形状とを併用する。マイマクロチャネルの流路に沿った軸をZ，それに直交する面をXY平面とし，空間を表現する。初めに，異なる電極の組合せにおける横断面の電界分布をシミュレーションする。そして，異なる濃度の細胞懸濁液について，その誘電特性を異なる電界においてインピーダンスアナライザで計測する。その後，Hanai Cell Modelに基づいて確立された

Maxwell-Wagner 分散理論と細胞分極モデルを用いて，計測した誘電特性を分析し考察する。以上のステップにより，細胞懸濁液の誘電特性と電極積層型マイクロ流路の特異形状を用い，流路内に浮遊する細胞の空間濃度分布を非侵襲，オンラインで計測することが可能である。

1.5.2 細胞の誘電特性の計測

〔1〕 **実験装置および実験方法**　**図 1.43** に示すように，実験装置は，シリンジポンプ 2 本（A および B），マイクロ流路，ファラデーケージ，インピーダンスアナライザおよび PC とからなる。シリンジポンプ A と B はマイクロ流路内の流れ場を制御するために使用し，マイクロ流路入口 A と B に接続されている。そして，マイクロ流路は外部の電磁的影響を低減するため，ファラデーケージで遮蔽されている。また，インピーダンスアナライザ（HIOKI IM 3570）によって，さまざまな交流周波数を印加することで細胞のインピーダンス特性を測定し，PC によってインピーダンススペクトルを解析した。

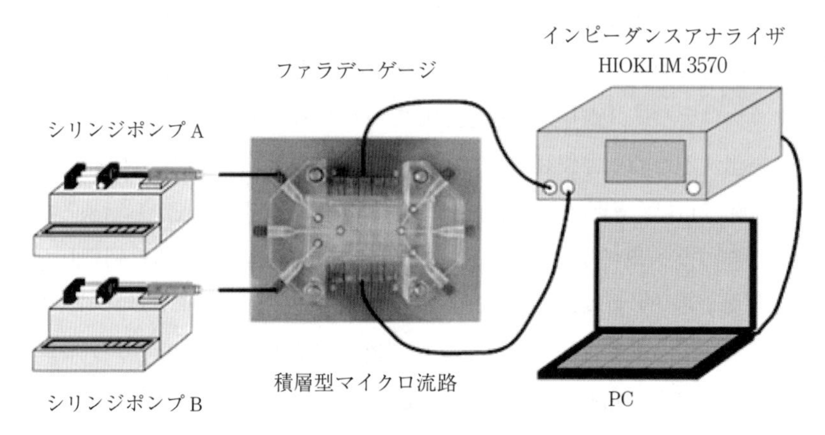

図 1.43　実験装置概要

マイクロ流路の詳細構造を**図 1.44** に示す[26]。図 (a) に示すように，流路断面は $D=800\mu\mathrm{m}$ であり，流路長さは $Z=20$ mm である。また，マイクロ流路は透明で，高耐熱性を有する石英ガラスによって構成されている。そして，流路内部は図 (b) に示すようにダイヤモンド形で，石英基質に 8 層（電極間距離 $d=80$ μm）5 断面（断面間距離 $Z_0=4.5$ mm，電極厚さ $k=10$ μm）の白金電極をフォトリソグラフィー技術によって埋め込むことで作られている。マイクロ流路の 5 断面構成によって 3 次元空間でのセンシングを実現している（各断面内での電極組合せ XY 平面，流路流れ方向 Z 方向）。**表 1.1** に，マイクロ流路の 1 断面のみを利用する電極の組合せでの静的な測定と，流れ場を形成して 5 断面を利用する動的な測定方法を示す。この測定は，細胞どうしの誘電特性の違いを利用して行うものである。

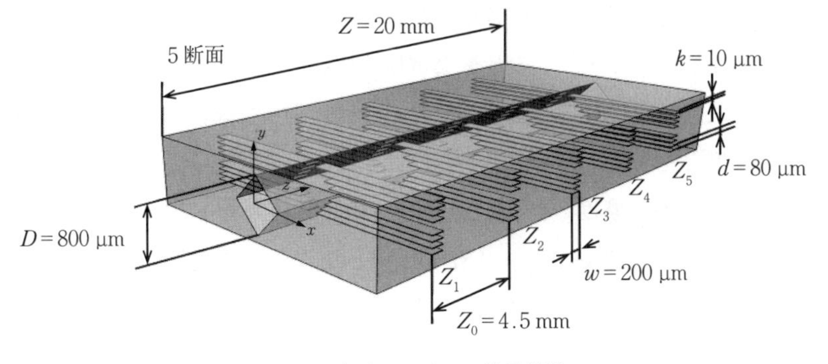

（a） マイクロ流路構造

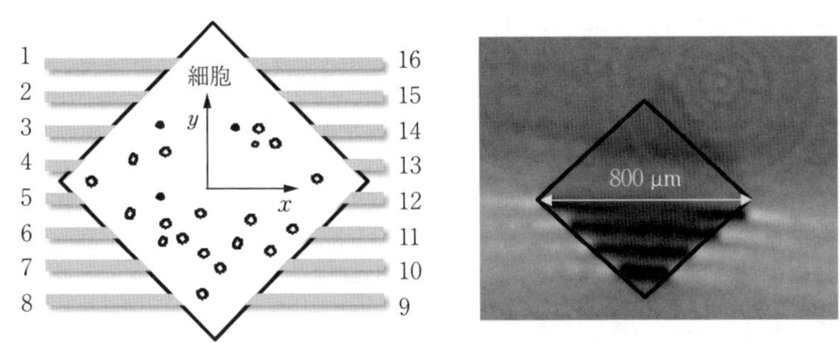

（b） マイクロ流路電極部断面

図 1.44 マイクロ流路詳細

表 1.1 断面での電極の組合せ

測定状態	電極組合せ（E1〜E5）		
静　止 （1 断面で測る）	E1（2 ペア底部）	E2（3 ペア底部）	E3（4 ペア底部）
流　動 （5 断面で測る）		E4（2 ペア左側）	E5（2 ペア右側）

静的な測定では，シリンジポンプ A と B によって細胞懸濁液をマイクロ流路に充填させ，インピーダンスアナライザによってデータを取得する。3 種類の電極の組合せパターンを利用する実験は，誘電特性の異なる生細胞と死細胞の懸濁液を比較するために行った。測定手

順は，それぞれの各細胞懸濁液濃度に各電極組合せを利用し，比誘電率と濃度の関係から最も適した電極組合せを見いだす。この最適な電極の組合せは，各細胞懸濁液濃度を測定したときの比誘電率が最大となるものを選び，その組合せによって比誘電率の異なる細胞懸濁液を測定し，細胞濃度と比誘電率の関係を明らかにする。

動的な測定では，10%の濃度の細胞懸濁液をシリンジポンプAとBによって，マイクロ流路内での流れ場の平均流速が v_{mean}=0.87 mm/s となるように送り出す。また，インピーダンス測定では，周波数1 MHzの交流電流を使用し，300回測定を繰り返す。実験では，最初に第三断面を使用して，さまざまな電極の組合せを試行してマイクロ流路内の細胞分布測定に最適な組合せを探す。つぎに，第三断面を使用して得られた最適な電極組合せを5断面それぞれに適用し，マイクロ流路内の各断面に生じる電気的な変化を時間経過に応じて測定した。複素インピーダンス Z と位相差 θ は，印加電流を0.01 mAに固定したインピーダンスアナライザによって，周波数を60 kHz～4 MHzの範囲で連続的に変化させて各周波数でのインピーダンスの変化を測定した。

〔2〕 **電極の組合せに伴うマイクロ流路断面の電場分布変化**　さまざまな電極の組合せを利用してマイクロ流路内の細胞懸濁液の誘電特性を測定する。異なる電極の組合せを適用し，マイクロ流路中の細胞懸濁液の誘電特性を測定するために，1断面における電界分布を明確にする必要がある。本研究では，電界分布を計算するためのシミュレーションを行った。以下に示す方程式より交流電場の電場強度を導くことができる。

$$\boldsymbol{E} = -\nabla V \tag{1.25}$$

ここで，$\boldsymbol{E}$ は電界強度，V は電位差である。また，交流の電場強度の理論値は，幾何学的な方法と誘電率から得ることができる。

図1.45に各電極組合せの電場強度分布を示す。断面E1～E3の電場強度分布図を比較することで，多くの電極に印加するとより強い電場強度が生じることが確認できる。一方，E1，E4，E5の電場強度分布を見ると，これらそれぞれの電場強度を足し合わせると，ダイヤモンド型のマイクロ流路断面の大部分を占めることができると仮定できる。そのため，各電極部断面でどのような細胞濃度分布になっているかを測定することができる。

〔3〕 **静的な誘電特性測定結果**　**図1.46**は，マイクロ流路内の第三断面において，下部の電極にさまざまな電極印加の組合せを試行し，細胞懸濁液の比誘電率を比較したものである。一例として，10%-E1は，E1の電極印加の組合せを使用した濃度10%の生細胞懸濁液結果を表している。各細胞濃度について共通していることは，印加周波数が f=60 kHz までは比誘電率（ε'）が線形減少となる点であり，これはマイクロ流路に設けられた電極の電極分極が影響している。同様の現象は，著者らが以前報告している[27]。Schwan (1968)[28]が，電極分極は低周波数帯において金属電極と導電性溶媒の間に電気二重層という測定結果に無

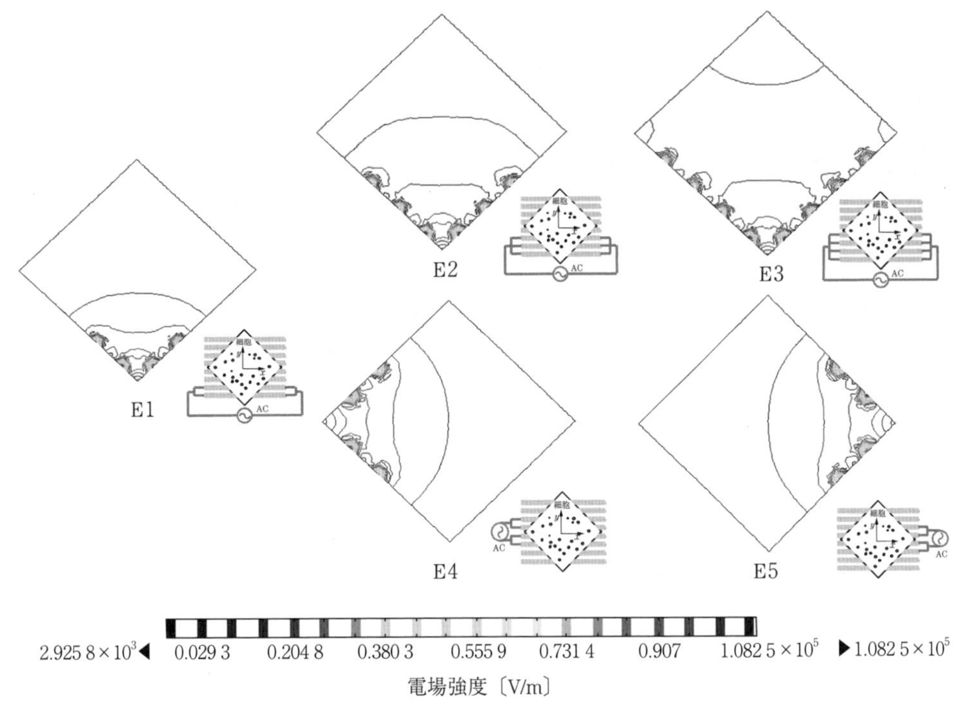

図 1.45　（口絵 3 参照）各電極組合せ断面 E1〜E5（印加電圧 $V_{pp}=5$ V，周波数 $f=1$ MHz，水の比誘電率 $\varepsilon'_{water}=78.3$）における電場強度分布

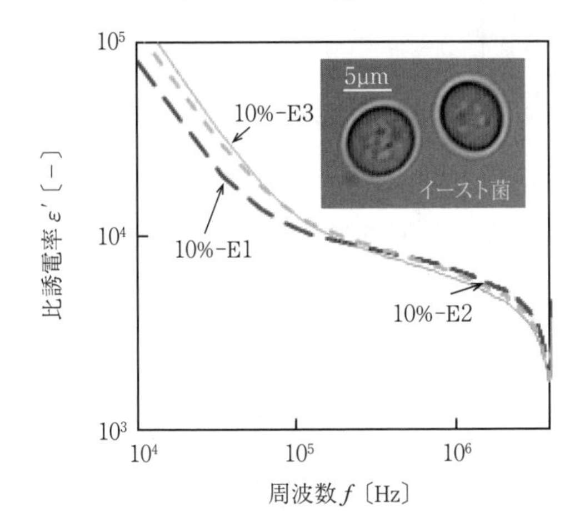

図 1.46　マイクロ流路第三断面におけるさまざまな電極組合せ (E1〜E3) を利用した細胞懸濁液の誘電特性

視できない問題が生じることを報告しており，電極分極の影響を避けるために $f=60$ Hz 以上での誘電スペクトルがおもに研究されている。

$f=60$ kHz〜4 MHz の周波数範囲において，細胞懸濁液の比誘電率値は一定になっており，この現象は，細胞を構成するさまざまな成分[15]による界面分極（Maxwell-Wagner 分極）が原因でもたらされる。界面分極は，さまざまな濃度の細胞懸濁液を実験した場合，比誘電率値に大きな違いが生じる。それぞれの細胞濃度は，断面下部 2 対の電極を利用する際に界面分極による比誘電率が一定値をとる周波数帯が広くなることがわかる。これは，細胞懸濁濃度の高い懸濁液のほうが，流路下部へ堆積する量が多くなるためにより高い誘電緩和につながるからである。

図 1.47 は，$f_1 = 60$ kHz，$f_2 = 200$ kHz，$f_3 = 1$ MHz を E1 断面で使用したときの比誘電率と細胞懸濁濃度の間に比例関係が成り立つことを示している。このような比例関係は，さまざまなケースで成り立ち，直線の傾きは周波数に依存する。また，電磁的な方法を利用して，ゲル中に静止したイースト菌の濃度と電気容量の間に比例関係が成り立つことを Asami (1999)[8] らが報告している。筆者らの 1 MHz での結果と Asami らの結果を比較すると，相関係数の差異からノイズによる誤差が認められるものの，同様の傾向を確認することができる。

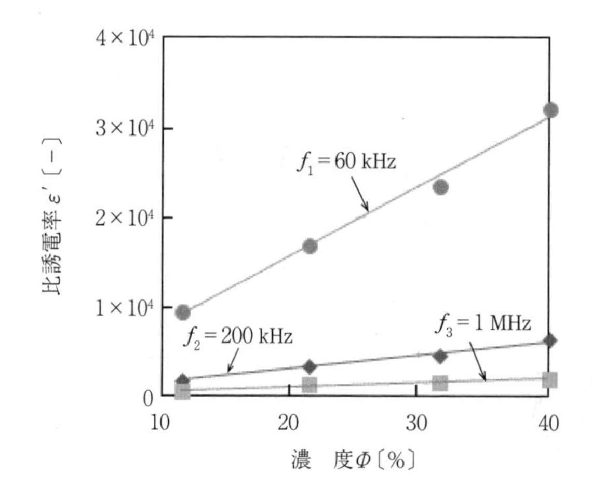

図 1.47　E1 条件での細胞懸濁液濃度と比誘電率の関係

表 1.2 に示す線形方程式による関係を導いたことにより，前述した誘電率測定方法が，オンライン細胞濃度推定するための有望な方法となることが期待できる。

表 1.2　各周波数と細胞懸濁液濃度の直線近似式と相関係数

印加周波数	直線近似式	直線式相関係数 R^2
$f_1 = 190$ kHz	$\Phi_1 = (\varepsilon' - 78.3)/777.4$	0.992 7
$f_2 = 1$ MHz	$\Phi_2 = (\varepsilon' - 78.3)/150.9$	0.986 6
$f_3 = 2.8$ MHz	$\Phi_3 = (\varepsilon' - 78.3)/49.5$	0.903 6

図 1.48 は，100 kHz～4 MHz の周波数帯における誘電損失を示す。細胞懸濁液濃度が増加することで，懸濁液の抵抗成分が増加するため誘電損失 ε'' も増加する。誘電損失 ε'' の特性について，いくつかの細胞懸濁液で 100 kHz～4 MHz の間にピーク値が表れていることがわかる。それらのピーク値に対応する周波数が緩和周波数であり，四つの緩和周波数（f_{relax1}，f_{relax2}，f_{relax3} と f_{relax4}）を 100 kHz～4 MHz の間から見いだすことができる。

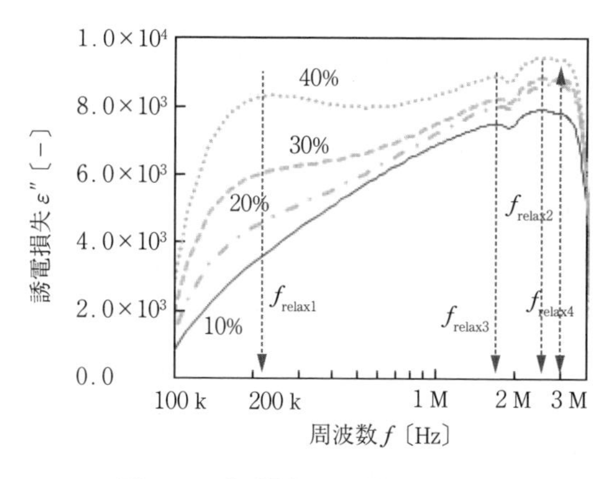

図 1.48 誘電損失-周波数特性グラフ

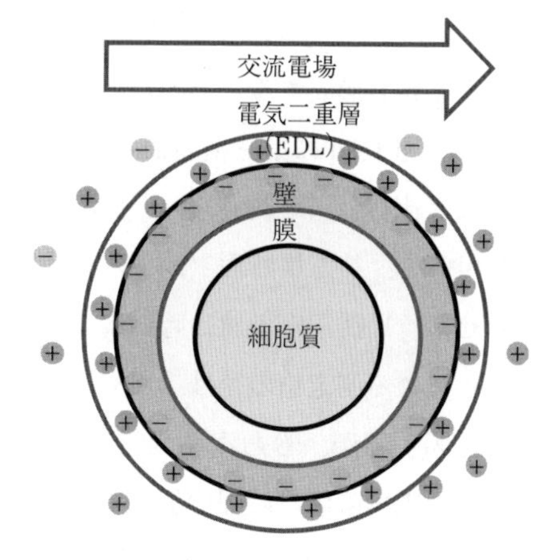

図 1.49 バッファー液中の細胞分極モデル

この現象は，Hanai らの細胞モデル[14]に基づく**図 1.49** の細胞分極モデルによって説明することができる。そして，生物細胞が溶液中に懸濁されているとき，細胞は複数の層から形成されていると考えることができるので，複数の誘電分散が伴うと考えられる。細胞表面の電位変化の結果電気二重層（EDL）が形成され，低周波数印加時（$f_{\mathrm{relax1}}=210$ kHz）に α 分散の原因となっており，バッファー液と接触する細胞とほかの表面に重大な影響を与えている。

また，β 分散（界面分極あるいは Maxwell-Wagner 分散[29]）は，細胞の構成成分（壁，膜および細胞質）から生じる。接触している別の構成成分間の界面において，分極はそれらの間にある原子の電磁相互作用によって引き起こされる。細胞核が電子を帯びた中性子と陽子から成る「普通の」物質から二つの構成要素が作られると仮定すると，たがいに向き合う境界面の電子は反発し，境界面で分極を引き起こす。そのため，細胞の三つの構成要素が，三つの緩和周波数（$f_{\mathrm{relax2}}=1.8$ MHz で，$f_{\mathrm{relax3}}=2.6$ MHz および $f_{\mathrm{relax4}}=3.1$ MHz）に対応していると考えられる。特に，最も高い緩和周波数 $f_{\mathrm{relax4}}=3.1$ MHz では，細胞懸濁バッファー液と細胞質の間に分極が生じることで，細胞膜容量が事実上短絡[30]することで発生する。緩和周波数は，細胞膜中の β 分散[31]と細胞周辺の α 分散[32]を用いることにより，細胞の大きさや細胞の生存状態を識別するために使用される。要約して，生細胞懸濁液の誘電特性を利用することで，マイクロ流路内の細胞分布を非干渉で測定できると考えることができる。

1.5.3 流れ場における細胞の分布計測

前節では流れ場における 3 次元細胞分布計測を非侵襲で実現する方法を提案し，議論を進めた。電極積層型マイクロ流路内で計測を行い，生体細胞の誘電特性を利用して，細胞の分布を求めた[33]。

図1.45に示したように，それぞれの電極の組合せは流路内の横断面において，その一部にのみ電界を形成する。そのため，細胞の分布計測には異なる電極の組合せを使用する必要がある。**図1.50**に第三横断面（Z_3）における細胞分布の測定結果を示す。マイクロ流路内を流れる流体は，平均速度v_{mean}が0.87 mm/s，初期濃度が10％であった。3種類の電極組合せ用いて，第三横断面（Z_3）内の3か所の細胞分布を測定した。左側もしくは右側の電極組合せは，比誘電率の値は時間によらず一定であった。これらの左右対称に配置された電極組合せによる測定値の差は，おもにはマイクロ流路内における細胞の分布が不均一であることに起因するが，もちろん測定誤差も含んでいる。一方で，底部の電極組合せを用いた場合，比誘電率の値は時間の経過とともに上昇し，tが30 s以降で一定値となった。以上の結果から，マイクロ流路の第三横断面（Z_3）における細胞の沈降が，異なる電極の組合せによって得られたそれぞれの異なる誘電率によって明らかとなった。細胞の沈降の理由を検討するため，Bryanら（2010）[32]はイースト菌の密度を測定した。その密度ρ_{yeast}は1.2 g/mlであり，室温での精製水の密度ρ_{water}，1.0 g/mlよりも高い値であった。

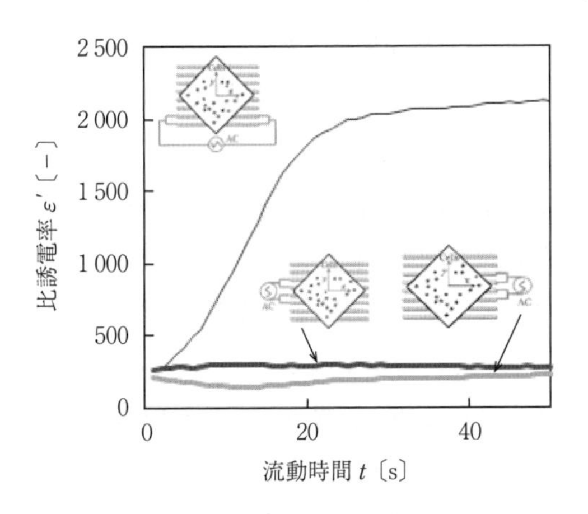

初期濃度Φ = 10％
平均速度v_{mean} = 0.87 mm/s
f = 1MHz
イースト菌の密度ρ_{yeast} = 1.2 g/ml
精製水の密度ρ_{water} = 1.0 g/ml

図1.50　第三横断面（Z_3）における細胞分布の測定結果。電極の組合せはE1，E4，E5を使用

加えて，表1.2に示した一次方程式のうちの2番目（f_2 = 1 MHz）の式を使用して求めた，細胞分布の定量的な値を**図1.51**に示す。細胞の濃度分布は，マイクロ流路の五つの断面で計測された。初期濃度Φが10％の細胞懸濁液が横断面Z_1〜Z_5を順次流れていき，その平均速度v_{mean}は0.87 mm/sであった。第1横断面（Z_1）では，細胞濃度は時間とともに0％から14％に徐々に増加した。一方では同時に，例えばtが50 sのときを見てみると，細胞濃度はマイクロ流路に沿って減少している。Z_1からZ_5の間では沈降による細胞の堆積が起こっており，これが観測されたものである。

以上に述べたように，電極積層型マイクロ流路の五つの横断面を用いて，マイクロ流路に沿った細胞の濃度分布の測定を実現した。

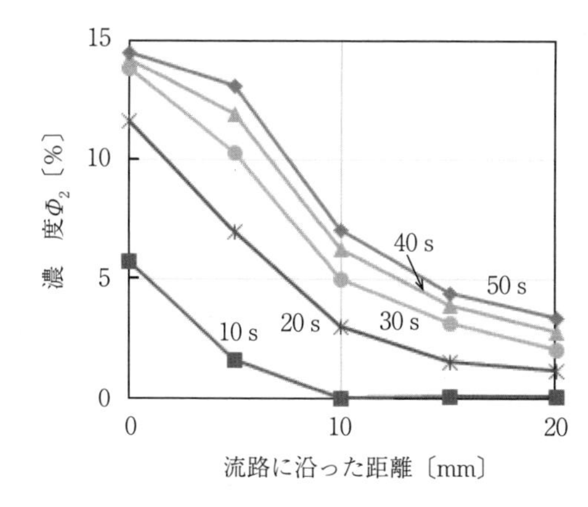

初期濃度$\Phi = 10\%$
平均速度$v_{mean} = 0.87$ mm/s
$f = 1$ MHz
イースト菌の密度$\rho_{yeast} = 1.2$ g/ml
精製水の密度$\rho_{water} = 1.0$ g/ml

図1.51　マイクロ流路（図1.44（a））に沿った（Z_1～Z_5）細胞の濃度分布。断面底部の2電極を使用

1.5.4　お　わ　り　に

チャネルに沿った軸をZ，その横断面をXY平面としたとき，電極積層型マイクロ流路の特異形状と細胞懸濁液の誘電特性を利用して，マイクロ流路内に浮遊した細胞の空間濃度分布計測を実現した。結論を以下にまとめる。

① 2対の電極の組合せは，ほかの電極に比較して，メガヘルツ帯における高い比誘電率に応答する。これは細胞が沈降したため，横断面の底部に細胞膜がより集中して存在し，より大きな分極が現れたためである。また，この現象はMaxwell-Wagner分散理論によって説明できる。

② Hanai Cell Modelに基づいて確立された細胞分極モデルにより解析した結果，100 kHzから4 MHzの周波数範囲に細胞懸濁液の四つの緩和周波数（$f_{relax1} = 210$ kHz，$f_{relax2} = 1.8$ MHz，$f_{relax3} = 2.6$ MHzおよび$f_{relax4} = 3.1$ MHz）が検出された。

③ 比誘電率と細胞濃度との関係につき，交流周波数の依存性を調査した結果，明確な線形関係が得られた。1 MHzの場合，R^2は0.986 6であった。この線形関係を利用することで，マイクロ流路内における細胞濃度をオンラインで推定することが可能である。

④ 細胞の沈降は，流路のある横断面において異なった電極の組合せを用いることで計測できる。また，沈降の度合いは30 s以降には一定となる。

⑤ 細胞が流体に浮遊した状態において，マイクロ流路のZ軸方向，つまり流路に沿う方向で，細胞の濃度分布を可視化することに成功した。tが50 sのとき，第1横断面（Z_1）での細胞の濃度は，第5横断面（Z_5）の3倍以上であった。これは細胞の沈降が原因である。

⑥ バイオ産業に有用な，非侵襲かつオンラインの3次元細胞判定技術を開発した。今後の研究では，緩和周波数に着目することで，生きている細胞と死んでいる細胞との誘電

特性の違いについて理解が深まると予想される。これにより，生きている細胞と死んでいる細胞とをマイクロ流路内でオンラインかつ空間的に判定し，分離する技術が確立されると思われる。

引用・参考文献

1) BioAssembler. (2015). [Online]. Available: http://bio-asm.jp/english/index.php.

2) J.A. Rose, S. Erzurum, and K. Asosingh, "Biology and flow cytometry of proangiogenic hematopoietic progenitors cells," *Cytometry A*, vol. 87, no. 1, pp. 5–19, 2015.

3) J. Voldman, "Electrical forces for microscale cell manipulation," *Annu. Rev. Biomed. Eng.*, vol. 8, pp. 425–454, 2006.

4) K. Asami, "Low-frequency dielectric dispersion of bacterial cell suspensions," *Colloids Surf B Biointerfaces*, vol. 119, pp. 1–5, 2014.

5) K. Asami and K. Sekine, "Dielectric modelling of cell division for budding and fission yeast," *J. Phys. D: Appl. Phys.*, vol. 40, no. 4, pp. 1128–1133, 2007.

6) K. Asami, "Characterization of biological cells by dielectric spectroscopy," *J. Non-Cryst. Solids*, vol. 305, no. 1-3, pp. 268–277, 2002.

7) K. Asami and A. Irimajiri, "Dielectrospectroscopic monitoring of early embryogenesis in single frog embryos," *Phys. Med. Biol.*, vol. 45, no. 11, pp. 3285–3297, 2000.

8) K. Asami, E. Gheorghiu, and T. Yonezawa, "Real-time monitoring of yeast cell division by dielectric spectroscopy," *Biophys. J.*, vol. 76, no. 6, pp. 3345–3348, 1999.

9) J. Yao, A. Sapkota, H. Konno, H. Obara, M. Sugawara, and M. Takei, "Non-invasive on-line measurement of particle size and concentration in liquid-particle mixture by estimating equivalent circuit of electrical double Layer," *Part. Sci. Technol.*, pp. 1–9, 2015.

10) I.O. K'Owino and O.A. Sadik, "Impedance spectroscopy: A powerful tool for rapid biomolecular screening and cell culture monitoring," *Electroanalysis*, vol. 17, no. 23, pp. 2101–2113, 2005.

11) J.R. Macdonald, "Impedance spectroscopy," *Ann. Biomed. Eng.*, vol. 20, no. 3, pp. 289–305, 1992.

12) H.P. Schwan, "Electrical properties of tissue and cell suspensions," *Adv. Biol. Med. Phys.*, vol. 5, pp. 147–209, 1957.

13) K.R. Foster and H.P. Schwan, "Dielectric properties of tissues and biological materials: a critical review," *Critical reviews in biomedical engineering*, vol. 17, no. 1, pp. 25–104, 1988.

14) T. Hanai, N. Koizumi, and A. Irimajiri, "A method for determining the dielectric constant and the conductivity of membrane-bounded particles of biological relevance," *Biophysics of structure and mechanism*, vol. 1, no. 4, pp. 285–294, 1975.

15) G.H. Markx and C.L. Davey, "The dielectric properties of biological cells at radiofrequencies: Applications in biotechnology," *Enzyme Microb. Technol* , vol. 25, no. 3-5, pp. 161–171, 1999.

16) C.Davey and D.B. Kell, "The low-frequency dielectric properties of biological cells," *Bioelectrochemistry of Cells and Tissues*, *Bioelectrochemistry*: Principles and Practice D. Walz, H. Berg and G. Milazzo, eds., pp. 159–207: Birkhäuser Basel, 1995.

17) S. Takashima, K. Asami, and Y. Takahashi, "Frequency domain studies of impedance characteristics of biological cells using micropipet technique. I. Erythrocyte," *Biophys. J.*, vol. 54, no. 6, pp. 995–1000, 1988.

18) A.N. Romanov, "Changes in the dielectric properties of water in yeast cells during their death," *Biophysics*, vol. 54, no. 5, pp. 607–611, 2010.

19) T. Eisenberg, D. Carmona-Gutierrez, S. Buttner, N. Tavernarakis, and F. Madeo, "Necrosis in yeast," *Apoptosis*, 2010.

20) P.M. Patel, A. Bhat, and G.H. Markx, "A comparative study of cell death using electrical capacitance measurements and dielectrophoresis," *Enzyme Microb. Technol.*, vol. 43, no. 7, pp. 523–530, 2008.

21) K. Mishima, A. Mimura, Y. Takahara, K. Asami, and T. Hanai, "On-line monitoring of cell concentrations by dielectric measurements," *J. Ferment. Bioeng.*, vol. 72, no. 4, pp. 291–295, 1991.

22) N. Haandbaek, S.C. Burgel, F. Heer, and A. Hierlemann, "Characterization of subcellular morphology of single yeast cells using high frequency microfluidic impedance cytometer," *Lab Chip*, vol. 14, no. 2, pp. 369–377, 2014.

23) C. Justice, A. Brix, D. Freimark, M. Kraume, P. Pfromm, B. Eichenmueller, and P. Czermak, "Process control in cell culture technology using dielectric spectroscopy," *Biotechnol. Adv.*, vol. 29, no. 4, pp. 391–401, 2011.

24) N.T.A. Othman, H. Obara, A. Sapkota, and M. Takei, "Measurement of particle migration in micro-channel by multi-capacitance sensing method," *Flow Meas. Instrum.*, vol. 45, pp. 162–169, 2015.

25) M. Takei, "GVSPM image reconstruction for capacitance CT images of particles in a vertical pipe and comparison with the conventional method," *Meas. Sci. Technol.*, vol. 17, no. 8, p. 2104, 2006.

26) J.E. Choi, M. Takei, and D.H. Doh, "Fabrication of microchannel with 60 electrodes and resistance measurement," *Flow Meas. Instrum.*, vol. 21, no. 3, pp. 178–183, 2010.

27) J. Yao, T. Kodera, A. Sapkota, H. Obara, and M. Takei, "Experimental study on dielectric properties of yeast cells in micro channel by impedance spectroscopy," *25th 2014 International Symposium on Micro-NanoMechatronics and Human Science, Nagoya, Japan*, pp. 1–4, 2014.

28) H. P. Schwan, "Electrode polarization impedance and measurements in biological materials," *Ann NY Acad Sci*, vol. 148, no. 1, pp. 191–209, 1968.

29) K.S. Zhao and K.J. He, "Dielectric relaxation of suspensions of nanoscale particles surrounded by a thick electric double layer," *Phys. Rev. B*, vol. 74, no. 20, 2006.

30) T. Sun, C. Bernabini, and H. Morgan, "Single-colloidal particle impedance spectroscopy: complete equivalent circuit analysis of polyelectrolyte microcapsules," *Langmuir*, vol. 26, no. 6, pp. 3821–3828, 2010.

31) T. Sun and H. Morgan, "Single-cell microfluidic impedance cytometry: a review," *Microfluid. Nanofluid.*, vol. 8, no. 4, pp. 423–443, 2010.

32) A. K. Bryan, A. Goranov, A. Amon, and S. R. Manalis, "Measurement of mass, density, and volume during the cell cycle of yeast," *Proc Natl Acad Sci USA*, vol. 107, no. 3, pp. 999–1004, 2010.

33) J. Yao, T. Kodera, H. Obara, M. Sugawara, and M. Takei, "Spatial concentration distribution analysis of cells in electrode-multilayered microchannel by dielectric property measurement,"

Biomicrofluidics, vol. 9, no. 4, p. 044129, 2015.

▶ 1.6 細胞の蛍光計測 ◀

1.6.1 は じ め に

細胞の生理状態[1]，力学的特性[2]，電気的特性[3]の計測に関してさまざまな研究が行われ，多くの計測手法が提案されている。力学的特性や電気的特性については前節で解説されているため，本節では生理状態の計測，特に蛍光を用いた計測方法について述べる。

従来のpH，温度，酸素消費速度，各種イオン濃度などの細胞の生理状態を計測する手法としては，pH電極[4]，熱電対[5]，酸素電極[6]などをマイクロマニピュレータ先端に取り付けたプローブを作製し細胞に接触させて計測を行う手法[7]や，前述の電極を基板上にアレイ状に加工して基板上の細胞に対して計測を行う手法[8]がある。これらの電気的計測手法は，高精度での計測が期待されるが，① プローブ先端により細胞を損傷させる危険性がある，② 空間分解能を上げるためにプローブ先端を数μmに小型化することが困難であるとともに先端が壊れやすい，③ 計測パラメータごとに異なるプローブを用意する必要がある，④ アレイ状にしたセンサからの配線が困難である，などの課題がある。

蛍光計測では，pHや温度などに依存して，蛍光強度，蛍光波長および蛍光寿命が変化する蛍光物質を用いて，細胞内外および細胞周辺の生理環境の計測を行うものである[9]。蛍光分子の大きさはナノメートルオーダーであるため高空間分解能が期待できる。蛍光を用いた細胞計測では，蛍光分子を細胞内に直接導入して計測する手法[10]，微粒子などの人工物に蛍光分子を固定して細胞計測に用いる手法[11]，微細加工技術で蛍光分子を基板にアレイ状に配置して計測に用いる方法[12]，がある。蛍光計測では，各種イオン濃度に感受性を有する蛍光分子を用いることで，多くのパラメータが計測可能であるとともに，蛍光物質の組合せを適切に行うことで，マルチパラメータ計測も可能となる[13]。

本節では，蛍光計測の歴史について述べたのちに，現在提案されている蛍光計測法の分類について説明し，蛍光物質を用いたセンサの例として，基板内に微細加工技術を用いてストライプ状に配置した酸素センサアレイについて紹介する。

1.6.2 蛍 光 の 原 理

蛍光とは，蛍光性分子が照射された光のエネルギーを吸収して　分子中の電子が励起し，励起した電子が基底状態に戻る際に余分なエネルギーを光として放出したものである（**図**

1.52 参照)。分子はおのおの固有の分子軌道を有しており，最も安定な軌道の順に各分子固有の電子を詰めた状態を基底状態という。この電子の詰まっている軌道の中で最もエネルギーが高い軌道 HOMO（highest occupied molecular orbital）と低い軌道の LUMO（lowest unoccupied molecular orbital）のエネルギー差に相当する波長の光を分子に照射すると，基底状態の分子がエネルギーを吸収し，HOMO 内の電子が LUMO に昇位した励起状態へと遷移する。このため，HOMO-LUMO のエネルギー差が異なる蛍光分子を用いることで，複数の蛍光分子を独立に励起できる。

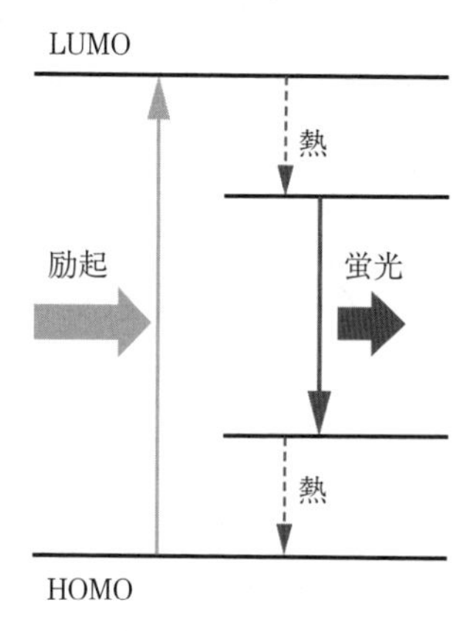

図 1.52 蛍光の原理

蛍光強度に大きな影響を与える蛍光分子のパラメータとして，モル吸光係数 ε〔$cm^{-1}mol^{-1}$〕と光量子収率 Φ がある。モル吸光係数とは，蛍光分子への光の入射時に，蛍光分子がどれだけ光を吸収するかを示す定数であり，ランベルト・ベールの法則から式（1.26）で表される。

$$\left.\begin{aligned} I &= I_0 \Phi c \exp(-\varepsilon c x) \\ \varepsilon &= -\frac{1}{cx}\log\frac{I}{I_0} \end{aligned}\right\} \tag{1.26}$$

ここで，I は蛍光強度〔W/m^2〕，I_0 は励起光強度〔W/m^2〕，c は蛍光分子の濃度〔mol/l〕，x は光の通過距離〔m〕である。モル吸光係数は一般に長波長蛍光団であるほど大きい傾向にある。光量子収率は，励起された分子の中で蛍光を発する分子の割合を示すものであり，式（1.27）で表される。

$$\Phi = \frac{k_f}{k_f + k_{nf}} \tag{1.27}$$

ここで，k_f は発蛍光速度定数〔s^{-1}〕，k_{nf} は無輻射失活速度定数〔s^{-1}〕と呼ばれるものであり，蛍光物質は一般に無輻射失活定数が小さい。現在実用的とされている蛍光分子は，モル吸光係数が10 000～100 000 $cm^{-1}mol^{-1}$，量子収率は0.1～1.0のものが用いられている。また，εとk_fの間には半経験的に明らかとなっている式（1.28）がある。

$$k_f = \varepsilon \times 10^4 \tag{1.28}$$

さらに，発蛍光速度定数と無輻射失活速度定数を用いて，蛍光寿命τ〔s〕は式（1.29）で表すことができる。

$$\tau = \frac{1}{k_f + k_{nf}} \tag{1.29}$$

蛍光分子の量子収率は温度やイオン濃度に影響を受けるため，発光蛍光強度や蛍光寿命も環境に応じて変化する。この変化を計測することで，生理環境の計測が行われる。

1.6.3 蛍光に影響を及ぼす要因

前項で述べたとおり，蛍光分子の蛍光強度は環境等の影響を受ける。本項では，蛍光に影響を及ぼす要因として，溶媒の極性，温度（運動エネルギー），pH，金属イオン濃度，酸素濃度，光退色，濃度消光の影響について述べる。

〔1〕 **溶媒の極性の影響**　多くの蛍光色素は，有機溶媒中では蛍光強度が高く，水中では蛍光強度は小さくなる傾向がある[14]。蛍光分子の中で，例えば細胞核の染色に用いられるDAPIは水中から生体分子の中に移動すると蛍光強度が増大することが知られている。この原因としては，溶液中の分子が電離して生じたイオンと溶媒の分子が，静電気力や水素結合などによって結びつき溶質が溶媒中に拡散する溶媒和と呼ばれる現象，および分子振動の低減が考えられている。水分子は強い極性を有しており，蛍光分子と水素結合などにより溶媒和を生じやすい。この結果，蛍光分子に吸収されたエネルギーの一部が水分子の振動エネルギーに取られてしまい蛍光強度が低下する。逆にフルオレセインのように，高親水性環境でのみ蛍光を発する蛍光分子の場合は，タンパク質などの疎水性環境では蛍光強度が弱くなる。この性質を利用して，蛍光分子が存在する環境の極性について検出することが可能である。逆に，溶媒の極性の影響を受けないようにするためには，蛍光分子と溶媒が接触しないようにコーティングなどが必要である。

〔2〕 **pHの影響**　水酸基を有するフルオレセイン系の蛍光分子はpH4～pH8の範囲において，蛍光強度変化が大きいことが知られている[15]。これは，フルオセレインの分子に存在するフェノール性のプロトン解離基である水酸基は，pH6付近で解離し水酸基のプロトン化が生じ，電子系が長くなることで蛍光強度が増大すると考えられている。同様の性質を示すものとして，蛍光分子の骨格に水酸基を有するクマリン系の蛍光分子等がある。一方，水酸基を有さないBODIPY@，Rhodamine B，シアニン系の蛍光分子はpH4～pH8の領域でpHに依存しない。また，量子ドットなどのナノ半導体の蛍光はpHには依存しない。この性質

を利用して，pKa付近での蛍光強度変化が大きい蛍光分子を用いることでpH計測が可能となり，目的の計測範囲に適合したpKaの蛍光分子を用いることで，蛍光pHセンサの計測感度や計測範囲も設計することができる。

〔3〕 **温度の影響** 多くの蛍光分子は温度に依存して蛍光強度が低下することが知られている[16]。この原因として，温度上昇に伴い蛍光分子のブラウン運動が大きくなることで分子の衝突本土が増加し，吸収されたエネルギーが蛍光として放出されず熱エネルギーなどとして失われ，光量子収率が低下するためだと考えられている。温度変化に対する蛍光強度変化が大きい物質として，Rhodamine Bやユーロピウム系錯体がある。一方，Rhodamine 110のように蛍光の温度依存性の小さい蛍光分子もある[17]。また，CdSe/ZnSの量子ドットは温度に対して蛍光強度が変化する性質を有する[18]。蛍光が変化する温度範囲が目的にあった蛍光分子を選択することで，蛍光温度センサの設計が可能となる。

〔4〕 **金属イオン濃度の影響** 生理状態計測において重要なパラメータとして，カルシウムやナトリウムなどの金属イオン濃度があるが，これらの濃度も蛍光に影響を与えることが知られている。例として代表的なカルシウムインジケータであるFura-2の場合，カルシウムイオンと結合していない状態では蛍光を発しないが，カルシウムイオンと結合し錯体を形成することで蛍光を発する性質を有する[19]。このため，カルシウムイオン濃度に応じて蛍光が変化する。カルシウムイオン以外にも，ナトリウムイオン計測用の蛍光分子としてはAsante NaTRIUM Green 2[20]，亜鉛イオン計測用の蛍光分子としてはZinquin ethyl ester[21]などの種々の金属イオンに関する蛍光分子が開発されている。また金属以外にも多くの生理機能に関係する塩素イオンに関しても，MQAEという蛍光色素が開発されている[22]。

〔5〕 **酸素濃度の影響** 培養液などの溶液中の溶存酸素濃度が高いと蛍光強度が低下することが知られている[23]。酸素分子は化学的消光剤として用いられている。蛍光分子中の電子は，光エネルギーの吸収により基底状態から励起状態に遷移すると，蛍光を発しながら基底状態に戻るが，励起された蛍光分子の周辺に酸素分子が存在すると，両分子の間での相互作用により，蛍光分子の励起エネルギーが酸素分子に奪われ蛍光強度が低下する。このため，溶存酸素濃度と蛍光強度は反比例の関係にある。この現象を利用して酸素濃度の計測が行われている。

〔6〕 **光退色の影響** 蛍光分子が光励起された際にその吸収が飽和すると，励起状態で蛍光分子が不加逆的に変化することがある。これが光退色と呼ばれる現象である[24]。光退色した蛍光分子は再度励起光を照射しても蛍光を発しない。このメカニズムについてはあまりよく研究されていないが，一重項酸素が多くの場合に関係しているといわれている。これを押さえるには，入射光を弱くする，あるいは入射時間を短くすればよい。この現象も生体メカニズムを探る手法として利用されている。例えば，細胞骨格の一部をフォトブリーチング

しておきそれの蛍光回復から，ユニットの輸送メカニズムを研究するなどがある。

〔7〕 **濃度消光の影響**　蛍光分子は，濃度が高くなるにつれて蛍光強度が強くなるが，ある濃度上では逆に弱くなる。この現象を濃度消光という。この原因は，蛍光分子間の相互作用励起状態どうしあるいは基底状態種との相互作用が考えられる[25)]。イオン間距離が濃度の増加に伴い短くなることで，蛍光を放出する前にイオン間で励起エネルギーが授受され，不純物や格子欠陥等で捕らえられる蛍光として放出されない。蛍光分子の濃度と蛍光強度の間に比例関係が成り立つのは低濃度のときに限られるため，蛍光計測時には蛍光分子濃度を適切に調整する必要がある。

1.6.4 蛍光計測法の分類

本項では，蛍光計測の方法として，蛍光強度変化を用いた計測方法，蛍光波長変化を用いた計測方法，および蛍光寿命を用いた計測方法について述べる。

〔1〕 **蛍光強度変化を用いた計測**　蛍光強度は1.6.2項で述べたように式（1.30）で示され，その蛍光強度の1.6.3項で述べた環境に対する依存性は，量子収率の環境依存性として考えることができる。蛍光強度を用いた計測は古くから行われており，pH，温度，金属イオン濃度，酸素濃度の計測用の蛍光分子も多く開発されている。

蛍光強度変化を利用した細胞計測では，一般に水銀ランプやレーザを励起光源として用い，蛍光の検出器としてCCDが用いられる。細胞の蛍光観察に用いる機器をそのまま計測に用いることができる利点がある。蛍光計測システムの例を**図1.53**に示す。

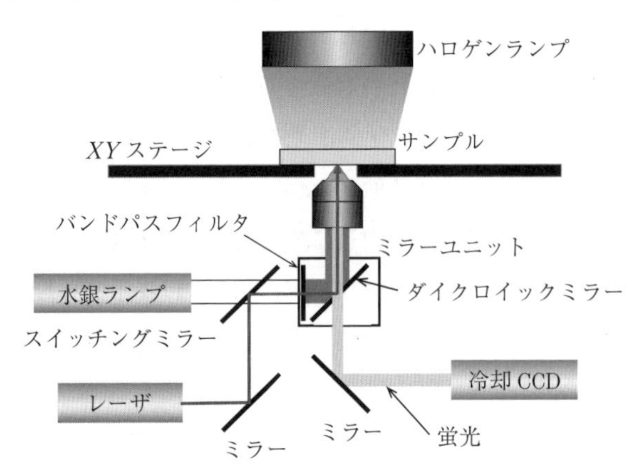

図1.53　蛍光強度変化を用いた蛍光計測システムの光学系

励起光源として水銀ランプを用いる場合，水銀ランプの白色光は蛍光顕微鏡に搭載されているミラーユニットに搭載されているバンドパスフィルタで目的の励起波長のみを取り出され，ある波長以下の光を反射するダイクロイックミラーで光の角度を変えて，対物レンズを通して計測サンプルに照射される。サンプルから放出された蛍光はミラーユニットを透過してCCDで検出される。ここで，ダイクロイックミラーは励起光の波長は反射し，蛍光の波長は透過するものを用いている。励起光源としてレーザを用いる場合は，レーザは単波長であるため，バンドパスフィルタは不要である。水銀ランプとレーザを比較すると，水銀ランプは安価であり導入が容易であるが，励起光が時間的に揺らぐという欠点がある。一方，レーザは安定した出力の光を放出するため安定した計測が期待されるが，1波長のレーザ1台で百万円程度するため，導入のハードルが高い。

検出器として用いられるCCDは，計測性能にとって重要な要素である。計測感度はCCDのA-D変換のビット数に依存する。アナログCCDは通常8 bitであるため256段階の蛍光強度変化しか検出できない。一方，デジタルCCDは16 bitのものも多く市販されており，60 000段階程度の蛍光強度変化の検出が期待できる。また，微小な変化を検出するにはSN比が高い必要があるため，EM-CCDなどのように低ノイズでの蛍光画像取得が可能なCCDを用いることが望ましい。また，計測の空間分解能はCCDの画素数によって決まるため，画素数の多いCCDを用いるのが適しているが，時間分解能はフレームレートに依存するため，目的に応じてCCDを選択する必要がある。

図1.54(a)に，水銀ランプを光源として，強い温度感受性を有するRhodamine Bで染色したポリエチレングリコールジアクリレートのハイドロゲルビーズの蛍光画像を示す。CCDにはアナログCCDを用いた。図(b)の縦軸は，303 Kのときの蛍光強度で各温度における蛍光強度を割った相対蛍光強度で示している。303 Kから温度が上昇するのに伴って観察される蛍光強度は図(b)のように小さくなり，温度と蛍光強度の間に高い線形性が確認できる[26]。

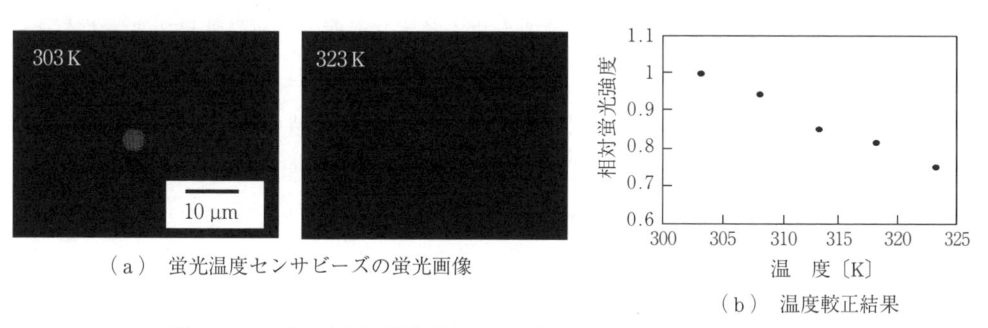

（a） 蛍光温度センサビーズの蛍光画像

（b） 温度較正結果

図1.54 （口絵4参照）蛍光温度センサビーズの蛍光画像と温度較正結果

図1.55(a)に，レーザを光源として，強い酸素濃度感受性を有するルテニウム錯体で染色した前述と同じハイドロゲルビーズの蛍光画像を示す。図(b)の縦軸は，酸素濃度がほぼ0のときの蛍光強度I_0と各酸素濃度における蛍光強度Iの比I_0/Iなので，酸素濃度の増加により蛍光強度が図(b)のように低下し，酸素濃度と蛍光強度の間に高い線形性が確認できる[27]。

蛍光強度は，分子濃度，量子収率，および検出器の感度などの影響を受けるため，1波長の励起光源を用いて，1波長の蛍光を検出する方法は分子濃度のばらつきや励起光源の強度

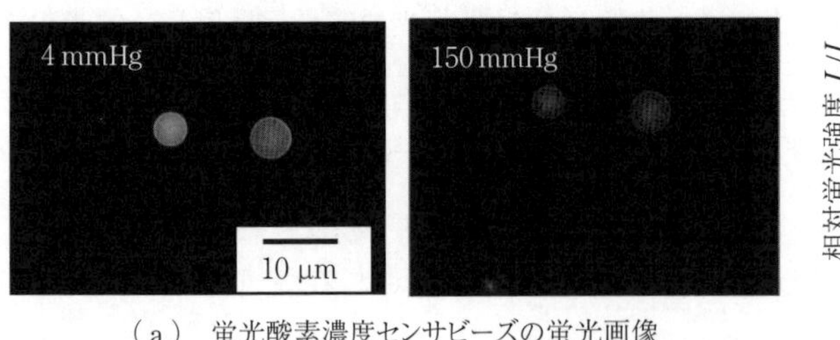

（a） 蛍光酸素濃度センサビーズの蛍光画像

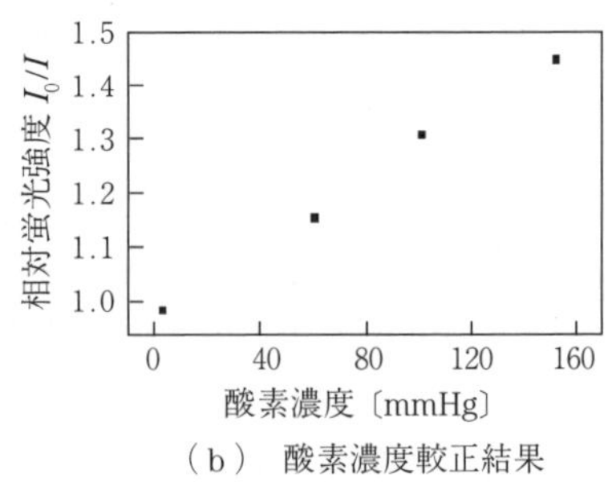

（b） 酸素濃度較正結果

図1.55 （口絵5参照）蛍光酸素濃度センサビーズの蛍光画像と酸素濃度較正結果

のゆらぎなどの影響を受けやすい。このため，安定した蛍光計測を実現するため，2種類の励起波長の光源を用いて計測した蛍光強度の比，および1波長の励起光源を用いて検出された蛍光スペクトルの内で特徴的な2種類の波長の蛍光強度の比を用いたレシオ計測が提案されている。レシオ計測は，高精度な計測が期待できるが，高速に励起波長を切り換える機器や複数の波長の蛍光強度を同時に計測する機器が必要になるため，導入コストが高くなる。以下に，カルシウムイオン濃度計測を例にして，レシオ計測について述べる。

（1） **波長励起2波長蛍光計測**　カルシウムイオン濃度の1波長励起2波長蛍光計測の代表的な蛍光分子として，Indo-1がある[33)]。Indo-1は360 nmの励起光源によって420 nmおよび470 nmにピークを有する蛍光を発する。2種類の蛍光強度を同時に取得することで，励起光強度および蛍光分子濃度の揺らぎの影響が無視できるため，安定したカルシウムイオン濃度計測が期待される。

（2） **2波長励起1波長蛍光計測**　カルシウムイオン濃度の1波長励起2波長蛍光計測の代表的な蛍光分子として，Fura-2がある[34)]。Fura-2の励起波長は340 nmと380 nmであり，蛍光波長は500 nmである。Fura-2はカルシウムイオンと結合すると，340 nm励起の場合の蛍光強度は上昇するが，380 nm励起の場合の蛍光強度は低下する。この性質を利用して340 nmと380 nmで励起した際の蛍光強度の比を用いることで，安定したカルシウムイオン濃度計測が期待される。

〔2〕 **蛍光波長変化を用いた計測**　蛍光分子の種類によっては環境に応じて蛍光波長が変化するものがある。蛍光波長変化を用いた計測は，蛍光強度のように分子濃度，モル吸光係数，量子収率の影響を受けないため，安定した蛍光計測が期待される。蛍光波長変化を用いた計測システムを**図1.56**に示す。蛍光強度法と同様の機器を用いることが可能であるが，検出器は蛍光のスペクトル分布を計測可能な分光光度計もしくは分光機能を有するCCDを用いる必要がある。

カルシウムイオン濃度計測では，カメレオンという蛍光分子が開発されている[28)]。この蛍光分子はカルシウムイオンの濃度に応じて青緑色から緑黄色へと蛍光波長が変化する。

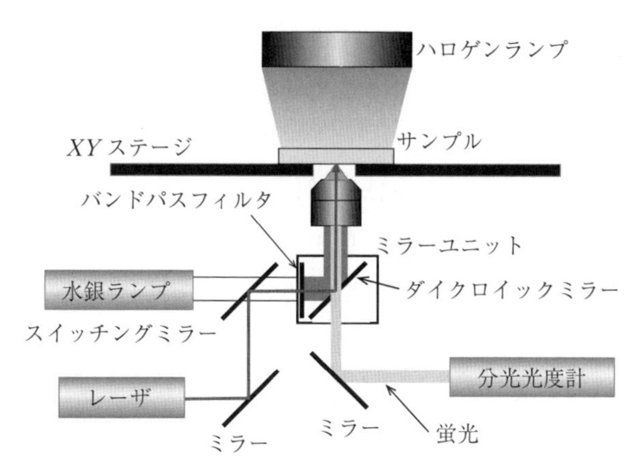

図1.56 蛍光波長変化を用いた蛍光計測システムの光学系

温度計測においては，半導体ナノ粒子である量子ドットは，蛍光のピーク波長と温度の間の温度依存性は式（1.30）で示される[29]。

$$E_g(T) = E_0 - \alpha \frac{T^2}{T + \beta} \tag{1.30}$$

E_gはエネルギーギャップ，E_0はエネルギーギャップの初期値，αは温度係数，βはドバイ数，Tは温度である。

CdSeの量子ドットの実験において，$\alpha=(3.2\pm0.2)\times10^{-4}$eV/℃，$\beta=220\pm3$が成り立つことが報告されている。このバンドギャップの温度依存性は，温度低下による格子収縮が起こることで量子閉じ込め効果が強くなり，エネルギー準位がより離散的となり，スペクトルのエネルギーシフトが生じたためと考えられている。温度による蛍光スペクトルのピーク波長変化の依存性は室温付近において0.1 nm/℃という結果が報告されている。しかしながら，この計測感度では，細胞計測での計測変化として考えられる数℃～十数℃では波長の変化量が小さく，安定した計測は困難であると考えられる。

〔3〕 **蛍光寿命変化用いた計測**　蛍光寿命とは，蛍光分子が基底状態に戻る前に励起状態にある平均時間と定義されている。蛍光寿命は環境の変化に強く影響を受ける性質があり，励起された蛍光分子の減衰を計測することで環境に応じた蛍光寿命の変化を計測することができる。式（1.31）に，式（1.26）に蛍光寿命の項を加えた蛍光強度を示す。

$$I = I_0 \Phi c \exp\left(-\varepsilon c x - \frac{t}{\tau}\right) \tag{1.31}$$

ここで，tは時間，τは蛍光寿命を示す。蛍光寿命を利用した計測法は，蛍光強度の減衰を時系列で取得するため，蛍光分子濃度や量子収率の影響を無視できるので，安定した計測が期待できる．しかしながら，蛍光寿命の測定には，ピコ秒～マイクロ秒オーダーでの蛍光強度の検出が可能な検出器が必要となり導入のハードルが高い。

蛍光寿命計測には，現在二つの手法が開発されている[30]。一つは，時間相関単一光子計数法で，励起パルス光の照射から光子検出までの時間を，パルス毎に計測し，検出までの時間とその回数をヒストグラム表示し，この繰返しにより減衰曲線を得て蛍光寿命を得る手法である。もう一つの手法は，位相シフト法と呼ばれる手法で，励起パルス光と変調されたICCDを用いて行われる。蛍光の減衰により，サンプルからの蛍光は時間領域において位相がシフトすると共に振幅が減少する。励起と検出の両方で同じ周波数を用い，ICCCでさまざまな位相設定を行うことで，蛍光画像の各画素の周波数領域における相互相関関数が得られる。この関数から時間領域での蛍光の位相シフトと復調が反映され，画素ごとに蛍光寿命を求めることができる。時間相関単一格子係数法に比べて位相シフト法は，1秒で複数枚の蛍光寿命マッピングが可能であり細胞計測に適しているが，システムが時間相関単一格子係数法に比べて複雑であるとともに非常に高額である。

1.6.5 マルチパラメータ計測用蛍光センサビーズ

近年の生命科学の発展に伴い，単一細胞レベルでの生理状態から組織レベルでの詳細な生理状態計測の重要性が高まっている。特に，温度やpHなどの複数の生理状態を同時に計測することは，細胞機能や活性の詳細解析にとって重要である。

細胞の生理状態計測に用いるセンサとしては，熱電対やpH電極をパターニングした基板上に細胞を培養する手法，熱電対やpH電極を組み込んだマイクロ・ナノプローブを用いる手法，環境応答性を有する色素や蛍光色素で細胞を染色する手法，色素や蛍光色素を基板上にパターニングする手法などが研究されてきた。マイクロ・ナノプローブを用いる手法は，マイクロマニピュレータを用いて容易に対象の細胞を選択的に計測できるが，計測対象のセンサをつねに対象の細胞に近づけておく必要がある，細胞内計測ではプローブを挿入する必要があり細胞に損傷を与える可能性がある，などの課題がある。熱電対や色素などを基板上にパターニングする手法では，センサの位置が固定されるため，計測する細胞をセンサ上に搬送することが必要になるだけでなく，培養中の細胞の移動により計測できなくなることもある。細胞自体を染色する手法は単純な手法であり，染色する色素の特性によって細胞の特定の部位のみを染色して計測することが可能であるが，色素が細胞に与える悪影響や，染色される色素の濃度が均一にならない，などの課題がある。また，マルチパラメータ計測を蛍光色素により行う場合，蛍光色素どうしの干渉の影響も考慮する必要がある。

以上の課題を解決する手法として，**図1.57**に示すように，複数の異なる環境条件に応答性を有する蛍光色素を人工物に組み込んだ蛍光センサを作製した。このセンサは，直径数百nmから数μmのポリスチレン製のマイクロ・ナノビーズの表面および内部に異なる蛍光色素を組み込んだものである。人工物に蛍光色素を組み込むことで，形状や物性を任意に設計

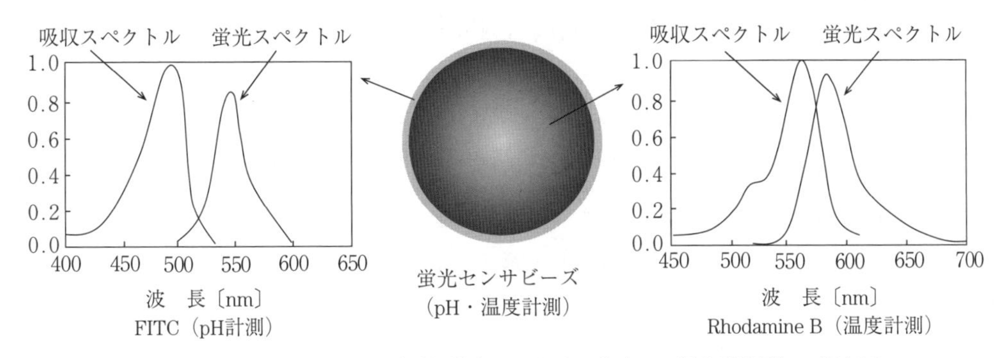

図 1.57　マルチパラメータ計測用蛍光センサビーズ（pH・温度計測用）の概念図

可能である，蛍光色素の濃度が均一になる，複数の蛍光色素のセクショニングが可能となる，光ピンセットや磁力などにより操作可能である，細胞導入性などの計測以外の機能を付与できる，などの細胞計測において優れた特徴を有する。また，このセンサを基板上にパターニングすることで，基板上にセンサアレイを構築可能である。

筆者らが作製した温度・pH 計測用の蛍光センサビーズの蛍光画像を**図 1.58** に示す。温度計測用の蛍光色素として，温度に対して感受性を有する Rhodamine B（励起波長：560 nm，蛍光波長：580 nm）を用いた（図（b））。pH 計測用の蛍光色素として，pH と温度に対して感受性を有する Fluorescein isothiocyanate（FITC，励起波長：488 nm，蛍光波長：515 nm）を用いた（図（a））。pH は溶液中の水素イオン濃度で変化するため，FITC は蛍光センサビーズの表面に配置する必要がある。温度は溶液中の物質の影響を受けないため，Rhodamine B は蛍光センサビーズ内部に配置する。pH と温度計測では励起波長および蛍光波長が異なり，かつ蛍光色素が分離されているため，蛍光色素どうしの干渉を防止することができている。しかし，FITC は温度と pH の両方に感受性を有するため，温度と pH が同時に変化する環境では正確な計測が困難となる。このセンサでは，内部に導入した Rhodamine B で温度計測

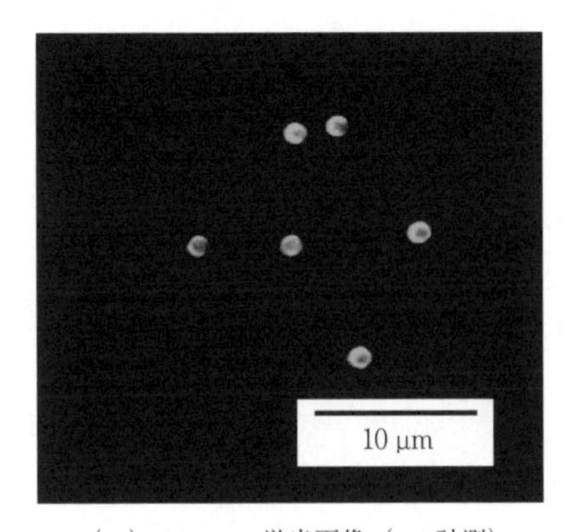

（a）　FITC の蛍光画像（pH 計測）

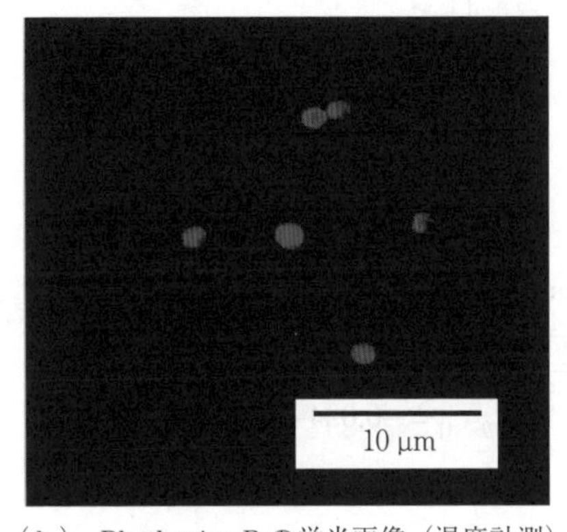

（b）　Rhodamine B の蛍光画像（温度計測）

図 1.58　（口絵 6 参照）pH・温度計測蛍光センサの蛍光画像[13]

を行い，その結果を用いてFITCによるpH計測結果を補正することで，正確なマルチパラメータ計測を実現している。

図1.59にpH・温度蛍光用の蛍光センサビーズの作製プロセスを示す。センサ本体のビーズには，直径1 μmの表面にアミノ基が修飾されたポリスチレン（PS）ビーズを用い，6 g/lのRhodamine Bのエタコール溶液にアミノ基修飾PSビーズを導入する。エタコール中でPSビーズは膨張し，内部にRhodamine Bが導入される。5分間の染色後，溶媒を純水に置換し洗浄を行う。つぎにFITCの飽和水溶液にビーズを導入し，FITC末端のカルボキシル基とビーズ表面のアミノ基が重合させ，FITCをビーズ表面に修飾する。1時間後に洗浄し，蛍光センサビーズを遠心分離を用いて回収する。図1.58に示すように，FITCおよびRhodamine Bの蛍光が観察でき，これらの蛍光強度情報を用いてpH・温度計測を行う。

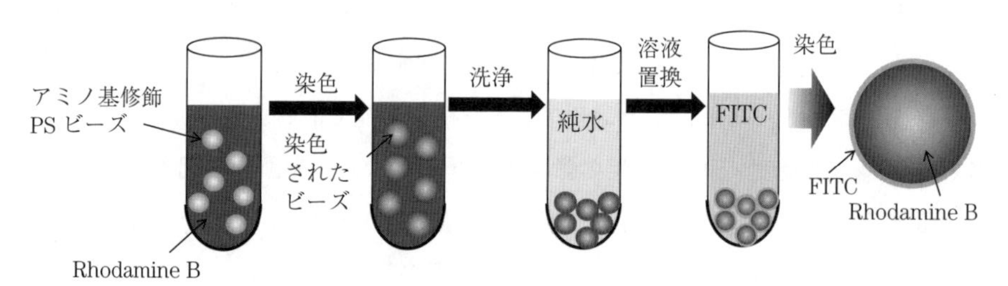

図1.59　マルチパラメータ計測用蛍光センサビーズの作製プロセス[13]

図1.60に蛍光センサビーズの温度較正結果を，**図1.61**に蛍光センサビーズのpHの較正結果を示す。

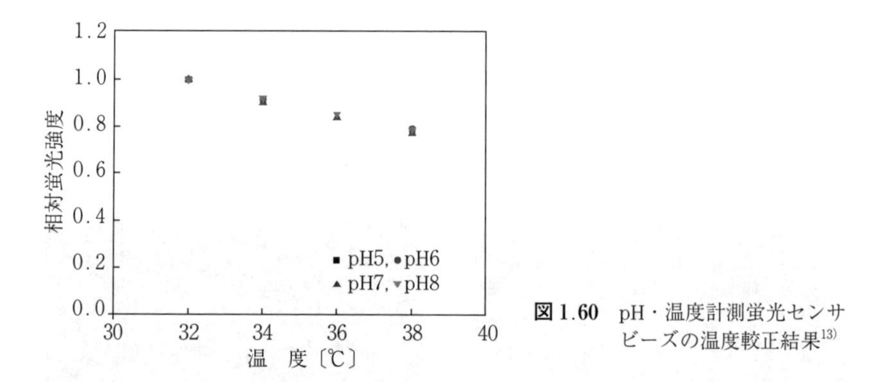

図1.60　pH・温度計測蛍光センサビーズの温度較正結果[13]

Rhodamine Bは温度上昇に従い蛍光強度が低下し，32℃を基準とした相対蛍光強度$\Delta F_{R\ (RhoB)}$は式（1.32）で示される。

$$\Delta F_{R(Rho.B)} = -0.034 \cdot \Delta T \tag{1.32}$$

一方，FITCでは，pH6からpH8においてpH上昇とともに蛍光強度が上昇するが，温度に応じて変化率が変化する。FITCの温度依存性を$g(T)$とするとFITCの温度依存性を補正するための係数は式（1.33）で表すことができる。

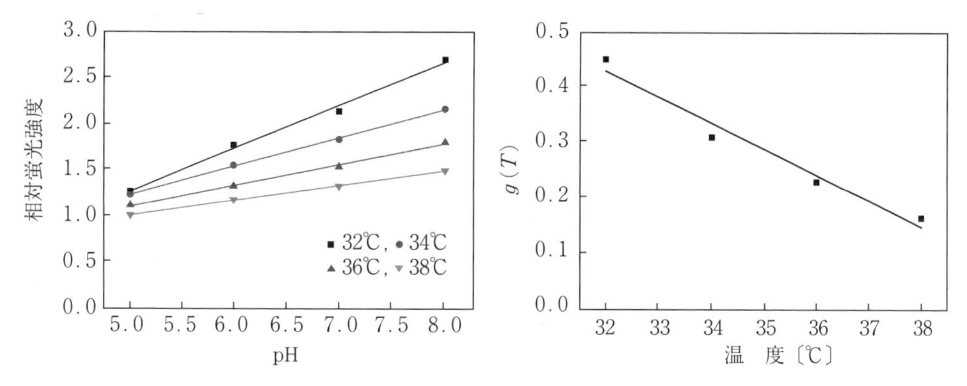

図 1.61　pH・温度計測蛍光センサビーズの pH 較正結果[13)]

$$g(T) = -0.047 \cdot \mathrm{Temp.} + 1.93 \tag{1.33}$$

式（1.37）を用いて FITC の蛍光強度と pH の関係式を補正すると式（1.34）で表される。

$$\Delta F_{R(FITC)} = g(T) * \Delta pH \tag{1.34}$$

式（1.32）と式（1.34）を用いることで，FITC の温度依存性を補正した pH 計測が可能となる。

図 1.62 に本蛍光センサビーズを用いて，温度および pH が変化させた環境におけるマルチパラメータ計測実験を行った。初期条件は pH8，32 ℃とし，図 (a) に示す順番で pH および温度を変化させた条件で計測を行った。温度計測においては，図 (b)，(c) に示すように安定した計測結果が得られ，リファレンスとして用いた熱電対による溶液の温度計測結果との誤差が 0.15 ℃であった。pH 計測においては，温度補正をしない場合はリファレンスの pH センサと最大 1.5 の誤差があったが，温度補正を加えることで 0.18 まで誤差を抑えることに成功した。

以上の結果より，蛍光センサビーズを用いたマルチパラメータ計測の有効性が確認でき，今後の細胞計測に向けた応用が期待される。

1.6.6　マウス卵子酸素消費速度の蛍光計測チップ

近年の発生生物学・生殖工学の発展は，組換え動物の作製，家畜などの品種改良，医療技術などの多くの分野において技術革新を生み出している。中でも体外受精および体外培養技術の向上は，不妊治療技術や家畜改良技術に与える影響が大きい。これらの技術では，卵子を操作する微細操作技術と卵子の品質評価技術が重要である。卵子の定量的な品質評価指標として，酸素消費速度（oxygen consumption rate，OCR）が用いられている。従来の OCR 計測法として，酸素電極を有するプローブを卵子近傍で走査により得られた酸素濃度プロファイルから OCR を算出する方法，基板上に酸素電極を集積化したデバイスを用いる方法

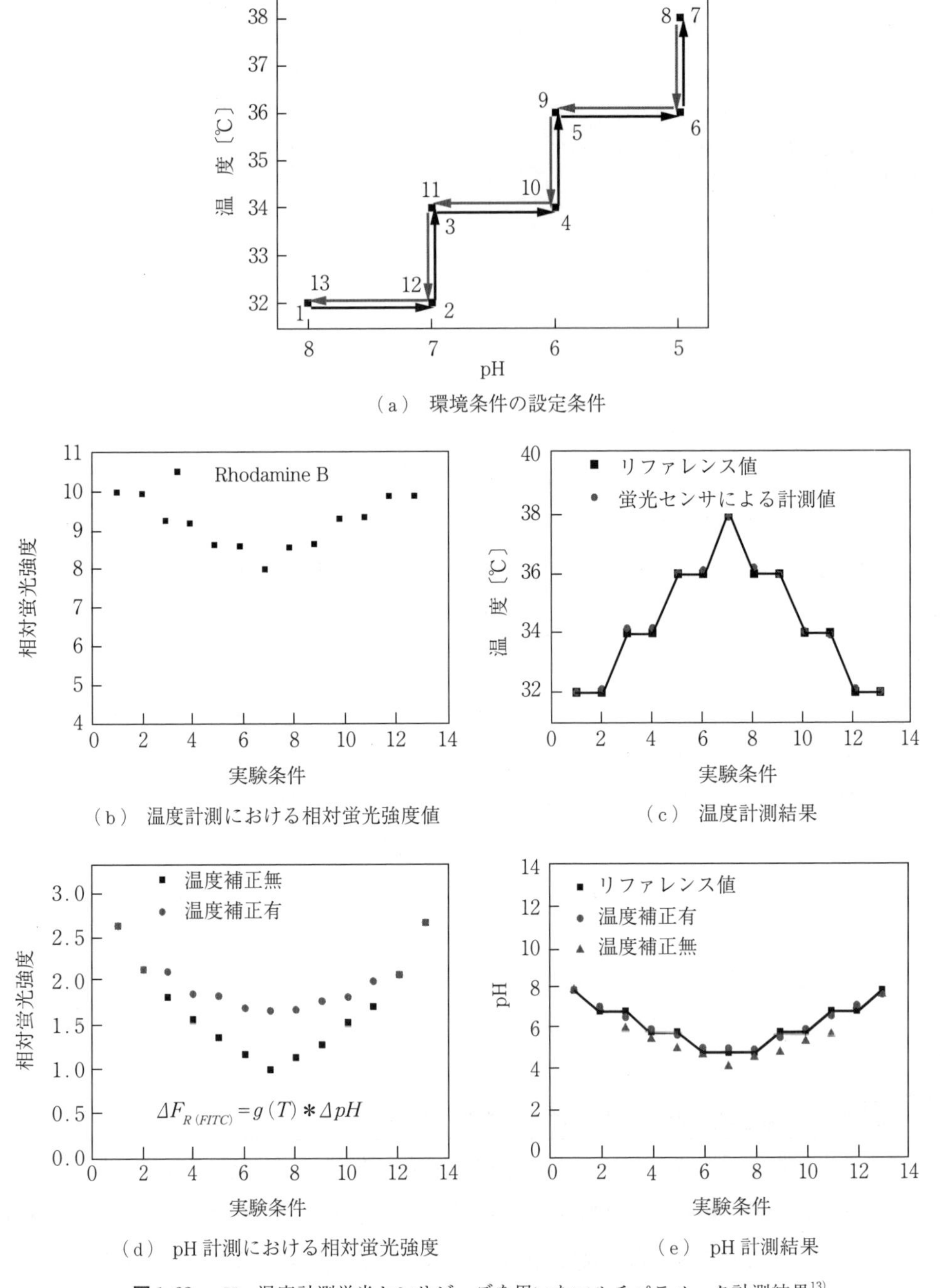

図 1.62　pH・温度計測蛍光センサビーズを用いたマルチパラメータ計測結果[13)]

などが提案されてきたが，プローブが折れやすく卵子への損傷の可能性がある，プローブの走査に時間がかかる，集積化センサは，卵子の計測部位への位置決めに時間がかかる，などの課題があった。そこで，微細加工技術を用いて蛍光酸素センサを集積した OCR 蛍光計測チップを作製した。

蛍光 OCR 計測チップの概要を**図 1.63** に示す。

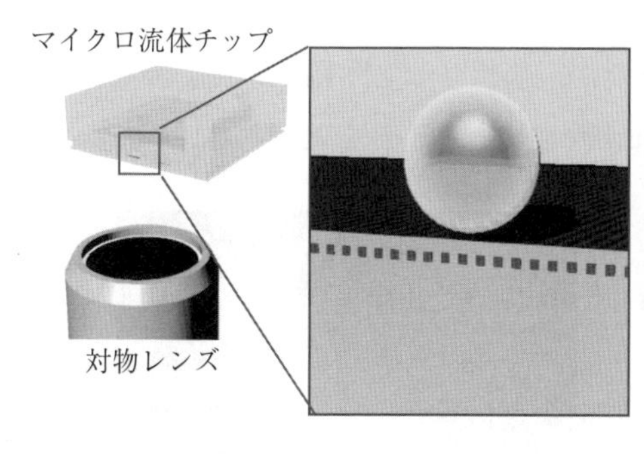

（a） コンセプト図

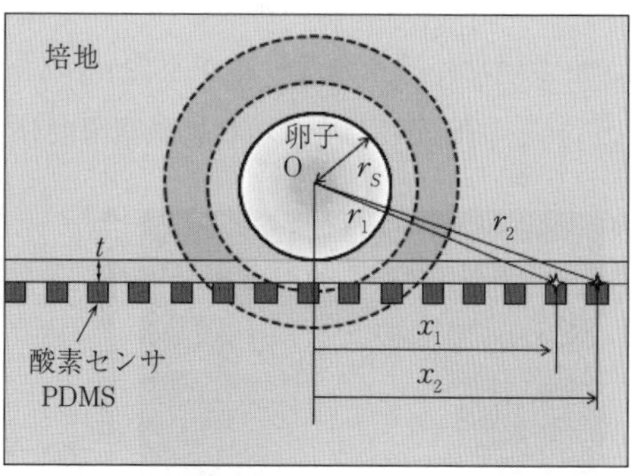

（b） 球面拡散理論に基づく卵子近傍の酸素濃度の拡散

図 1.63 卵子の OCR 蛍光計測チップ

卵子の酸素消費速度 F は，卵子の酸素消費を等方性と仮定し球面拡散理論を用いて式 (1.35) にて算出する。

$$\left.\begin{aligned} F &= f \times S = 4\pi r_s^2 \cdot D\frac{dC(r_s)}{dr} \\ r &= \sqrt{(r_s+t)^2+(x)^2} \end{aligned}\right\} \qquad (1.35)$$

ここで，f は単位表面積当りの酸素消費速度，S は卵子の表面積，r_s は卵子の半径，C は酸素濃度，t は卵子とセンサ間の PDMS の厚さ，x は卵子中心からの距離を示している。

酸素濃度分布はチップ中に 2 次元的に配置した蛍光センサにより計測する。蛍光画像を用いて酸素濃度分布を算出するため，2 次元濃度分布の一括計測が可能でありプローブ走査に比べて短時間で計測できる，非接触計測のため卵子へ損傷を与えない，などの利点がある。

マイクロ流体チップの材料として，水と同程度の酸素の拡散係数を有するポリジメチルシロキサン（PDMS，DPDMS $= 3.4\times10^{-5}$ cm^2/s）を用いる。PDMS は生体適合性を有しており，卵子と蛍光センサ部の間に設置し蛍光センサと卵子の相互作用を防止している。蛍光センサ部は，酸素感受性を有する蛍光物質のルテニウム錯体[†1]と光硬化性樹脂[†2]の混合物をチップ内の微小流路に導入し重合させたものを用いる。ルテニウム錯体を光硬化性樹脂で固定するのは，蛍光物質のセンサ内での濃度変化は計測ノイズの原因となるため，ルテニウム錯体のセンサ内での移動防止のためである。センサを卵子の下にストライプ状に配置しているのは，PEG-DA の酸素透過性が PDMS に比べて低く，球面拡散理論を維持するためにセ

---

†1 Tris (2,2'-bipyridyl) dichloro-ruthenium (II) hexahydrate
†2 Poly (ethylenenglycol) diacrylate (PEG-DA)

ンサの間に隙間を設けるためである。

図 1.64 に蛍光酸素センサを平面状にした場合と，ストライプ状にした場合の卵子近傍の酸素濃度分布の FEM 解析結果を示す。平面状にセンサを配置した場合，センサの酸素拡散係数が小さいため酸素濃度分布が不均一になったが，縞状（センサ幅：5 μm，センサ間距離：10 μm）に配置した場合球状に酸素濃度分布が形成できることを確認した。

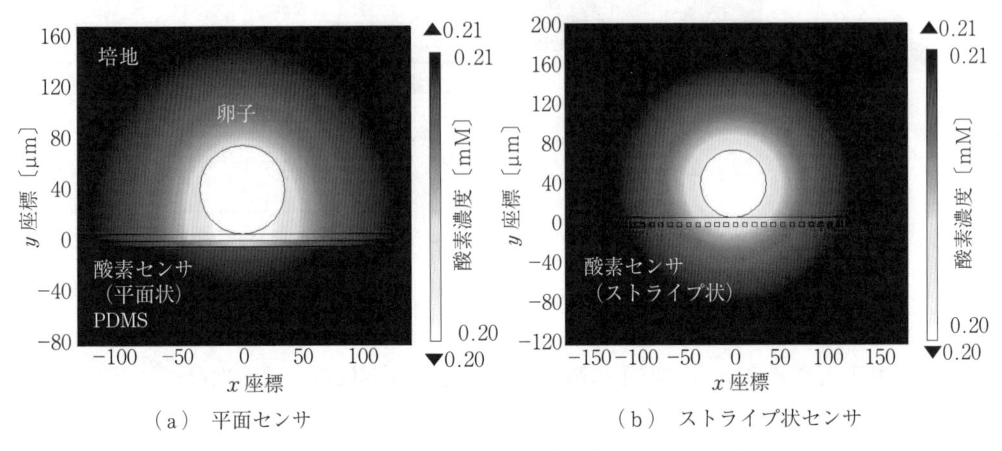

（a） 平面センサ　（b） ストライプ状センサ

図 1.64 （口絵 7 参照）卵子近傍の酸素濃度の FEM 解析結果

図 1.65 に蛍光酸素センサを有するマイクロ流体チップの作製プロセスを示す。

① シリコン基板上に SU-8 を厚さ 5 μm でスピンコートし，蛍光センサ用流路の型を作製

② 1 mm の深さの溝を加工した治具を流路の型に載せて PDMS の型取り

③ ガラス基板にコートしたゼラチン上に厚さ 10 μm で PDMS をコートし，PDMS 型と接合

④ ルテニウム錯体と PEG-DA の混合溶液の導入，光重合後 80 度で 30 min 加熱

⑤ PDMS 流路とチャンバ（直径 2 mm）および培養液のリザーバ部を接合

図 1.66 に蛍光酸素センサの酸素濃度と蛍光強度の構成結果と，光退色のグラフを示す。作製した蛍光酸素センサと酸素濃度の間には線形性があるともに，光退色の影響が小さいことが確認された。

図 1.67 にマウス卵子の酸素消費速度を作製した蛍光センサを用いて計測した結果を示す。計測は，マウス導入後の蛍光強度とマウス導入前の蛍光強度の比から酸素濃度変化の分布を算出した。実験はレーザ共焦点顕微鏡を用い，顕微鏡用細胞チャンバ（ZILCOS，東海ヒット）により 37℃（飽和酸素濃度 200 μmol/l），CO_2 濃度を 5% に保持した環境で行った。マウス卵子半径は 33 μm である。図に示した蛍光強度比分布において，A, B, C, D の方向の酸素濃度分布を**図 1.68** に示す。横軸は細胞質中心からの距離，縦軸は酸素濃度を示す。A～D

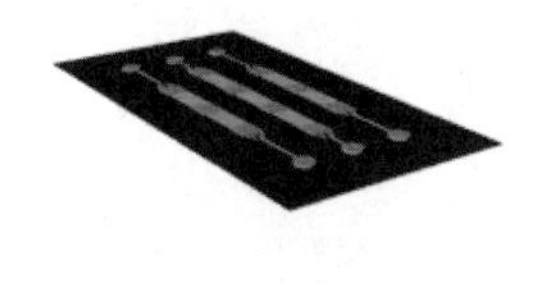
（a） センサパターンのモールド作製

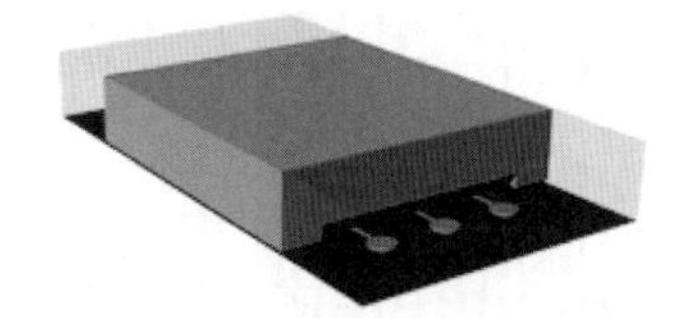
（b） PDMSへの転写

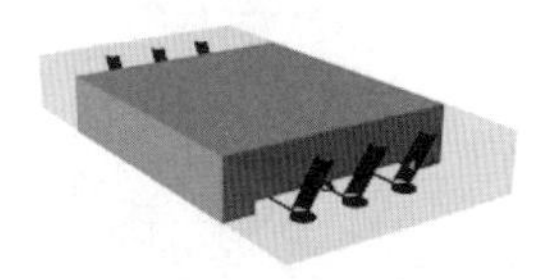
（c） 蛍光酸素センサの導入と光重合

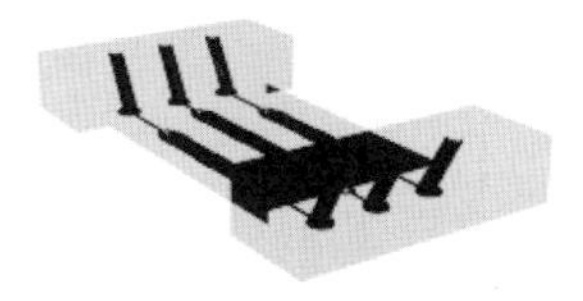
（d） 治具の離脱

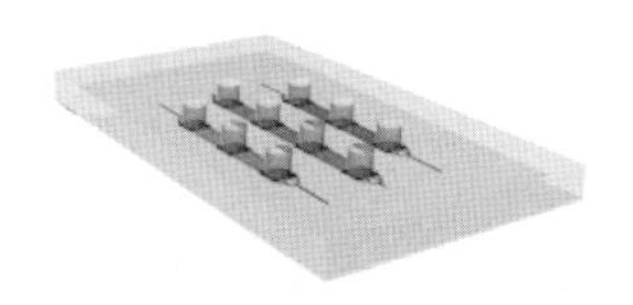
（e） PDMS製カバーとの接合

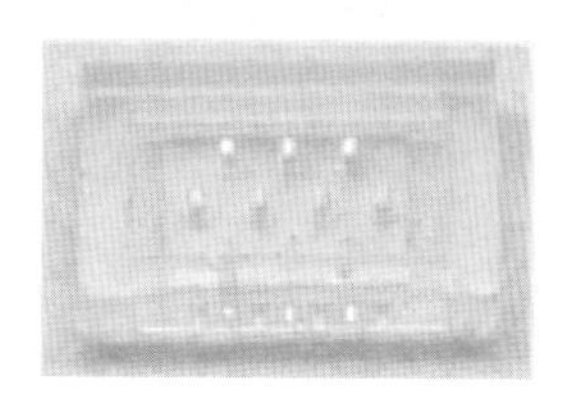
（f） OCP蛍光計測チップの外観

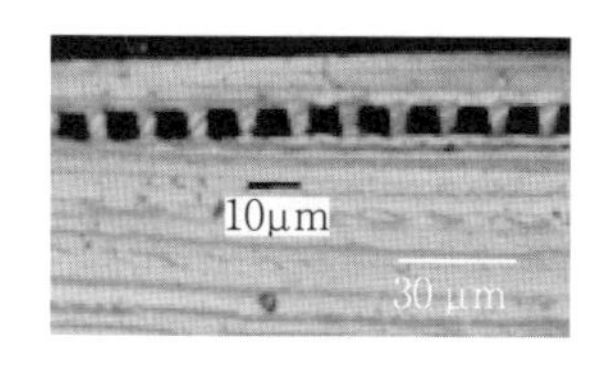

（g） OCP蛍光計測チップの断面

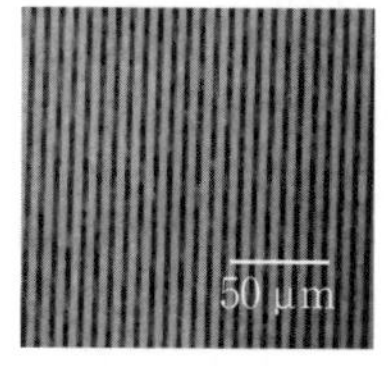

（h） 蛍光酸素センサの蛍光画像

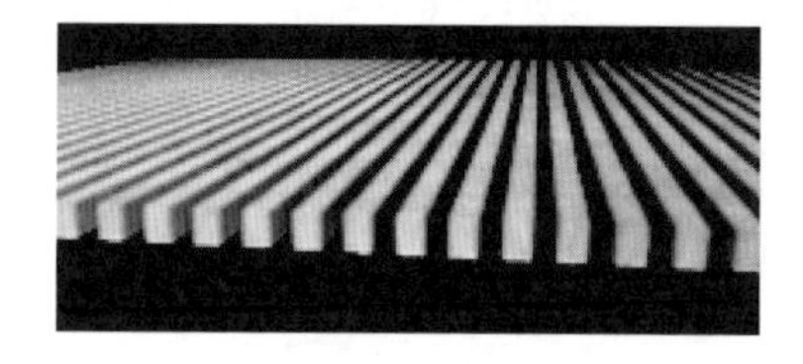
（i） 蛍光酸素センサアレイの蛍光 3D 画像

図 1.65 OCR 蛍光計測チップの作製プロセス

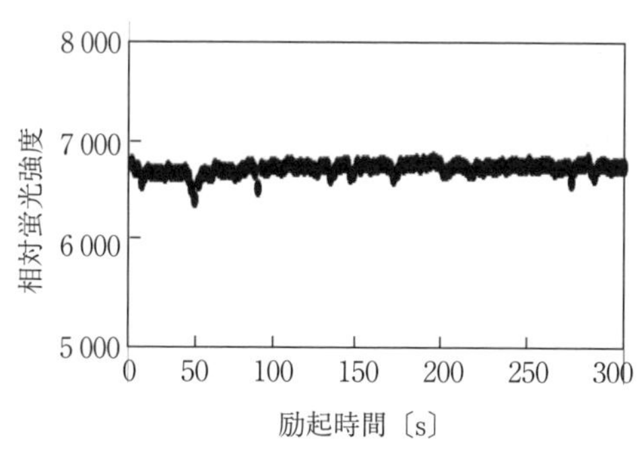

（a） 蛍光酸素センサの蛍光強度と酸素濃度の較正結果

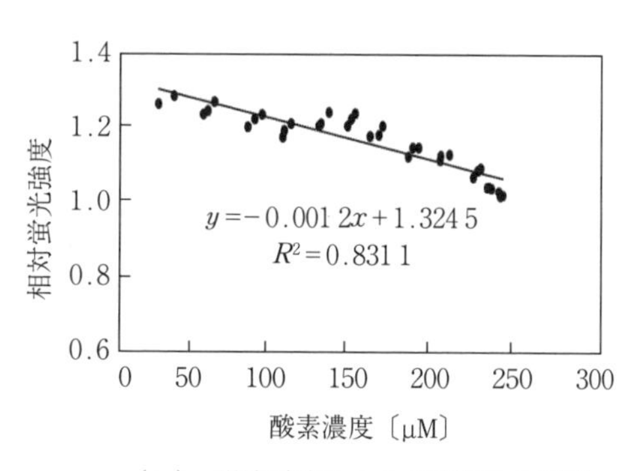

（b） 蛍光酸素センサの光退色の影響

図 1.66 蛍光酸素センサの特性評価

の酸素濃度分布はほぼ同様の分布を示した。この結果から細胞質表面近傍の酸素濃度の傾きを求め式（1.39）に導入し酸素消費速度を計算した結果，マウス卵子の酸素消費速度は 0.59 fmol/l であった。計測に要した時間は 10 秒未満であり，蛍光酸素センサアレイを用いることで，高速かつ低侵襲での卵子評価が可能である。

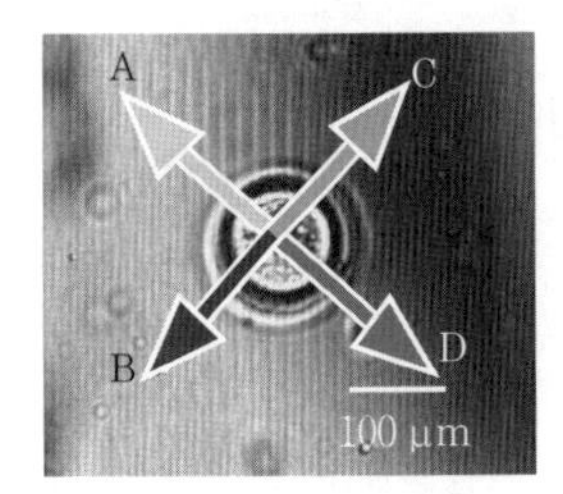

（a） 卵子の明視野画像

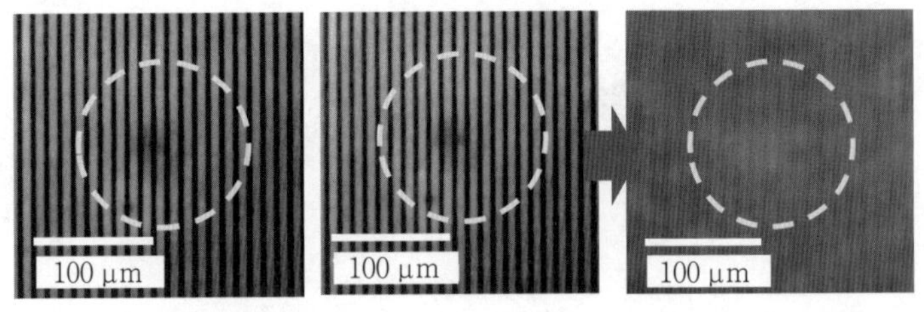

（b） 卵子がない場合の蛍光画像　（c） 卵子がある場合の蛍光画像　（d） レシオ画像

図 1.67　マウス卵子の酸素消費速度計測実験

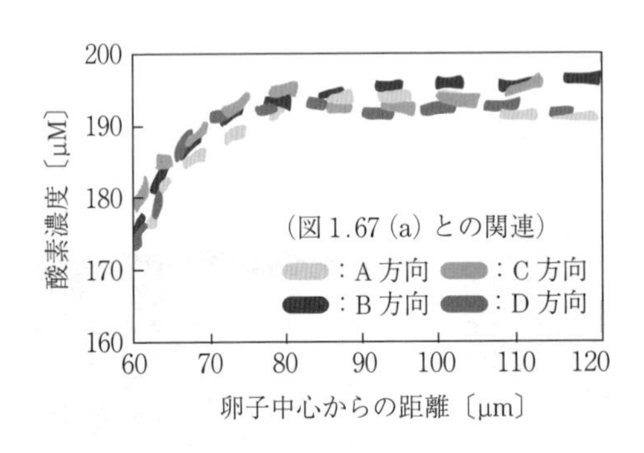

図 1.68　マウス卵子近傍の酸素濃度プロファイル

1.6.7　お わ り に

本節では，細胞の生理状態を計測するのに適した蛍光計測法について，蛍光の原理から，蛍光に影響を与える要因，および蛍光を用いた計測法として，蛍光強度変化，蛍光波長変化，蛍光寿命変化，を用いた方法について解説した。また，蛍光センサを用いた細胞計測の例として，蛍光酸素センサアレイをマイクロ流体チップ内に組み込んだ OCR 蛍光計測チップについて紹介し，蛍光計測の有効性について述べた。細胞の詳細な解析には，蛍光計測だけでなく，本章で述べられている力学的特性計測や電気特性計測と併用することで，これまでよりより詳細な細胞計測が実現されるものと期待される。

引用・参考文献

1） T. Miyazawa and K. A. Hossmann, “Methodological requirements for accurate measurements of brain and body temperature during global forebrain ischemia of rat,” *J. Cereb. Blood Flow Metab.*, vol. 12, pp. 817–822, 1992.

2） T. Kawahara, M. Sugita, M. Hagiwara, F. Arai, H. Kawano, I. Shihira-Ishikawa, and A. Miyawaki, “On-chip microrobot for investigating the response of aquatic microorganisms to mechanical stimulation,” *Lab on a Chip*, vol. 13, pp. 1070–1078, 2013.

3） W. R. Loewenstein and Y. Kanno, “Some electrical properties of the membrane of a cell nucleus,”

Nature, vol. 195, pp. 462-464, 1962.

4) W.J. Waddell and R.G. Bates, "Intracellular pH.," *Phys. Rev.*, vol. 49, 2, pp. 285-329, 1969.

5) C. Wang, R. Xu, W. Tian, X. Jiang, Z. Cui, M. Wang, H. Sun, K. Fang, and N. Gu, "Determining intracellular temperature at single-cell level by a novel thermocouple method," *Cell Research*, vol. 21, no. 10, pp. 1517-1519, 2011.

6) I. Donnay and H. J. Leese, "Embryo metabolism during the expansion of the bovine blastocyst," *Mol. Reprod. Dev.*, vol. 53, pp. 171-178, 1999.

7) H. Shiku, T. Shiraishi, and S. Aoyagi, "Respiration activity of single bovine embryos entrapped in a cone-shaped microwell monitored by scanning electrochemical microscopy," *Anal. Chem. Acta.*, vol. 522, pp.51-58, 2004.

8) C.C. Wu, T. Saito, T. Yasukawa, H. Shiku, H. Abe, H. Hoshi, and T. Matsue, "Microfluidic chip integrated with amperometric detector array for in situ estimating oxygen consumption characteristics of single bovine embryos," *Sensors and actuators B Chemical*, vol. 125, pp.680-687, 2007.

9) J. Han and K. Burgess, "Fluorescent indicators for intracellular pH," *Chem. Rev.*, vol. 110, pp. 2709-2728, 2010.

10) T. Hayashi, N. Fukuda, S. Uchiyama, and N. Inada, "A cell-permeable fluorescent polymeric thermometer for intracellular temperature mapping in mammalian cell lines," *PLoS One*, vol. 10, no. 2, p. e0117677, 2015.

11) H. Maruyama, T. Fukuda, and F. Arai, "Functional gel-microbead manipulated by optical tweezers for local environment measurement in microchip," *Microfluidics and Nanofluidics*, vol. 6, pp. 383-390, 2009.

12) H. Kong, D. Liu, S. Zhang, and X. Zhang, "Protein sensing and cell Discrimination using a sensor array based on nanomaterial-assisted chemiluminescence," *Analytical Chemistry*, vol. 83, no. 6, pp. 1867-1870, 2011.

13) H. Liu, H. Maruyama, T. Masuda, A. Honda, and F. Arai, "Multi-fluorescent micro-sensor for accurate measurement of pH and temperature variations in micro-environments," *Sensors and Actuators B Chemical*, vol. 203, pp. 54-62, 2014.

14) H. Matsumoto and A. Isobe, "Solvent effect on the emission spectra and the fluorescence quantum yields of psoralens," *Chemical & Pharmaceutical Bulletin*, vol. 29, no. 3, pp. 603-608, 1981.

15) Miesenbock, D.A. De Angelis, and J. E. Rothman, "Visualizing secretion and synaptic transmission with pH-sensitive green fluorescent protein," *Nature*, vol. 394, pp. 192-195, 1998.

16) M. Suzuki, V. Tseeb, K. Oyama, and S. Ishiwata, "Microscopic detection of thermogenesis in a single hela cell," *Biophys. J.*, vol. 92, no. 6, pp. L46-L48, 2007.

17) T. Ken, H. Aoki, N. Binh-Khiem, K. Matsumoto, and I. Shimoyama, "Ratiometric optical temperature sensor using two fluorescent dyes dissolved in an ionic liquid encapsulated by parylene film," *Sensors*, vol. 13, pp. 4138-4145, 2013.

18) P. Jing, J. Zheng, M. Ikezawa, X. Liu, S. Lv, X. Kong, J. Zhao, and Y. Masumoto, "Temperature-dependent photoluminescence of CdSe-core CdS/CdZnS/ZnS-multishell quantum dots," *J. Physical Chemistry*, vol. 113, no. 31, pp. 13545-13550, 2009.

19) D.A. Williams, K.E. Fogarty, R.Y. Tsien, and F.S. Fay, "Calcium gradients in single smooth muscle cells revealed by the digital imaging microscope using Fura-2," *Nature*, vol. 318, pp. 558-561, 1985.

20) T. Koike, T. Watanabe, S. Aoki, E. Kimura, and M. Shiro, "A novel biomimetic zinc (II)-fluorohphore, dansylamidoethyl-pendant macrocyclic tetraamine 1, 4, 7, 10-tetraazacyclododecane (Cyclen)," *J. Am. Chem. Soc.*, vol. 118, pp. 12696-12703, 1996.

21) P. Coyle, P. D. Zalewski, J. C. Philcox, I. J. Forbes, A. D. Ward, S. F. Lincoln, I. Mahadevan, and A. M. Rofe, "Measurement of zinc in hepatocytes by using a fluorescent probe, zinquin: relationship to metallothionein and intracellular zinc," *Biochem. J.*, vol. 303, pp. 781-786, 1993.

22) A.S. Verkman, M.C. Sellers, A.C. Chao, T. Leung, and R. Ketcham, "Synthesis and characterization of improved chloride-sensitive fluorescent indicators for biological applications," *Anal. Biochem.*, vol. 178, no. 2, pp. 355-361, 1989.

23) S. Lee, B.L. Ibey, G.L. Cote, and M.V. Pishko, "Measurement of pH and dissolved oxygen within cell culture media using a hydrogel microarray sensor, " *Sensors and Actuators B Chemical*, vol. 128, pp. 388-398, 2008.

24) F. Giloh and J.W. Sedat, "Fluorescence microscopy: reduced photobleaching of rhodamine and fluorescein protein conjugates by n-propyl gallate," *Science*, vol. 217, no. 4566, pp. 1252-1255, 1982.

25) T. Honma, K. Toda, Z-G. Ye, and M. Sato, "Concentration quenching of the Eu3+-activated luminescence in some layered perovskites with two-dimensional arrangement," *J. Phys. & Chem. Solids*, vol. 59, pp. 1187-1193, 1998.

26) H. Maruyama, T. Masuda, and F. Arai, "Fluorescent-based temperature measurement with simple compensation of photo-degradation using hydrogel-tool and color space conversion," *Journal of Robotics and Mechatronics*, vol. 25, no. 4, pp. 596-602, 2013.

27) H. Maruyama, T. Otake, and F. Arai, "Photoprocessible hydrogel microsensor for local environment measurement on a microfluidic chip," *IEEE/ASME Transactions on Mechatoronics*," vol. 16, no. 5, pp. 845-852, 2011.

28) A. Miyawaki, J. Liopis, R. Heim, J.M. McCaffery, J.A. Adams, M. Ikura, and R.Y. Tsien, "Fluorescent indicators for Ca2+based on green fluorescent proteins and calmodulin," *Nature*, vol. 388, pp. 882-887, 1997.

29) J. Sakakibara, K. Hishida, and M. Maeda, "Measurements of thermally stratified pipe flow using image-processing techniques," *Experiments in Fluids*, vol. 16, pp. 82-96, 1993.

30) E. Gratton, S. Breusegem, J, Sutin, Q. Ruan, and N. Barry, "Fluorescence lifetime imaging for the two-photon microscope: time-domain and frequency-domain methods," *J. Biomed. Opt.*, vol. 83., no. 3, pp. 381-390, 2003.

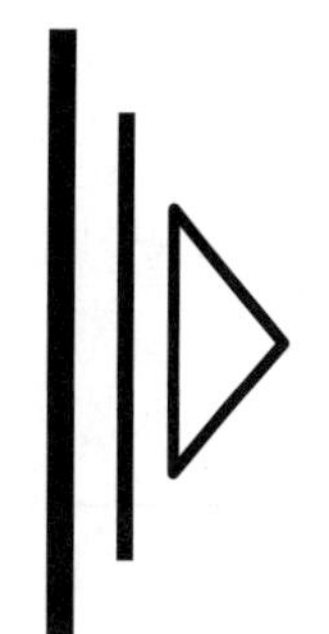

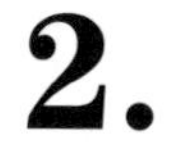

2. 細胞を操作する

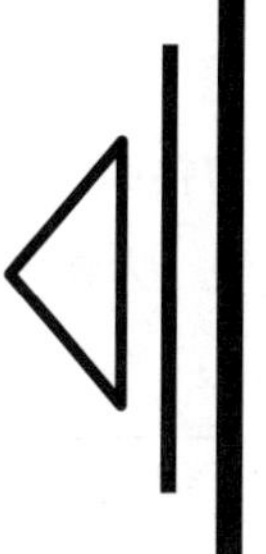

2.1 光による操作

2.1.1 はじめに

本節では，光を用いた細胞操作の方法について述べる。光を用いた細胞操作の特徴として，物理的な接触を必要とせず細胞操作を行う，非接触操作が可能な点がまず挙げられる。従来用いられている機械式マニピュレータなどによる直接操作法と比較し，数 μm～数十 μm 程度の大きさの細胞を操作するミクロな作業領域に，マクロな構造を持つアクチュエータプローブなどを導入する必要がないため，振動や乱流などのマクロな世界で支配的となる問題をほぼ無視することができる。これは，実用的な細胞操作システムを構築する際に非常に大きな利点となる。また，直接的な物理的接触を必要としないために，蓋を閉じたシャーレにおける操作，もしくは閉鎖系のマイクロ流体チップにおける操作が可能となり，細胞操作において懸念されるコンタミネーションを避けることができる。そのほかにも，光学顕微鏡自体に大きな改造を施すことなく使用可能である，高精度の細胞位置決めが行える，電気的な操作方法と異なり配線が不要であるなどの利点が挙げられる。一方で，光が細胞に及ぼす力が弱いため高速操作が難しいなどの欠点もある。本節では，まず光による細胞操作の方法をその原理ごとに分類し，それぞれの特徴と応用例を紹介していく。

2.1.2 光による細胞操作の分類

光を用いた細胞操作を分類するうえで，まず光と物質の相互作用を考える必要があると思うが，細胞操作において最も重要となるのは光が物体に与える光圧（放射圧）の作用である。マクロな世界に住むわれわれの感覚からは理解しがたいが，光（電磁波）を物体に照射した際に圧力が働くことは古くから知られていた[1]。この光圧がミクロな世界では無視できない大きさとなり，微小物体に光を照射した際に力を及ぼすこととなる。特に，微小物体にレンズで集光したレーザを照射した際に，物体が集光点に安定してトラップされる現象は光ピンセットと呼ばれ，細胞等の微小物体の操作に広く用いられる。光圧を用いた細胞操作法として，細胞に直接光を照射してトラップ，搬送，ソーティングなどの操作を行う直接操作法と，細胞操作用のマイクロツールを光で操作し，そのツールを用いて細胞の搬送，力学的刺激印加などを行う間接操作に分類される（**表 2.1** 参照）。

表 2.1　光による細胞操作の分類

線形/非線形	線　形				非線形	
原　理	光圧（放射圧）作用		熱・電気相互作用		非線形相互作用	
直接/間接	直　接	間　接	直　接	間　接	直　接	間　接
応　用	トラップ 搬　送 ソーティング	搬　送 力学刺激	—	トラップ 搬　送 ソーティング 剥　離	遺伝子導入 遺伝子不活性化	ソーティング 剥　離

光圧以外の光と物質の相互作用として重要なものに，照射した光が物体に吸収され熱や電気的エネルギーに変換される光電気相互作用や光熱相互作用が挙げられる。細胞に光を直接照射した際には，これらの作用は細胞へのダメージとなりうるため，通常，直接操作には用いられない。しかし，熱や電気エネルギーを利用した細胞操作デバイスを用い，デバイスに光を照射することにより，トラップ，搬送やソーティングなど，細胞の間接操作に利用されている。

上記で述べた光圧，光熱，光電気相互作用は，一般的には照射する光の強度に比例してその影響（力，熱量，電荷など）が線形に増加するため，線形相互作用と呼ばれる。線形相互作用は理論的取り扱いが比較的容易であり。またほとんどの場合それぞれの効果を独立に議論することができる。しかし，照射する光の強度が非常に強くなった場合には応答が強度に対して非線形になり，さらにはそれぞれの作用が複雑に混じり合う。このような現象を非線形光学現象といい，近年急速に発展している超短パルスレーザを用いることにより，この非線形相互作用を細胞操作に応用する研究が多数行われている。非線形相互作用を用いた細胞の直接操作として，細胞への熱的損傷を抑えたうえで細胞に高エネルギーの光刺激を与え，遺伝子導入や特定の遺伝子を不活性化する遺伝子操作が行われている。また，細胞ではなく細胞周辺の物質へ長短パルスレーザを照射し，そこで生じた衝撃派を利用して接着細胞の剥離やソーティングなどの間接操作を行う方法も報告されている。なお，本節では細胞の操作を目的とするため，上記の細胞の遺伝子操作に関しては詳細を記述しないが，興味のある方は文献[2]などを参照されたい。

以上，光と物質の相互作用を大きく線形，非線形に分け，さらに光圧，熱・電気，非線形と 3 種類に分類した。また，それぞれの作用を利用した細胞操作法として，細胞に直接光を照射する直接操作と，細胞近傍の物質に照射して細胞操作を行う間接操作とに分類した。このまとめを表2.1に示す。以下の項では，光を用いた細胞操作で最も重要な光圧による細胞操作と，その他の操作に分けてそれぞれの原理を説明し，現在までに行われている研究を紹介する。

2.1.3 光圧による細胞操作

〔1〕**ピンセットの原理**　本項では，まず光圧を用いた細胞操作法として最もよく用いられる光ピンセットの歴史および原理を説明する。光圧を用いた微小物体の操作は，1970年にAshkinらにより報告されているが，当初は空気中，もしくは真空中での操作にとどまっていた[3]（**図2.1**）。その後，光圧による操作の安定性に関するさまざまな理論的・実験的解析を経て，1986年に同じくAshkinらにより水中での微小物体の安定トラップに関する研究が発表された[4]。それから間もなく1987年にタバコモザイクウイルスおよび大腸菌などのトラップを，可視レーザ（波長：515 nm）を用いて実現し[5]，同年に水への熱吸収が少なく，細胞へのダメージがより少ない赤外光（1 064 nm）を用いた大腸菌，イースト菌，ヒト赤血球，原虫およびアオミドロの操作が報告されている[6]。以降，赤外レーザを用いた光ピンセットは単一細胞を操作する方法として広く用いられるようになった。

光ピンセットの原理を説明するために，まず微小物体に光（電磁波）が照射された際の作

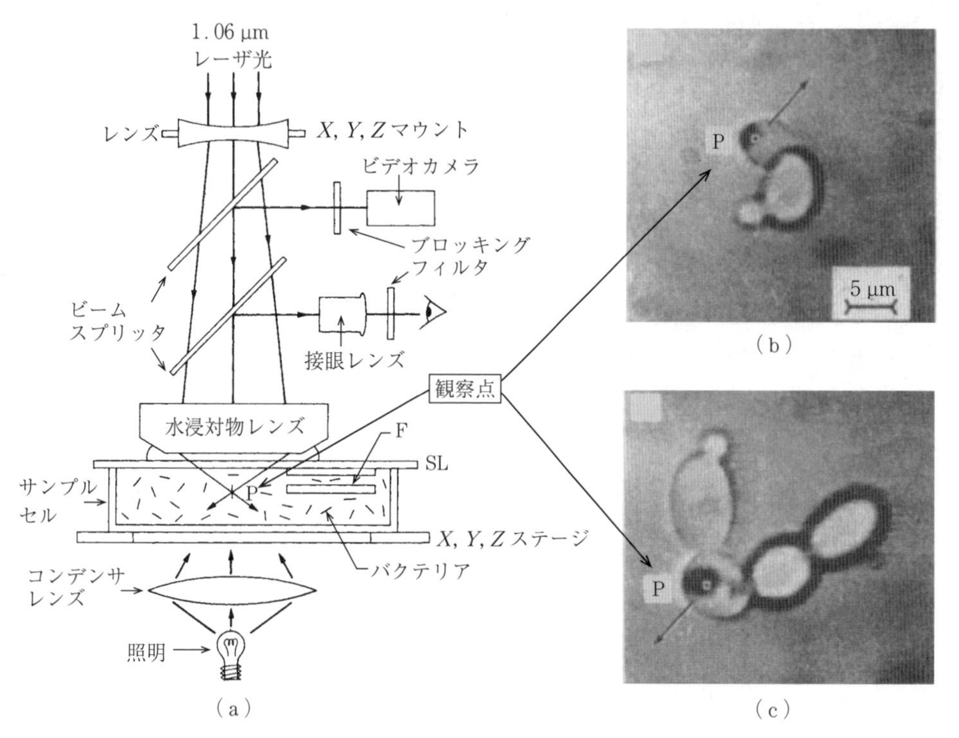

図2.1　Ashkinによる光ピンセットを用いたイースト菌の操作[6]

用を考える必要があるが，この作用は対象の物体のサイズ d によって異なる。光が物体に照射された際の現象は，光の散乱現象として解釈することができ，一般に照射する光の波長 λ よりも物体のサイズが十分小さい場合（$d \ll \lambda$），その散乱はレイリー散乱として記述することができる。同様に，波長 λ と物体のサイズ d が同程度の場合（$d \simeq \lambda$）はミー散乱として，波長 λ より物体のサイズ d が十分大きい場合（$d \gg \lambda$）は光線光学により記述される。このことは細胞操作によく用いられる 1 064 nm のレーザと，サイズの異なるポリスチレンビーズを用いて Wright らによって理論的・実験的に確かめられている[7]。**図 2.2** に Wright らによる光トラップ効率の理論・実験のプロットを示す。図では，トラップする粒子サイズによって電磁気学的散乱モデル（electro magnetic model，EM モデル）と光線光学的散乱モデル（ray optics model，RO モデル）が適用される範囲を示しており，一般的な細胞サイズ（≃10 μm）においては，光線光学が現象をよく記述することが示されている。したがって，細胞操作を目的とする本書では，光線光学を用いた光ピンセットによる微粒子のトラップ力の原理について説明をする。なお，細胞内器官（$d \lesssim 1$ μm）やウイルス（$d \simeq 100$ nm）の操作に関しては，ミー散乱およびレイリー散乱による理解が必要となるが，これらに関しては文献[4),8)]を参照されたい。

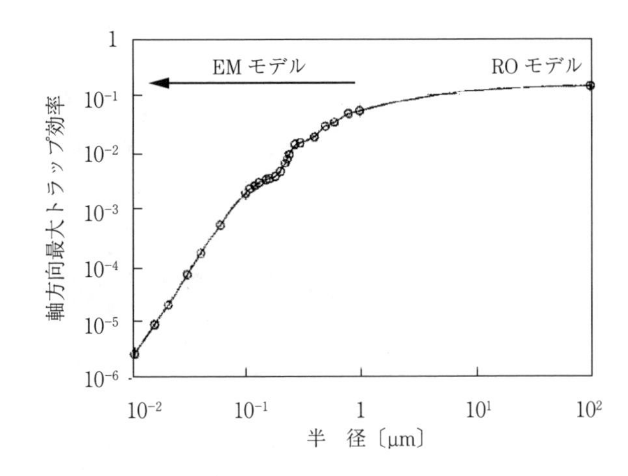

図 2.2　トラップ粒子サイズと散乱モデルの関係[7]

まず，レンズで集光された光が透明な球体に入射した際に働く力を考え，光ピンセットによるトラップの安定性を定性的に議論する。光がレンズにより集光され，球体に入射する様子を**図 2.3** に示す。波長 λ の光の運動量 p の大きさは

$$p = \frac{h}{\lambda} \tag{2.1}$$

で表される。ここで，h はプランク定数（$6.626\,070\,040 \times 10^{-34}$ J·s）であり，その方向は光の伝搬方向である。集光されている光を取り扱う際に，光線光学では光線の端部のみを追跡

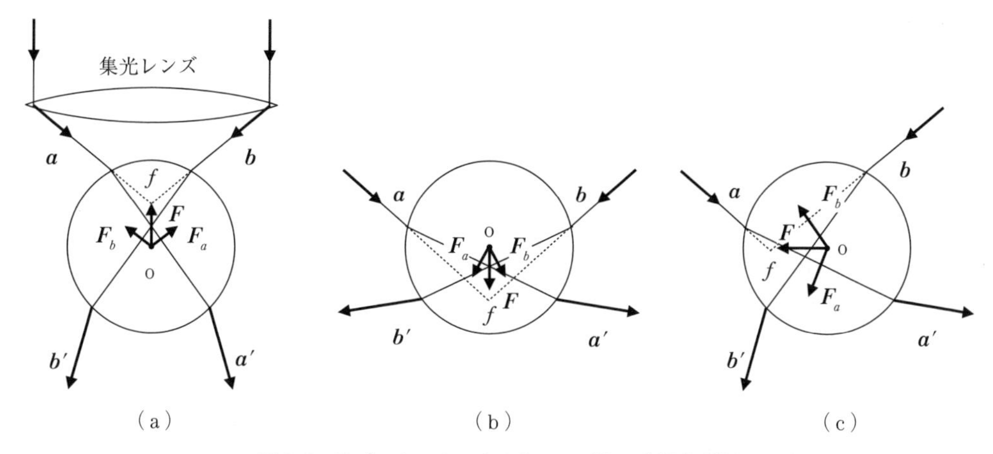

図 2.3　光ピンセットによるトラップ力の定性的理解

すればその定性的な振舞いを理解できるので，以下では光線の端部の光を考える。レンズの両端から入射される入射方向の単位ベクトルをそれぞれ $\boldsymbol{a}$，$\boldsymbol{b}$ とすると，それぞれの光の運動量 $\boldsymbol{p}_a$, $\boldsymbol{p}_b$ は

$$\boldsymbol{p}_a = \frac{h}{\lambda}\boldsymbol{a} \tag{2.2}$$

$$\boldsymbol{p}_b = \frac{h}{\lambda}\boldsymbol{b} \tag{2.3}$$

と表すことができる。また，球に光が入り屈折したあと，透過して出てくる光の進行方向の単位ベクトルをそれぞれ $\boldsymbol{a}'$，$\boldsymbol{b}'$ とすると，球を透過したあとの光の運動量 $\boldsymbol{p}_{a'}$, $\boldsymbol{p}_{b'}$ は

$$\boldsymbol{p}_{a'} = \frac{h}{\lambda}\boldsymbol{a}' \tag{2.4}$$

$$\boldsymbol{p}_{b'} = \frac{h}{\lambda}\boldsymbol{b}' \tag{2.5}$$

と表すことができる。ここで，球を透過する前後の運動量変化を考えると

$$\boldsymbol{p}_{a'} - \boldsymbol{p}_a = \frac{h}{\lambda}(\boldsymbol{a}' - \boldsymbol{a}) \tag{2.6}$$

$$\boldsymbol{p}_{b'} - \boldsymbol{p}_b = \frac{h}{\lambda}(\boldsymbol{b}' - \boldsymbol{b}) \tag{2.7}$$

と表され，ニュートンの運動の第二法則と第三法則より，式 (2.8) で示す力積が球の中心に働くことになる。

$$-(\boldsymbol{p}_{a'} - \boldsymbol{p}_a) = -\frac{h}{\lambda}(\boldsymbol{a}' - \boldsymbol{a}) \tag{2.8}$$

その際に働く力 $\boldsymbol{F}_a$, $\boldsymbol{F}_b$ およびこれらの合力 $\boldsymbol{F}$ を図 2.3 に示すが，この $\boldsymbol{F}$ は，レンズの焦点が球の上部，下部，側部いずれの箇所に位置する場合でも，つねにレンズの焦点に向かう方向に働くので，結果として球は焦点に引き込まれるように安定トラップされる。

以上が光ピンセットにより微小球が安定にトラップされる原理の定性的解析である。このトラップ力を定量的に解析するためには，球に全角度から入射する光を加算し，さらに球の内部で 2 回，3 回…n 回反射する光を考慮する必要があるが，本節では光ピンセットの基本的な理解を目的とするので詳細は記述しない。より詳細な解析に興味のある方は文献[9),10)]を参照されたい。

〔2〕 光ピンセットによる細胞操作システム

（1） 基本的な光ピンセットのシステム構成　ここでは，光ピンセットによる単一の細胞操作システムの構成を簡単に紹介する。光ピンセットの利点として，細胞を観察する顕微鏡系にほぼ改造を加えることなく細胞操作を行うことができる点にある。一般的に細胞の観察に用いられる顕微鏡には，大きく正立顕微鏡と倒立顕微鏡の 2 種類があるが，生きている細胞は通常細胞培養液（培地）中で培養されており，細胞の上部は液体で覆われているため下部から観察可能な倒立顕微鏡が生細胞の観察には好まれる。また，光ピンセットで細胞を安定にトラップするには N. A. 1.0 以上の高倍率の対物レンズを用いる必要があるが，このようなレンズは油浸レンズと呼ばれるものが多く，観察時に細胞が存在する基板と対物レンズの間に屈折率の高いオイルを浸す必要があるため，培地のない基板側にレンズを配置する倒立顕微鏡を用いるのが，光ピンセットによる細胞操作システムには好ましい。

図 2.4 に，光ピンセットシステムの最も基本的な構成図を示す。前節で述べたように，

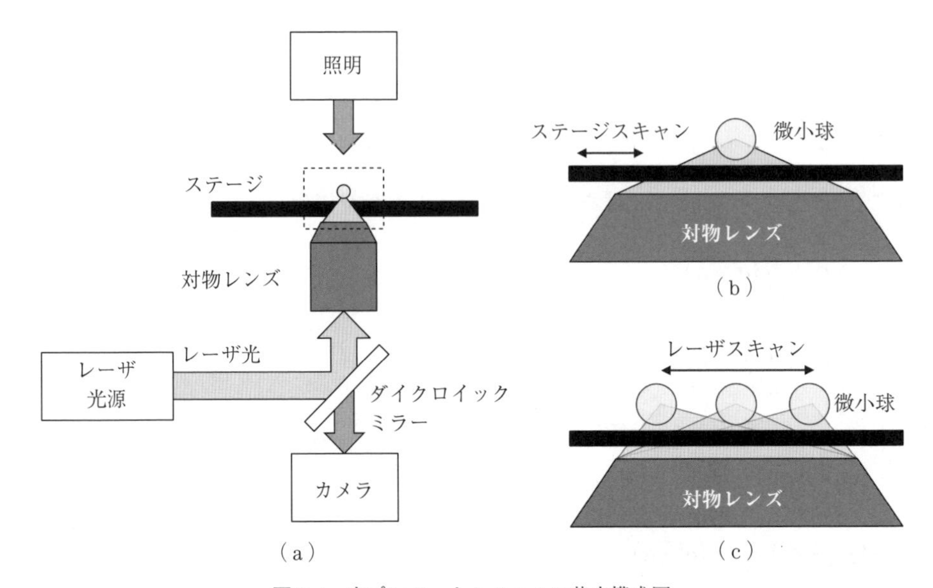

図 2.4　光ピンセットシステムの基本構成図

レーザ光源として細胞へのダメージが少ない波長 1 064 nm のレーザがよく用いられる。このレーザ光源は Nd:YAG（ネオジウム：ヤグ）レーザが一般的であったが，近年は半導体レーザでも低価格のものが増えているため，価格やサイズ，ビーム品質などを考慮して総合的に選定するのがよいであろう。レーザ光は，顕微鏡内に設置されたダイクロイックミラーにより反射され，対物レンズに入射する。対物レンズにより絞られたレーザは，先述のように微小物体をトラップし，光ピンセットとして利用することができる。操作する細胞の観察は，ダイクロイックミラーを通して通常の顕微鏡観察と同様にカメラにより行う。細胞などの微小物体を操作するためには，図 (b) のように対象物をトラップした状態でステージをスキャンするか，図 (c) のようにガルバノミラーなどの光学素子を用いてレーザをスキャンすることにより，顕微鏡の視野の任意の場所に移動することができる。以上のシステムではレーザ光を一点に集光し，単一の細胞，もしくはビーズなどの微小物体の操作を行うことができ，単一細胞の精密位置決め，固定などに利用される。

（2） **多点操作光ピンセットのシステム構成**　基本的な光ピンセットシステムでは，単一の細胞，もしくはマイクロビーズなどの操作を行うことが可能であるが，この操作点を一点から多点に拡張することにより，**図 2.5** に示すように，さらにさまざまな操作が可能となる。例えば，図 (a) のように二つのマイクロツールを操作し，細胞の姿勢制御を行い，任意の角度から目的の細胞の観察を行うことなどに利用できる。また，同様に二つのマイクロツールを用いて図 (b) のように細胞に圧縮・引張刺激を与えることにより，細胞の力学的特性を計測するのに用いることができる。このほかにも多数の細胞を顕微鏡視野内の任意の場所にパターニングしたり，マイクロツールの 3 次元姿勢制御などに利用したりすることも可能となる。以下では，光ピンセットシステムを多点操作可能に拡張する方法として代表的な，time-shared scanning 法（TSS，時分割スキャニング法）と generalized phase contrast

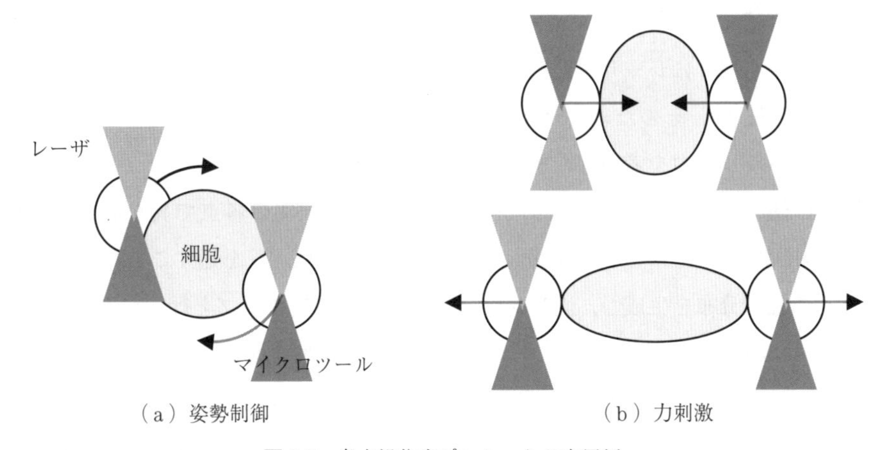

（a）姿勢制御　　（b）力刺激

図 2.5　多点操作光ピンセットの応用例

法（GPC），および computer generated hologram 法（CGH）を説明する。

1）TSS 法　TSS 法とは，1 本のレーザを高速でスキャンすることにより，複数の物体に対して光ピンセットによる操作を行う方法である[11)~13)]。システム構成としてレーザの高速スキャンが可能なガルバノミラー，もしくは音響光学素子（AOD）が必要となる。このうち，より安価で一般的なガルバノミラーを用いたシステムの構成例を**図 2.6** に示す。

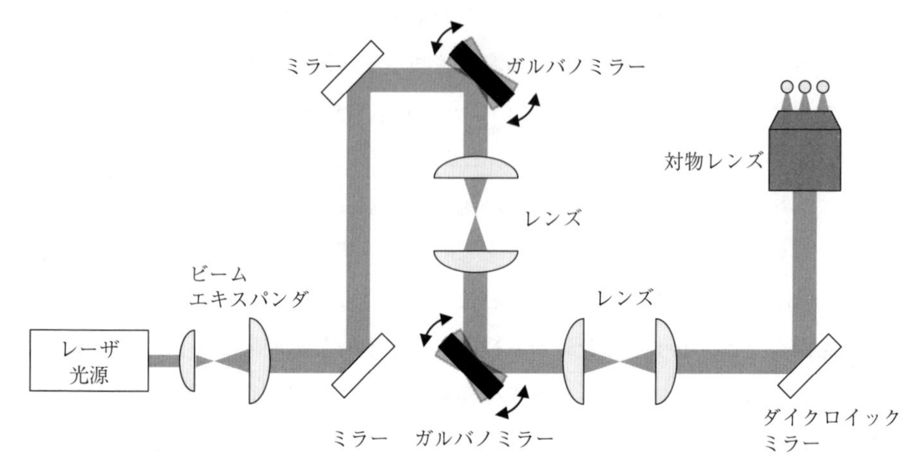

図 2.6　TSS 法による多点光ピンセットシステムの構成例

レーザ光源より出た光を 2 個のガルバノミラーにより角度を変えて顕微鏡に導入することにより，顕微鏡視野内の x 方向，y 方向の任意の場所に光ピンセットのトラップ点を移動させることができる。なお，レンズ，ミラーなどは実際の光学系において光学素子の高さや焦点距離を調整するために用いているものである。このスキャン系を用いて 2 点以上のトラップ点に交互にレーザを照射することにより，多点トラップが可能となる。TSS 法の利点としては，比較的安価な部品でシステムを構築でき，複雑な計算を要しない点と，トラップ点が少数の際は，高速マニピュレーションが可能な点が挙げられる。しかし，トラップ点数が増えてくると，一点当りにレーザを照射する時間が少なくなるため，トラップ点数を大きく増やすのはむずかしい。そのため，TSS 法を用いて複数の物体を安定操作するためには，トラップ点数とトラップ力を考慮した解析を行う必要がある[13)]。

2）GPC 法　GPC 法とは，入射レーザ光に対して空間の各点で異なる位相情報を書き込み，位相-強度変換フィルタ（phase-contrast filter，PCF）を通すことにより焦点面において任意の強度分布を生成し，光ピンセットによる多点トラップを行う方法である[14)~17)]。

GPC 法による多点操作光ピンセットシステム構成の一例を**図 2.7** に示す。まず，光源として 2 本のレーザを使用し，光源から出たレーザに位相情報を書き込むために，光の照射面の各点における位相情報を制御することができる空間位相変調器（spatial light modulator, SLM）という装置を用いる。GPC 法の光ピンセットへの応用においては，位相がそろって

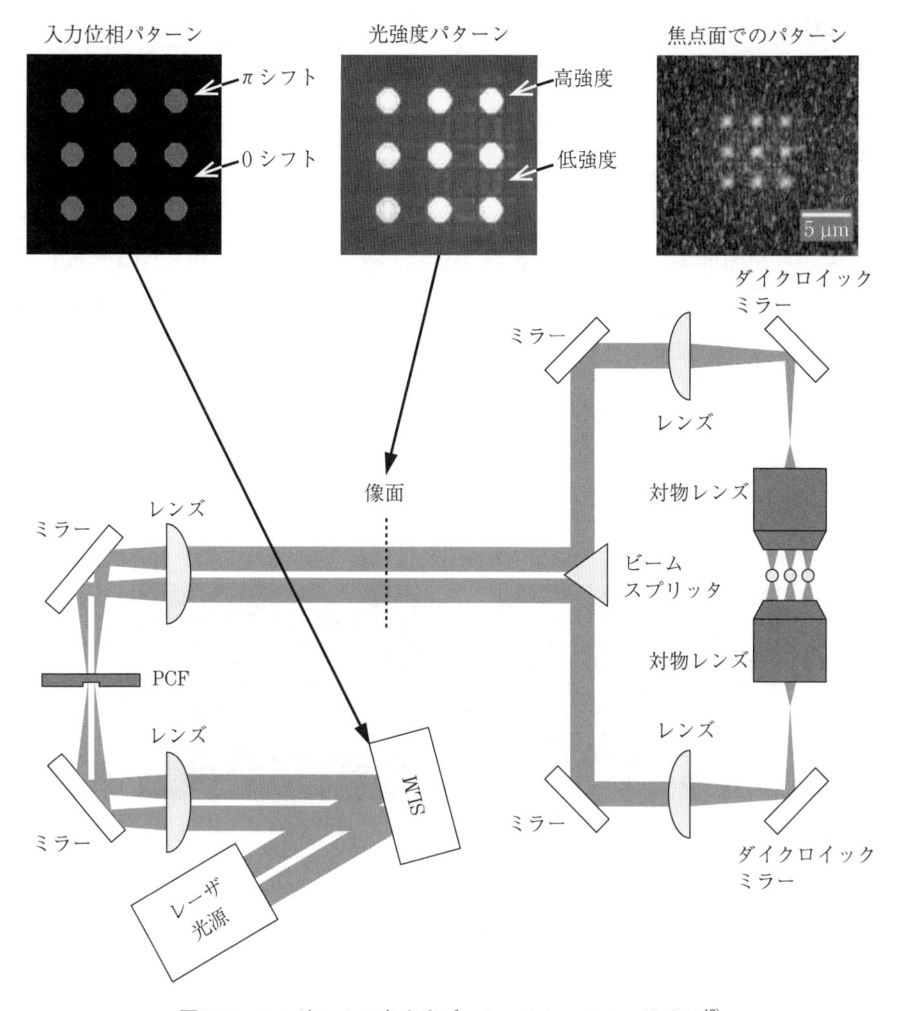

図 2.7　GPC 法による多点光ピンセットシステムの構成例[17)]

いるレーザ光に対し，トラップ点を生成したい点の位相を π シフトさせる（図の上部左図）。その光を，位相情報と光強度情報を変換する PCF に通すことによって書き込んだ位相パターンと同様の光強度パターンが得られる（図の上部中図）。任意の光強度パターンの光を，ビームスプリッタを用いて顕微鏡の上下に分岐させ，二つの対物レンズを用いて対象の物体に照射させることにより，顕微鏡の焦点面での多点トラップパターンを得ることができる（図の上部右図）。なお，図は文献[17)]のシステムを参考に作成した。

GPC 法の特徴は，比較的軽い計算コストで多点トラップを行うことができることである。ただし，現状は SLM の応答速度が数十 ms 程度であるため，応答速度が数百 μs 程度であるガルバノミラーと比べると操作速度は劣る。また，3 次元操作への拡張を行う際に，レーザを 2 本用いるか，s 偏光・p 偏光へと分岐させるなどの非常に複雑な光学系が必要となる。

3） CGH 法　CGH 法とは，GPC 法と同じく入射レーザ光に位相情報を書き込むことにより，光ピンセットによる多点トラップを行う方法である。CGH 法と異なる点は，PCF を用いず，レンズの持つフーリエ変換作用を利用して位相情報を空間情報に変換する点にある。

CGH 法による多点操作光ピンセットシステム構成の一例を**図 2.8** に示す。GPC と同様にレーザ光源から SLM にレーザを照射し，入力位相パターンを書き込む（図の上部左図）。その後，2 枚のレンズを通過する際にレンズにて光学的にフーリエ変換が行われ，顕微鏡の焦点面に多点トラップのパターンを得ることができる（図の上部右図）。なお，図中の spatial filter は，レンズを通した際に生じるゼロ次の散乱光を除去するためのものである。光学レンズによるフーリエ変換作用に関してここで取り扱うのはかなりページ数を要するため割愛させていただいたが，興味のある方は文献[18),19)]を参照されたい。

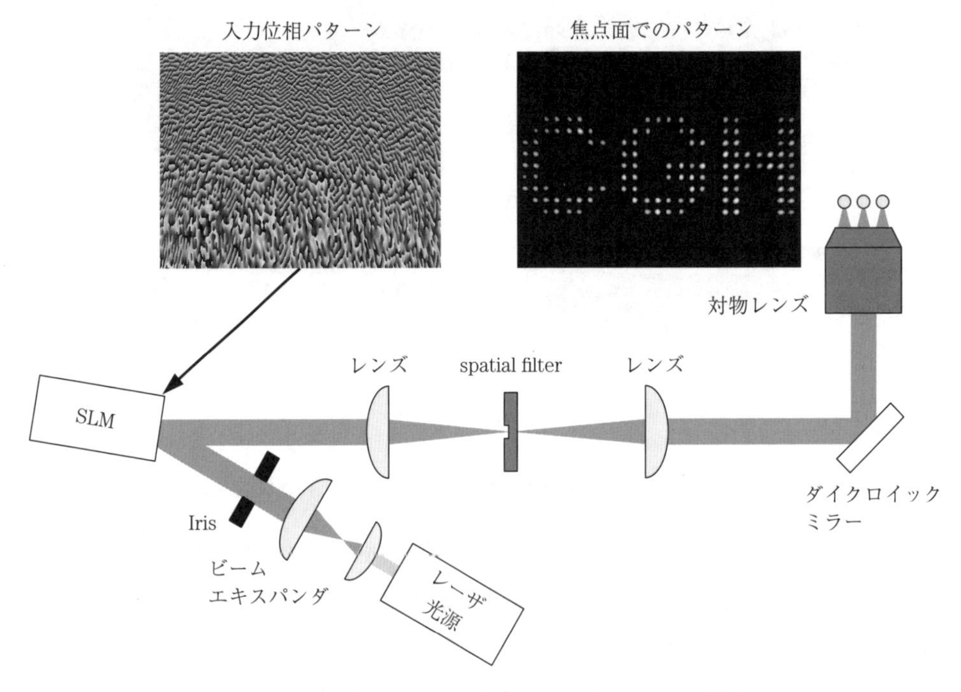

図 2.8　CGH 法による多点光ピンセットシステムの構成例

CGH 法の特徴は，GPC と同様に多点トラップを行うことができることであるが，一般に求める光強度パターンから入力位相パターンを解析的に求めることができない。そのため，コンピュータ上で最初に入力位相パターンを仮定し，フーリエ変換を行うことによってその解が求める光強度パターンと一致するかどうかを確認し，一致しなかった場合はその解と求めるパターンとの差から再度入力位相パターンを予測して，求める光強度パターンが得られるまで反復計算を行う必要がある。この計算にはサイズの大きい行列のフーリエ変換と反復計算が含まれるため長い計算時間を要し，通常のコンピュータを用いた計算では数Hz程度が限界である。この問題を克服するために，GPU（graphic processing unit）を用いた高速計算により250Hzの計算を実現しているシステムを，著者らのグループで開発している[20]。このように計算上の困難はあるが，GPCと異なり光学系に大きな変更を加えることなく三次元操作への拡張が可能であるなど，そのメリットも大きいといえるだろう。

以上，多点操作光ピンセットシステムの方法として，TSS法，GPC法，CGH法の三つを紹介したが，それぞれの特徴を**表2.2**にまとめる。この表からわかるように，少数の物体を高速に操作したい場合はTSS法を，多数の物体を操作したい場合はGPC法，もしくはCGH法を選択するのがよいといえるだろう。ただし，これらの特徴は新しい光学素子，デバイス，コンピュータ素子や計算手法などの登場によって大きく変わる可能性があるので，つねに最新の情報をもって目的に適したシステムの構築を検討されるのがよいだろう。

表2.2　多点操作光ピンセットシステムの比較

方　式	TSS法	GPC法	CGH法
操作速度	高速（少数トラップ） 低速（多数トラップ）	高速	高速
応答速度	高速	低速	低速
光学系	簡易	複雑	複雑
計算コスト	低い	低い	高い
3次元操作への拡張	困難	困難	容易

〔3〕**光ピンセットによる直接操作の応用例**　本項以降では，節の冒頭で分類した光による細胞操作のそれぞれの方法について応用例を紹介していく。まず本項では，光ピンセットを用いて細胞を直接トラップし，操作する方法の応用を紹介する。細胞のトラップ，搬送などの基本的な操作に関してはAshkinらにより光ピンセットが発明された際に実証されているが，そのほかの装置などと組み合わせることにより，さまざまな応用が行われている。

一例として，2002年にXieらによって報告された研究例を**図2.9**に示す[21]。この研究では波長785 nmのレーザを光ピンセットおよびラマン分光の励起光に用いている。ラマン分光は，光を照射する物質の分子構造に対応したスペクトルが得られるため，細胞内に含有される物質の同定などに有用であると考えられるが，広い波長領域にわたってスペクトルを得るのに通常は数秒間を要するため，浮遊細胞のラマンスペクトルを得るのは難しかった。そこでこの方法では，光ピンセットを用いて浮遊細胞を固定した状態でラマン分光を行うことに成功している。

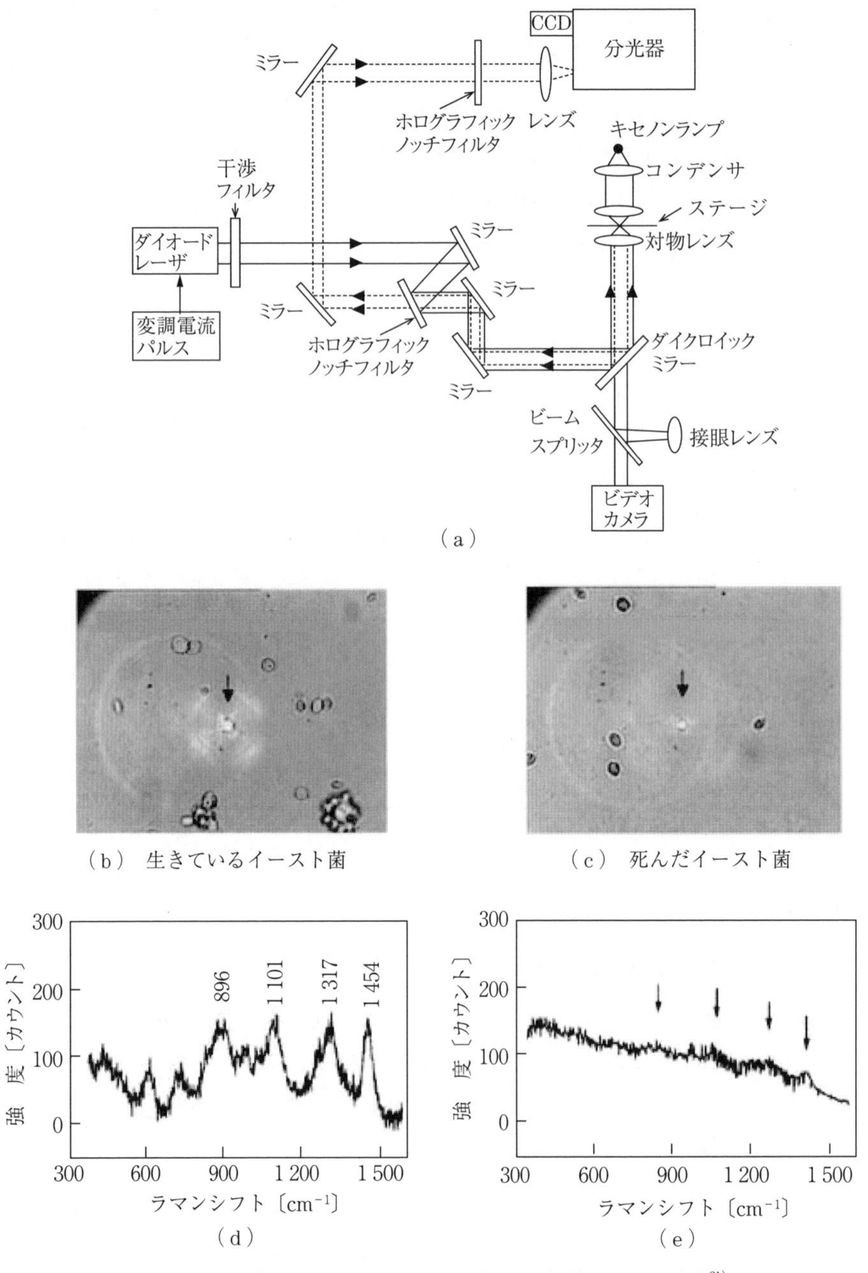

図 2.9　光ピンセットによりトラップされた細胞のラマン分光[21)]

〔4〕 **光ピンセットによる間接操作の応用例**　本項では，光ピンセットを用いてマイクロツールを操作し，細胞の間接操作を行う方法の応用例を紹介する。この方法の特徴として，細胞に直接レーザを照射しないので，細胞に与える熱的・光的なダメージが少ないことが挙げられる。また，特殊な機能・機構を持つツールを用いることによって直接操作では不

可能であった操作を行うことが可能となる。

図 2.10 に，1999 年に Hénon らによって報告された研究例を示す[22]。マイクロビーズを赤血球に付着させ，光ピンセットでマイクロビーズを引っ張ることにより，赤血球の変形能を定量評価している。

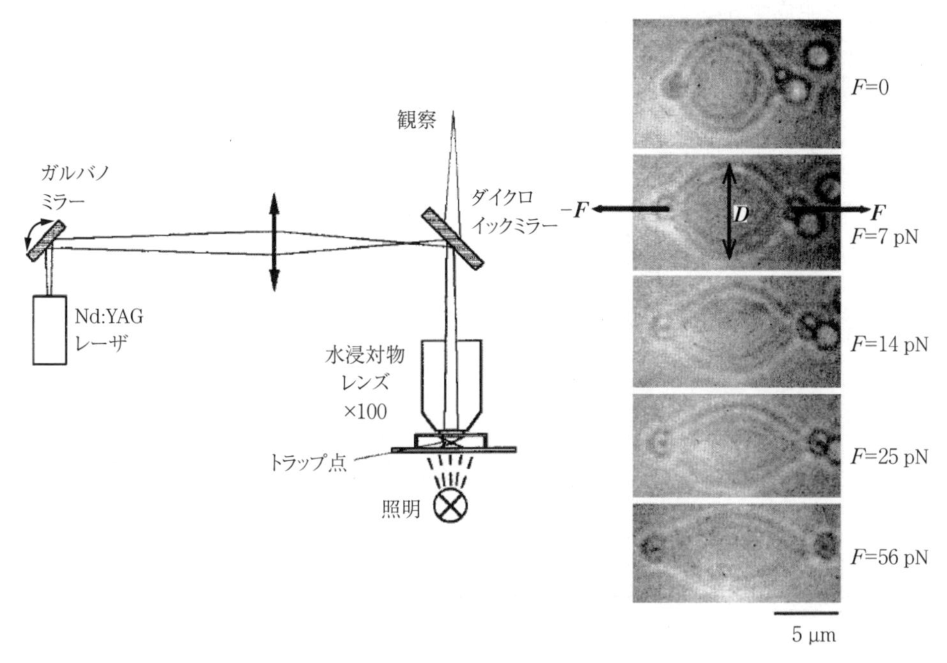

図 2.10　光駆動ビーズを用いた赤血球の変形評価[22]

また，**図 2.11** に 2005 年に市川らによって報告された研究例を示す[23]。この研究では温度応答性ゲルを混合した溶液中にレーザを照射することによって，照射点での温度上昇を利用

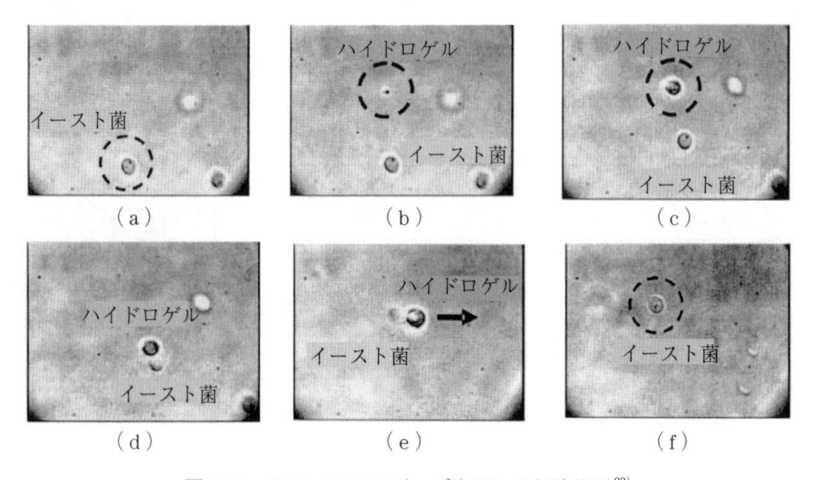

図 2.11　ゲルマイクロビーズを用いた細胞搬送[23]

してゲルマイクロビーズを生成し，細胞を付着させて搬送している。通常のマイクロビーズで搬送する場合は細胞とビーズの付着力が弱いため安定した搬送が難しいが，このツールでは細胞をゲルビーズに固定できるため搬送が容易となる。また，この温度応答性ゲルの反応は可逆であるため，レーザ照射を止めることによって再び溶液に戻り，必要なときのみその場でツールを生成することが可能となっている。

図 2.12 に，2012 年に Phillips らによって報告された研究例を示す[24)]。この研究では，力計測用マイクロツールを用いて微小物体のイメージングを行っている。二光子吸収露光法により作製されたマイクロツールを，多点操作光ピンセットによりトラップすることにより，

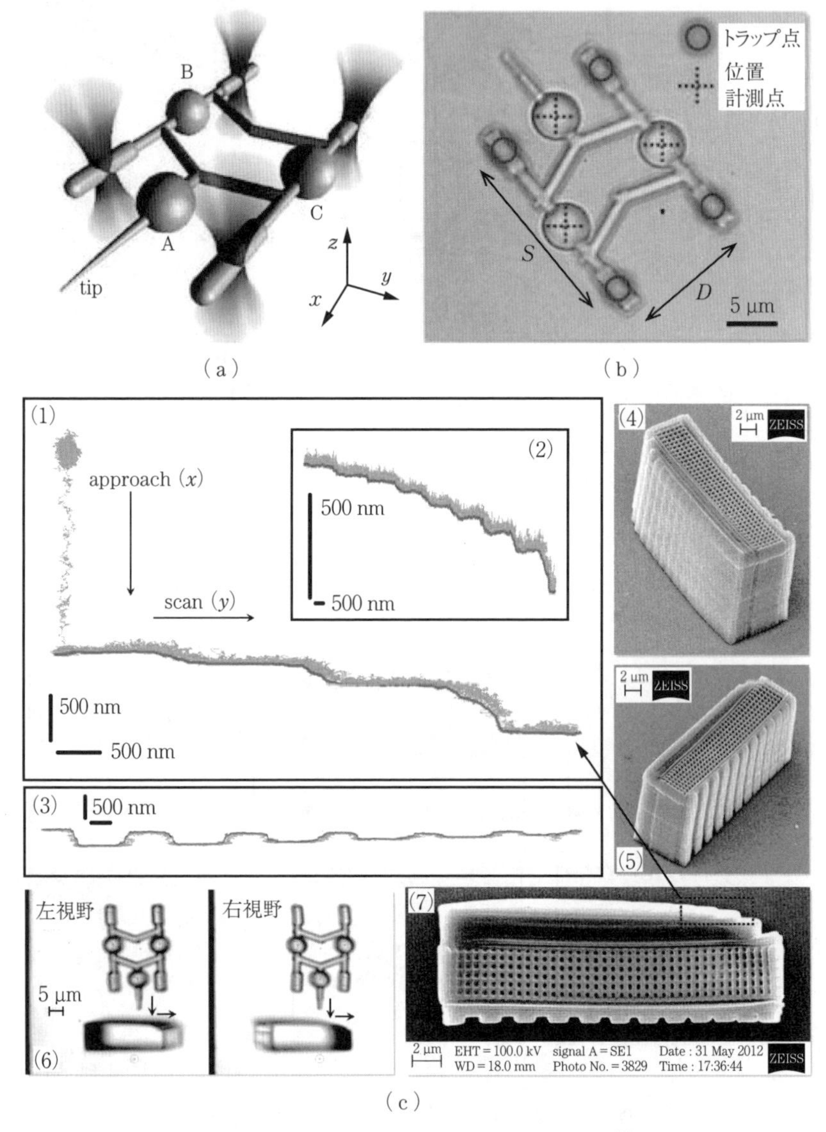

図 2.12　光駆動ツールを用いた力計測プローブ[24)]

フェムトニュートンオーダーの微小な力で物体にプローブを押し付けることができる。この際のツールの位置を3次元的に測定することにより，微小物体の表面形状の3次元イメージングを行っており，細胞の3次元表面形状の高精度計測などへの応用が期待されている。

〔5〕 **光ピンセット以外の光圧作用の応用例**　本項では，光ピンセットで細胞やマイクロツールをトラップする以外の光圧を用いた細胞操作法の応用例を紹介する。

図2.13は，2003年にMacDonaldらによって行われた研究例である。マイクロ流体チップ中に格子状の光パターンを照射することによって，細胞などの微小物体のサイズ，屈折率の違いを利用したソーティングを行っている。マイクロ流体チップ上にマイクロピラーを格子状に配置し，同様のサイズソーティングを行っている研究もあるが[25]，本手法ではチップ上にマイクロピラーを作製する必要がなく，任意のタイミングで任意の格子形状，パターンを生成できるのが利点といえるだろう。ただし，光パターンが物体に及ぼす力が小さいため，適用できる流速は数十 μm/s 程度に限られている。

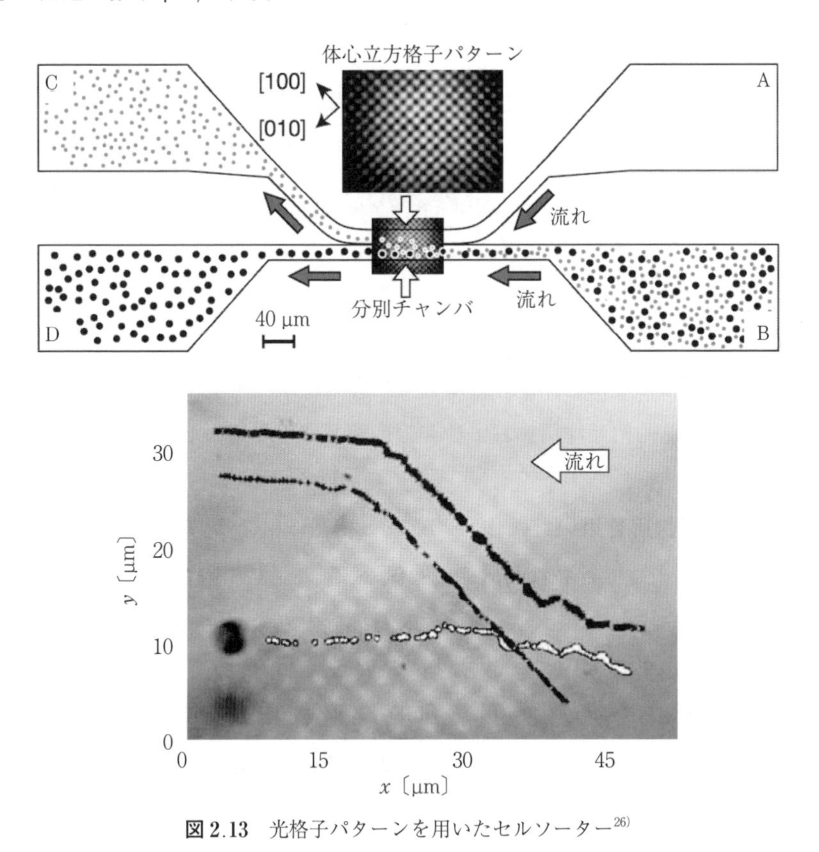

図2.13　光格子パターンを用いたセルソーター[26]

図2.14に，2005年にWangらによって行われたセルソーターの研究例を示す[27]。まず，一般的なセルソーターと同様に，目的の細胞の蛍光シグナルを高感度な光電子増倍管（photo

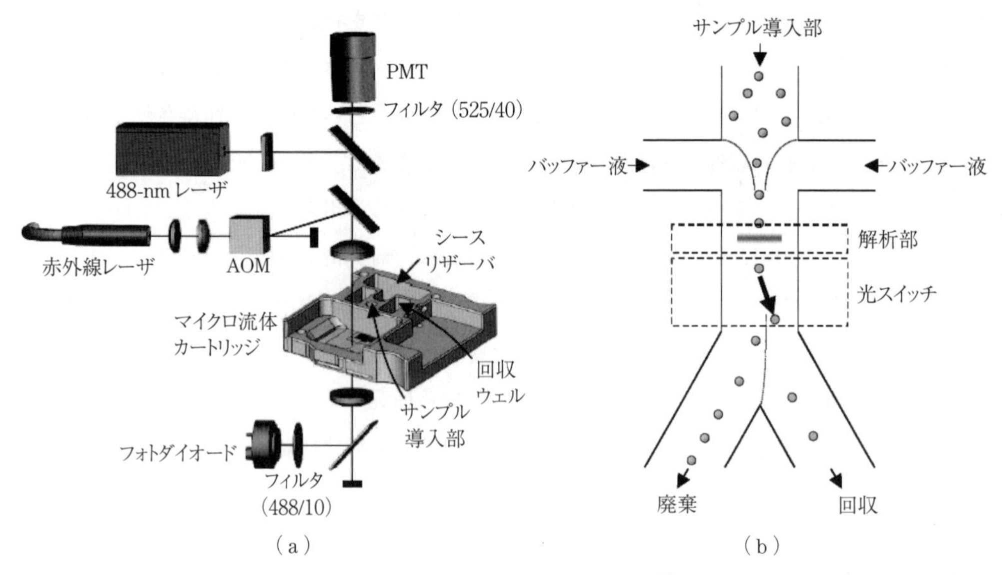

図 2.14　光圧を用いたセルソーター[27]

multiplier tube, PMT）で検出している。その後，音響光学変調器（acousto- optic modulator, AOM）を用いた高速レーザスキャンによって細胞に力を加え，ソーティングを行っている。このシステムを用いて，GFP 発現した HeLa 細胞を対象とし，最大 105.9 cell/s での高速ソーティングに成功している。

2.1.4　そのほかの操作

前項までで光圧を用いた細胞操作の応用例を紹介したが，本項ではそのほかの操作として光と物質の電気的，熱的相互作用，および非線形相互作用を用いた細胞操作の方法を紹介する。

〔1〕 **光電気相互作用を用いた操作**　　光電気相互作用を用いた細胞操作の例として，2005 年に Chiou らによって行われた研究例を**図 2.15** に示す[28]。ITO を用いた透明電極上にフォトコンダクターを作製すると，光を照射した部分のみ光電気相互作用によって導電性を与えることができる。したがって，この材料を基板とし，上面に ITO 電極を配置して基板間に交流電場を印加すると，光を照射した部分のみ局所的に交流電場が集中し，誘電泳動により微小物体の操作を行うことができる。この方法の利点として，光ピンセットと比べて広範囲に強い力が発生可能，かつ光ピンセットと同程度の高分解能での細胞操作が可能である，という特徴がある。

〔2〕 **光熱相互作用を用いた操作**　　光を物体に照射した際に，光は物体に吸収され熱へと変換される。この相互作用は，例えば日光を受けた際に温かさを感じるように，マクロな

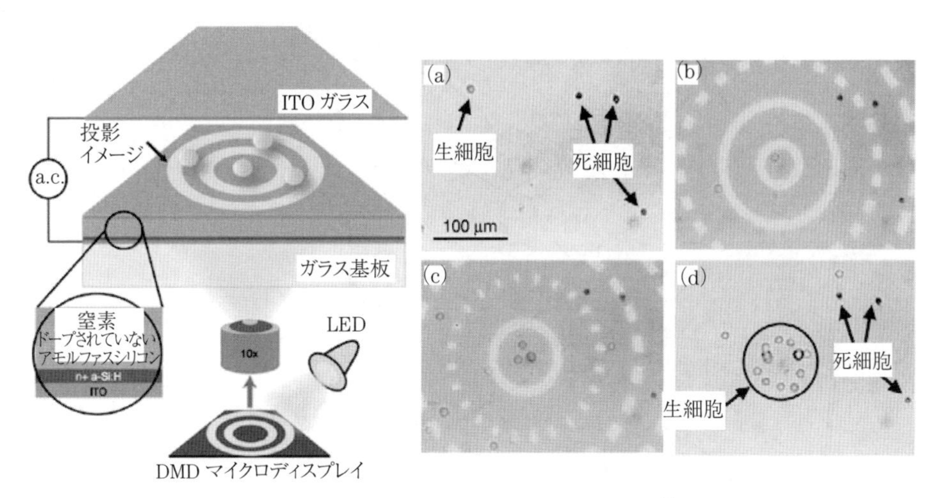

図 2.15　光電気相互作用を用いた細胞操作[28]

スケールでも同様に生じるため，比較的理解しやすいと思う。ミクロなスケールにおいて異なる点は，加熱対象となる物体のサイズが小さくなるため，加熱現象が非常に短時間で起きることにある。そのため，光熱相互作用を用いて高速な細胞操作へ応用する方法が多数提案されている。

光熱相互作用を利用した細胞操作の例として，2006 年に白崎らによって行われた研究例を**図 2.16** に示す[29]。この研究では，温度応答性ゲルを培養液に混合し，レーザを照射することによって局所的に培養液の温度上昇を引き起こし，ゲルを硬化させバルブとして用いるという方法を採っている。このバルブを分岐流路の一方で駆動させることにより，目的の細胞を分離することが可能となっている。マイクロスケールでの温度上昇が非常に早いため，ゲルバルブの応答時間は数 ms と高速な駆動が実現されており，大腸菌を用いたソーティングを行った際に最大 25.4 cell/s の処理能力を実現している。

光熱相互作用を利用したもう一つの細胞操作の例として，2007 年に Tan らによって行われた研究を**図 2.17** に示す。ここでは，マイクロ流体チップ中に単一の細胞が入るサイズのポケットを作製しておき，まず細胞を流すことによってそこにトラップする。なお，それぞれのポケットおよび流路の形状は，細胞がポケットにトラップされたらつぎのポケットにトラップされるように配管抵抗を考慮して設計されている。このようにトラップされた細胞のうち，任意の細胞を取り出すために，ポケットの近傍にパターニングされたアルミニウムに赤外線レーザを照射することによって急激な温度上昇および気泡を発生させる。発生した気泡によって目的の細胞はポケットから押し出され，流路の下流で回収することが可能となっている。

〔3〕 **非線形作用を用いた操作**　本項では，光と物質の非線形相互作用を利用した細胞

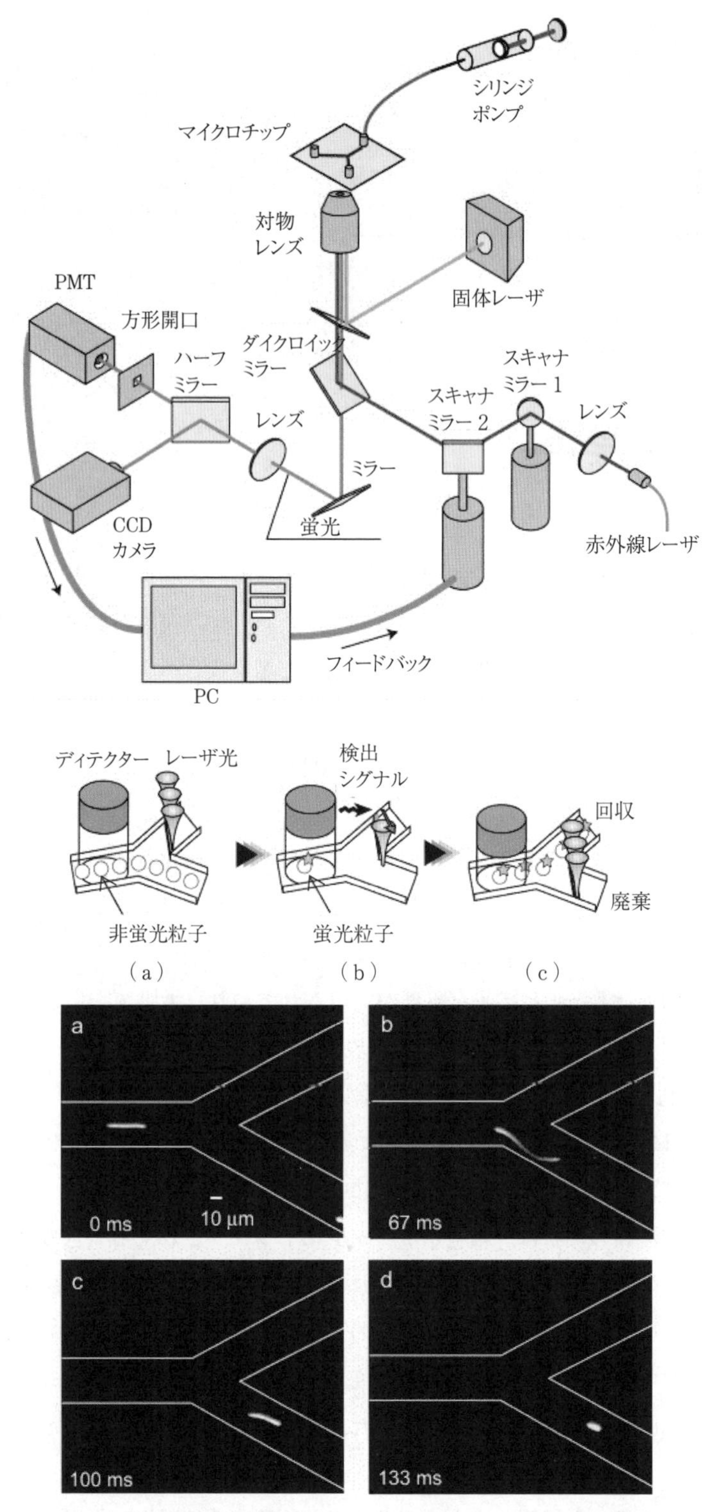

図 2.16　光熱相互作用を用いた細胞ソーティング[29)]

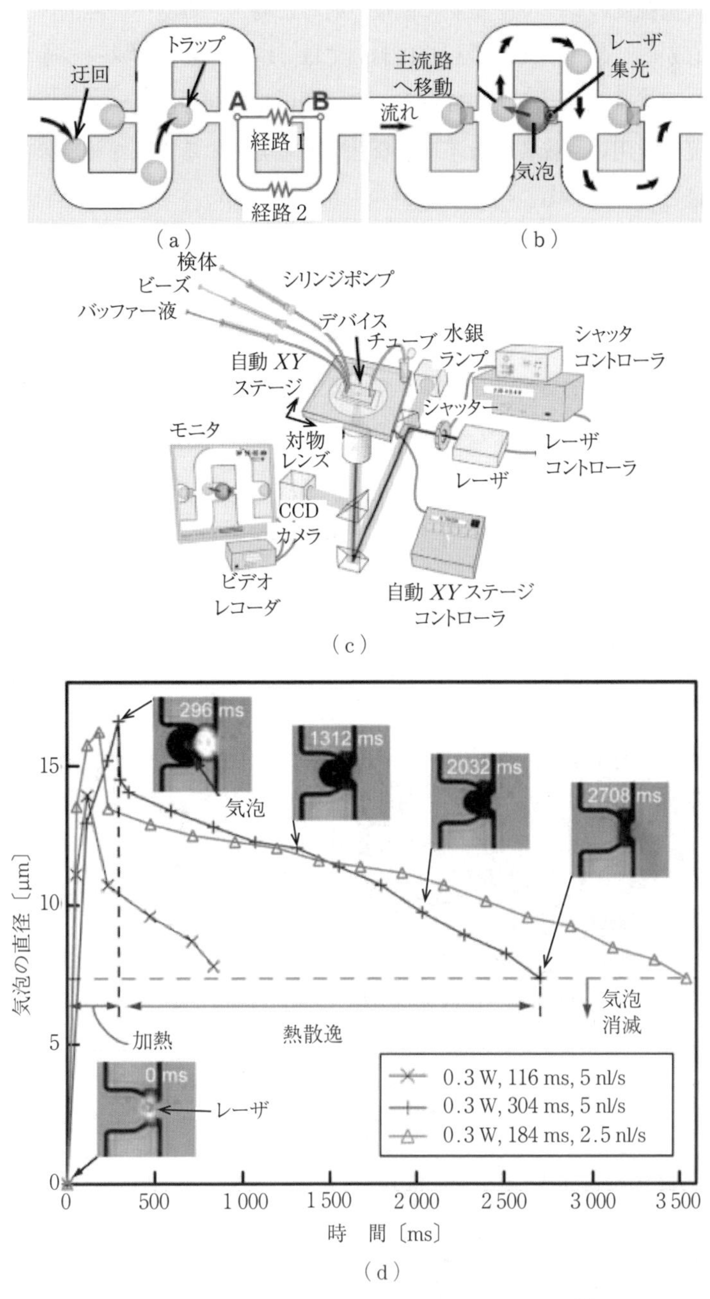

図 2.17　光熱相互作用を用いた細胞リリース操作[30)]

操作の応用例を紹介する。先述のように，非線形相互作用とは長短パルスで高いピークエネルギーを持つレーザを物質に照射した際に生じる作用である。ピコ秒以下の長短パルスレーザを高倍率のレンズで集光し水に照射した際に，その集光点では高効率な非線形過程により水の急激な形態変化及びそれに起因する衝撃波やキャビテーションバブルの発生が引き起こされる。通常，高強度のレーザを細胞に直接照射した場合，細胞への熱的・光的ダメージが懸念される。しかし，超短パルスレーザにおいては，細胞に熱的ダメージが生じない程度に積算エネルギーを低く保ったまま，ピーク強度の高いレーザを照射することができる。そのため，通常の光圧を用いた操作では不可能な強い力を発生するような細胞操作や，超高速な細胞操作が可能となっている。

フェムト秒レーザ照射による細胞操作の例として，2011 年に細川らによって行われた研究例を**図 2.18** に示す[31]。フェムト秒レーザを液体に照射した際に発生する衝撃波を用いることによって，通常 pN オーダーの力しか発生することのできない光圧では剥離が不可能な細胞どうしの結合を剥離することに成功している。また，原子間力顕微鏡を用いてこの衝撃波の力積を定量化し，細胞種による細胞接着力の違いを計測している。

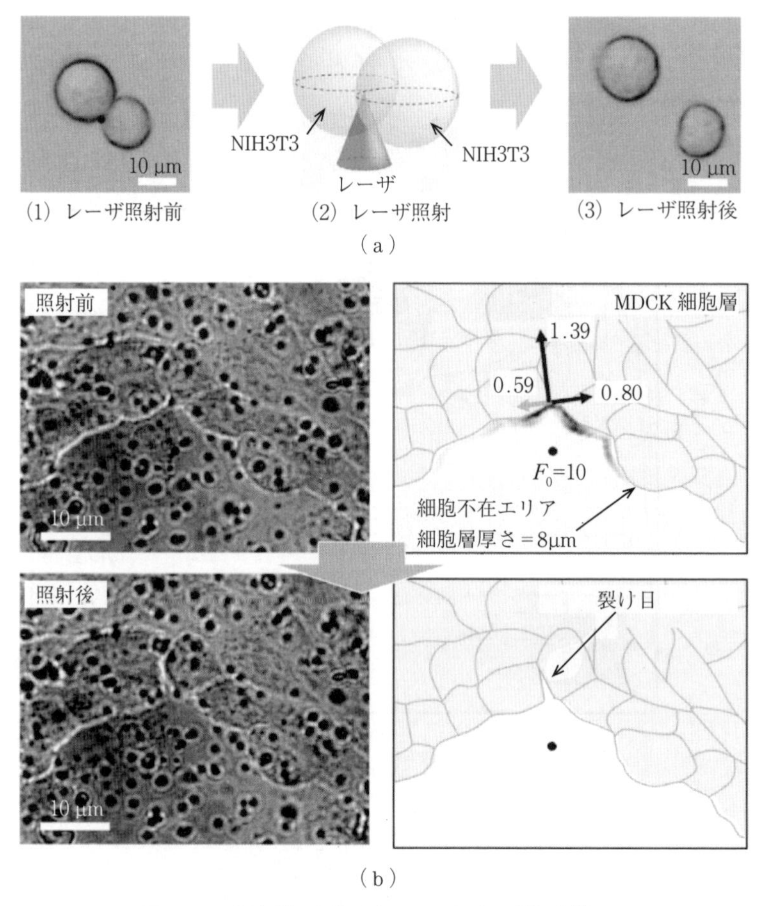

図 2.18　非線形相互作用を用いた細胞剥離操作[31]

非線形光学作用を用いた細胞操作のもう一つの例として，2012 年に Wu らによって行われた研究例を**図 2.19** に示す[32]。ここでは，マイクロ流体チップ内にナノ秒レーザを照射し，

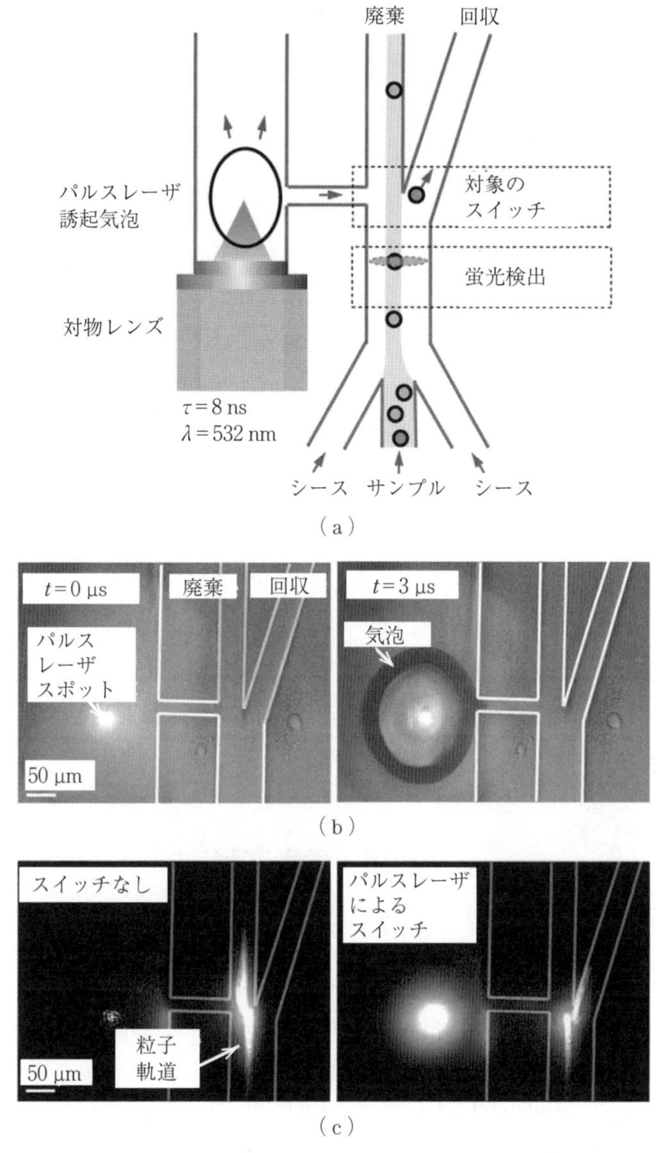

図 2.19　非線形相互作用を用いた細胞ソーティング[32)]

そこで生じた溶液の流れを用いて細胞のソーティングを行っている。この流れが生じる時間は数～数十 μs であるため，非常に高速な細胞のソーティングが可能となっている。なお，同グループの著者らは，この技術に加えて細胞の配列機能などをマイクロ流体チップ上に集積することにより，ヒトの血球細胞株を対象として 6 000 cell/s という高速な細胞ソーティングを実現している[33)]。

2.1.5 お わ り に

本節では，光ピンセットをはじめとする光を用いた細胞操作の方法を説明した。光を用いた細胞操作の一般的な特徴として，利点・欠点をここで再度述べると，非接触・高精度な細胞操作が可能であるが，光が細胞に及ぼす力が弱いため高速な細胞操作には適さないことである。しかし，さまざまなシステムやマイクロ流体チップ，マイクロツールなどを光と組み合わせることによりこの欠点を補い，多数の細胞の独立・並列操作，ツールを用いた細胞への力刺激印加，高速細胞ソーティングなど，非常に幅広い応用へと展開することが可能な技術である。特に，光ピンセットのバイオ応用に関しては，システム構築や操作・制御の基盤技術が現在までにかなり成熟しており，今後はそれらのシステムを適用する対象を拡張したり，ほかの技術と組み合わせたりするなど，アイディアしだいで応用の可能性が無限に広がっているといっても過言ではないと思う。このことは，Ashkinが世界で初めて細胞を光ピンセットで操作してから約30年が経ったいまでも，光を用いた細胞操作に関する革新的な研究が絶えず発表されていることからも，おわかりいただけるだろう。何より，“光”というわれわれの感覚からいえば実体がないものを用いて物体を操作するという不可思議な技術は，われわれの知的好奇心を絶えず刺激し続け，革新的な研究を行うことに対する意欲をかき立ててくれる。本節が，この技術の魅力を多少なりとも読者に知っていただく一助となれば幸いである。

引用・参考文献

1) E.F. Nichols and G.F. Hull, “A preliminary communication on the pressure of heat and light radiation,” *Phy. Rev.*, vol. 13, pp. 307–320, 1901.

2) D.G. Jay, “Selective destruction of protein function by chromophore-assisted laser inactivation,” *Proc. Nat., Acad. Sci.*, vol. 85, pp. 5454–5458, 1988.

3) A. Ashkin, “Acceleration and trapping of particles by radiation pressure,” *Phys. Rev. Lett.*, vol. 24, no. 4, pp. 156–159, 1970.

4) A. Ashkin, J.M. Dziedzic, J.E. Bjorkholm, and S. Chu, “Observation of a single-beam gradient force optical trap for dielectric particles,” *Opt. Lett.*, vol. 11, no. 5, pp. 288–290, 1986.

5) A. Ashkin and J.M. Dziedzic, “Optcal trapping and manipulation of viruses and bacteria,” *Science*, vol. 235, pp. 1517–1520, 1987.

6) A. Ashkin, M.J. Dziedzic, and T. Yamane, “Optical trapping and manipulation of single cells using infrared laser beams,” *Nature*, vol. 330, pp. 769–771, 1987.

7) W.H. Wright, G.J. Sonek, and M.W. Berns, “Radiation trapping forces on microspheres with optical tweezers,” *App., Phys. Lett.*, vol. 63, no. 6, pp. 715–717, 1993.

8) K. Svoboda and S. M. Block, “Biological applications of optical forces,” *Annual Review of Biophysics and Biomolecular Structure*, vol. 23, pp. 247–285, 1994.

9) 浮田宏生，マイクロメカニカルフォトニクス，森北出版，2002.
10) A. Ashkin, "Forces of a single-beam gradient laser trap on a dielectric sphere in the ray optics regime," *Biophysl. J.*, vol. 61, pp. 569-582, 1992.
11) K. Sasaki, M. Koshioka, H. Misawa, N. Kitamura, and H. Masuhara, "Pattern formation and flow control of fine particles by laser-scanning micromanipulation," *Opt. Lett.*, vol. 16, no. 19, pp. 1463-1465, 1991.
12) C. Mio, T. Gong, A. Terray, and D.W.M. Marra, "Design of a scanning laser optical trap for multiparticle manipulation," *Rev. Sci. Instrum.*, vol. 71, no. 5, pp. 2196-2200, 2000.
13) F. Arai, K. Yoshikawa, T. Sakami, and T. Fukuda, "Synchronized laser micromanipulation of multiple targets along each trajectory by single laser," *Appl. Phys. Lett.*, vol. 85, no. 19, pp. 4301-4303, 2004.
14) J. Glückstad and P.C. Mogensen, "Optimal phase contrast in common-path interferometry," *Appl. Opt.*, vol. 40, no. 2, pp. 268-282, 2001.
15) R.L. Eriksen, P.C. Mogensen, and J. Glückstad, "Multiple-beam optical tweezers generated by the generalized phase-contrast method," *Opt. Lett.*, vol. 27, no. 4, pp. 267-269, 2002.
16) P.J. Rodrigo, V.R. Daria, and G. Jesper, "Four-dimensional optical manipulation of colloidal particles," *Appl. Phys. Lett.*, vol. 86, p. 074103, 2005.
17) P.J. Rodrigo, I.R. Perch-Nielsen, C.A. Alonz, and J. Glückstad, "GPC-based optical micromanipulation in 3D real-time using a single spatial light modulator," *Optics Express*, vol. 14, no. 26, pp. 13107-13112, 2006.
18) E. Hecht，尾崎義治，朝倉利光，ヘクト光学Ⅲ，丸善出版，2003.
19) J.W. Goodman，尾崎義治，朝倉利光，フーリエ光学，森北出版，2012.
20) K. Onda and F. Arai, "Multi-beam bilateral teleoperation of holographic optical tweezers," *Optics Express*, vol. 20, no. 4, pp. 3633-3641, 2012.
21) C. Xie, M.A. Dinno, and Y.-q. Li, "Near-infrared raman spectroscopy of single optically trapped biological cells," *Opt. Lett.*, vol. 27, no. 4, pp. 249-251, 2002.
22) S. Henon, G. Lenormand, and A. Richert, "A new determination of the shear modulus of the human erythrocyte," *Biophys. J.*, vol. 76, pp. 1145-1151, 1999.
23) A. Ichikawa, F. Arai, K. Yoshikawa, T. Uchida, and T. Fukuda, "In situ formation of a gel microbead for indirect laser micromanipulation," *Appl. Phys. Lett.*, vol. 87, p. 191108, 2005.
24) D.B. Phillips, G.M. Gibson, R. Bowman, M.J. Padgett, S. Hanna, D.M. Carberry, M.J. Miles, and S.H. Simpson, "An optically actuated surface scanning probe," *Optics Express*, vol. 20, no. 28, pp. 29679-29693, 2012.
25) L.R. Huang, E.C. Cox, R. H. Austin, and J.C. Sturm, "Continuous particle separation through deterministic lateral displacement," *Science*, vol. 304, pp. 987-990, 2004.
26) M. P. MacDonald, G. C. Spalding, and K. Dholakia, "Microfluidic sorting in an optical lattice," *Nature*, vol. 426, pp. 421-424, 2003.
27) M.M. Wang, E. Tu, D.E. Raymond, J.M. Yang, H. Zhang, N. Hagen, B. Dees, E.M. Mercer, A.H. Forster, I. Kariv, P.J. Marchand, and W.F. Butler, "Microfluidic sorting of mammalian cells by optical force switching," *Nature biotechnology*, vol. 23, no. 1, pp. 83-87, 2005.
28) P.Y. Chiou, A.T. Ohta, and M.C. Wu, "Massively parallel manipulation of single cells and

microparticles using optical images," *Nature*, vol. 346, no. 21, pp. 370–372, 2005.

29) Y. Shirasaki, J. Tanaka, H. Makazu, K. Tashiro, S. Shoji, S. Tsukita, and T. Funatsu, "On-chip cell sorting system using laser-induced heating of a thermoreversible gelation polymer to control flow," *Anal. Chem.*, vol. 78, no. 3, pp. 695–701, 2006.

30) W.-H. Tan and S. Takeuchi, "A trap-and-release integrated microfluidic system for dynamic microarray applications," *Proc. Natl. Acad. Sci.*, vol. 104, no. 4, pp. 1146–1151, 2007.

31) Y. Hosokawa, M. Hagiyama, T. Iino, Y. Murakami, and A. Ito, "Noncontact estimation of intercellular breaking force using a femtosecond laser impulse quantified by atomic force microscopy," *Proc. Natl. Acad. Sci.*, vol. 108, no. 5, pp. 1777–1782, 2011.

32) T.-H. Wu, Y. Chen, S.-Y. Park, J. Hong, T. Teslaa, J.F. Zhong, D.D. Carlo, M.A. Teitell, and P.-Y. Chiou, "Pulsed laser triggered high speed microfluidic fluorescence activated cell sorter," *Lab on a Chip*, vol. 12, pp. 1378–1383, 2012.

33) Y. Chen, A.J. Chung, T.H. Wu, M.A. Teitell, D.D. Carlo, and P.Y. Chiou, "Pulsed laser activated cell sorting with three dimensional sheathless inertial focusing," *Small*, vol. 10, no. 9, pp. 1746–1751, 2014.

34) T.N. Buican, M.J. Smyth, H.A. Crissman, G.C. Salzman, C.C. Stewart, and J.C. Martin, "Automated single-cell manipulation and sorting by light trapping," *Appl. Opt.*, vol. 26, no. 24, pp. 5311–5316, 1987.

35) D.J. Odde and M.J. Renn, "Laser-guided direct writing of living cells," *Biotechnology and Bioengineering*, vol. 67, no. 3, pp. 312–318, 2000.

▶ 2.2 磁気駆動マイクロロボットによる操作 ◀

2.2.1 は じ め に

近年の再生医療技術などの発展に伴い，単一細胞レベルの操作を行う大きなニーズが存在する。さまざまなサイズの微小な単一細胞（直径数十～数百 μm）を自在に操作するためには手作業では限界があるため，ロボット技術の応用が非常に有効である。古くから，単一の浮遊細胞の操作を行うために，市販のマイクロマニピュレータ装置を用いて，顕微鏡下に配置された細胞への刺激・位置決め・薬剤注入といった微細操作が行われている[1)～3)]。しかしながら，この方法では装置のサイズが大きいことに起因して駆動速度や位置決め性能に限界があったり，オペレータに高い操作技術が求められるという問題がある。したがって，大型のロボットを顕微鏡の両脇に設置するのではなく，顕微鏡下で超小型化ロボットを細胞のすぐ近くに配置して，細胞の近傍で操作を行うのが理想である[4)]。

このような背景に対して，近年では微細加工技術を用いて磁性体でロボット（ツール）を作成し，そのロボットに対して外部から発生させた磁場（磁界）により駆動する“磁気駆動方式マイクロロボット”の細胞操作技術が盛んに研究開発されている。ロボットの駆動源として利用する磁場は，生体に対して影響が少なく電磁石（電磁コイル）や永久磁石を用いることで容易に発生させることができるため，ほかの駆動力を利用した場合と比較して駆動系の構造が単純で低コストである。また，磁性体のロボットを磁力により遠隔から非接触操作できるため，特にマイクロ流体チップとの相性が良く，外乱の少ない閉空間内で環境制御を行いながら安定した細胞操作を実現できる[5]。さらに，フォトリソグラフィーなどの微細加工技術を用いることでロボットと環境制御のためのマイクロ流路を集積化した実験系を構築することが可能である。

2.2.2 駆動方式による分類

磁気駆動マイクロロボットの駆動方法による分類を行い，それぞれの特徴について示す。

〔1〕 **電磁石を用いる方法**　この方法では，磁性体で作成されたロボット（ツール）の駆動に電磁石を用いる。電磁石は磁性材料の芯の周りにコイルを巻き，そのコイルに通電することによって一時的に磁力を発生させることができるため，この磁力によってロボットを操作する。この駆動方法の利点は，コイルに加える電流を制御することで，発生させる磁力の大きさや方向を制御できる点にある。一方で，大きな駆動力を得るためにはコイルの巻数を増やすか流す電流を大きくすればよいが，電磁石全体のサイズや発熱量を考慮する必要がある。

このような点を考慮して，Yamanishi らは**図 2.20** のように 2 個の電磁石を用いて電磁石の極性を切り換えることで電磁石のサイズよりも小さな磁性体（ツール）の位置決め制御を行う方法を提案している[6]。さらに，**図 2.21** に示すように磁気ニードルをマイクロチップ内に配置して電磁石によって発生させた磁場をツールの先端付近に集中させることで，180 Hz という高速動作を実現している[7]。また，顕微鏡（カメラ）による視覚フィードバック制御と組み合わせることで，直径 100 μm 程度の微粒子や浮遊細胞（ブタ卵子）のソーティング

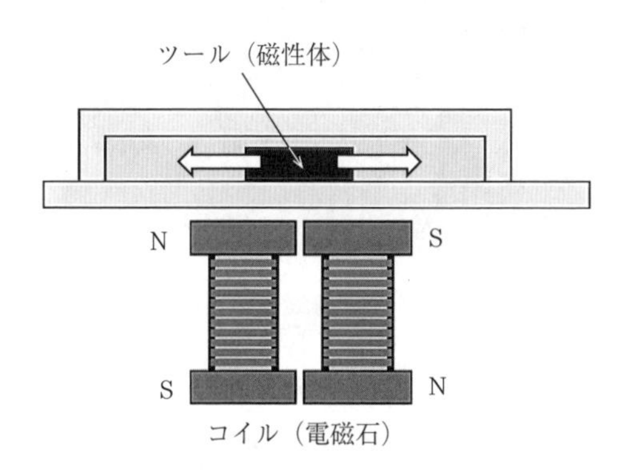

図 2.20　電磁石を用いた駆動方法の一例

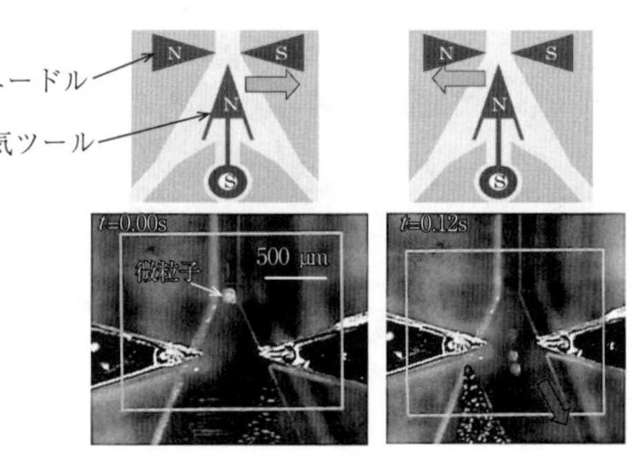

図 2.21　高速ソーティングへの応用

を行うことができる。

〔2〕 **電磁コイルを用いる方法**　　電磁石によって発生させた磁場勾配を用いてロボットを駆動する方法について説明する。空間的に磁場勾配を生成するためには，ヘルムホルツコイルがよく用いられる。ヘルムホルツコイルは空芯で同心円の二つのコイルを1組として用い，通常のコイルに比べて広範囲に均一な磁場を発生させる事ができる。さらに，**図2.22**に示すようにこのコイルを複数組み合わせ，各軸の磁場を合成して発生磁場の方向を制御することでロボットを液中で3次元的に制御することができる。

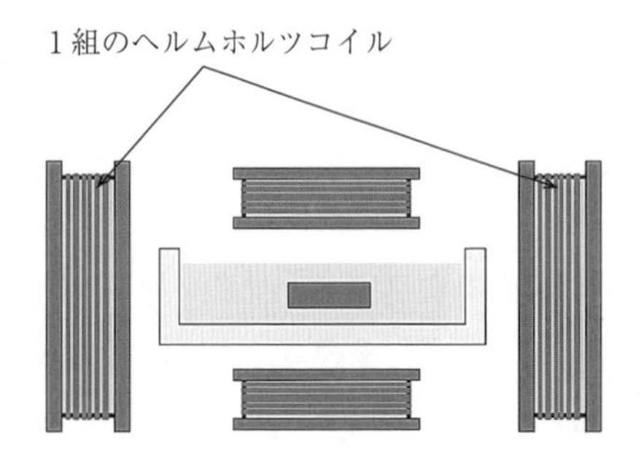

図2.22　ヘルムホルツコイルを用いた駆動方法の一例（コイルが2組の場合の構成）

この原理を応用し，コイルを複数個組み合わせることで，微細加工で作製したロボットを液中で駆動させるためのさまざまな方式が提案されており，3次元空間内でのロボットの高精度位置決めも実現されている。その中でも，Nelsonらは例えばらせん運動を行うマイクロロボットを微細加工技術で作製し[8)]，ヘルムホルツコイルで姿勢制御を行うことで水中での多自由度駆動を実現させている[9)]（**図2.23**）。また，微小ばねと質量から構成されたマイクロロボットを開発し，外部から周波数状の磁場を与えてロボットを共振振動させて2次元平面を駆動させる方法も提案されている[10)]。一方，Sittiらもヘルムホルツコイルを複数組み合

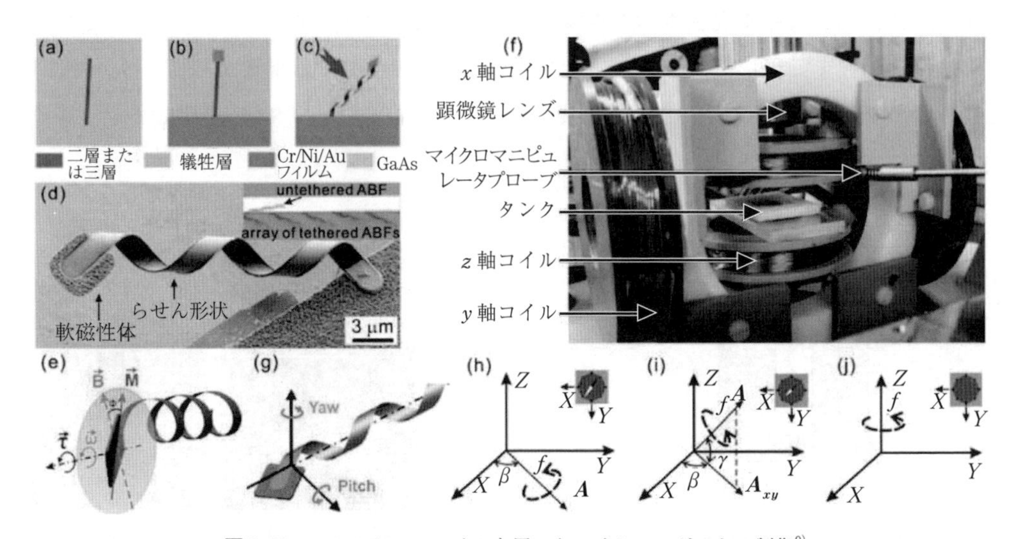

図2.23　ヘルムホルツコイルを用いたマイクロロボットの制御[9)]

わせた駆動系を開発し，マイクロロボットにかかる垂直方向と水平方向の磁場を切り換えて駆動させる方法を提案している[11]。**図 2.24** に示すように，ロボット移動時に生じるスティックスリップ効果を積極的に利用して，2 次元平面を動作するプレート型のロボットの位置決め制御を行っている。さらに，この方法を発展させることで複数対象物のアセンブリも達成している[12]。また，Huang らは，マイクロ流体チップ内での利用を想定したマイクロロボットを開発しており，四つの電磁コイルによる駆動系を用いてロボットの位置決め制御を行うことで，広いワーキングスペース内で微粒子やマイクロバブルの操作や搬送が可能であることを示している[13]（**図 2.25**）。

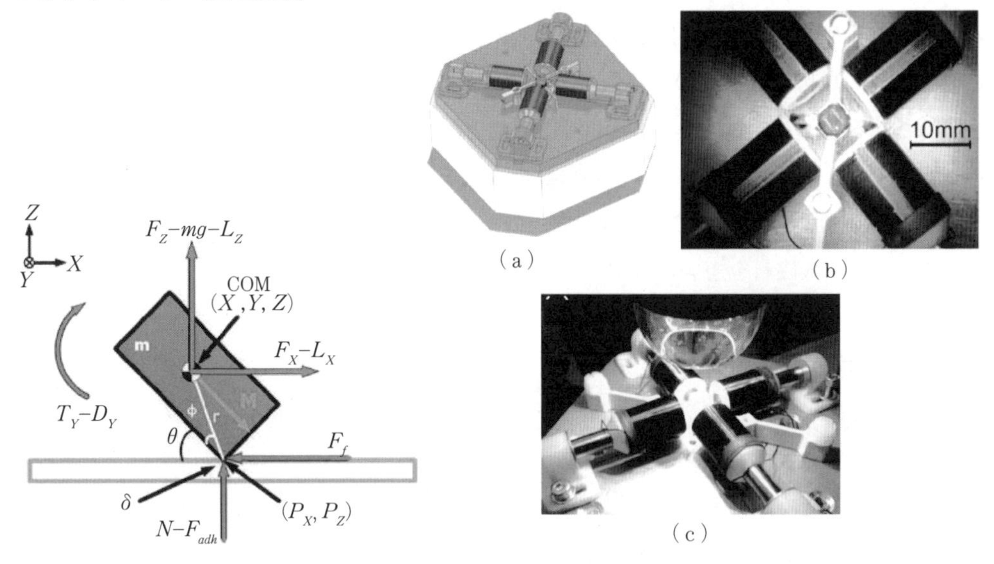

図 2.24　スティックスリップ効果のモデル[11]

図 2.25　ロボットの駆動系[13]

最近では，これらの方法を用いて単一微粒子や細胞操作への具体的な応用を想定した研究も進展している[14)~16)]。本方式では，ロボットの高い位置決め精度を得られる特徴があるが，電磁石の場合と同様にロボットの駆動力を大きくするためにはコイルの巻数を増やすか流す電流を大きくする必要がある。したがって，顕微鏡周辺に配置する駆動系のサイズや発熱を考慮してコイルを設計する必要があるため，開発されているロボットの発生力としてはマイクロニュートンオーダーのものが主流となっている。

〔3〕 **永久磁石を用いる方法**　永久磁石は電磁コイルと同じサイズでも，10〜100 倍の比較的大きな強さの磁場を発生できるという特徴がある[17]。この特徴を生かし，永久磁石の位置や姿勢を変化させることで磁性体の動作を制御する方法が提案されている。Gauthier らは**図 2.26**（a）のように永久磁石を水平方向に動かすことで，基板上の磁性体の位置決めを行う方法を提案している[18]。一般的に，このような方式では磁性体が磁力により基板に引き付けられて，磁性体と基板の間の静止摩擦力が大きくなる。この方式では，摩擦力を超え

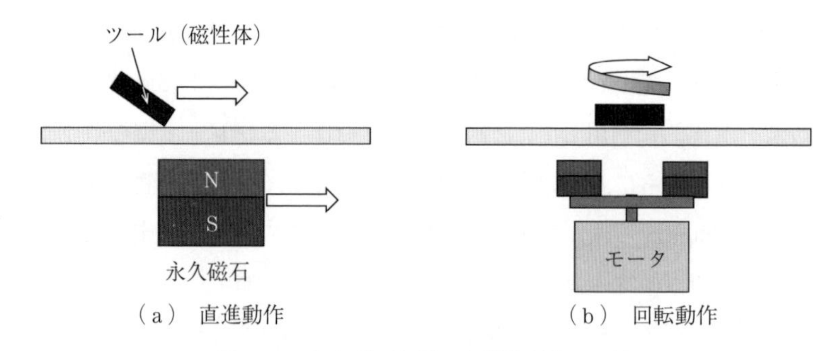

図 2.26　永久磁石を用いた駆動方法の一例

る力が加わるとロボットが突然滑りだす“スティックスリップ現象”を積極的に利用することで磁性体の高精度位置決めを達成している。また，図（b）のようにモータを用いて磁石を回転させることでロボットを回転させる駆動方法も提案されている[19]。

2.2.3　磁気駆動ロボットの駆動性能向上のための方策

ここでは，永久磁石を用いたロボットの駆動方式を例に取り，磁気駆動方式ロボットを用いる際に生じる本質的な問題点とその解決方法について示す。

〔1〕 **位置決め性能の向上**　ロボットを高精度に位置決めするには，外部に配置した永久磁石の動きに対してロボットの追随性が良いことが必須の条件である。しかしながら，磁気駆動方式を用いて平面状の磁性体（ロボット）を動作させる際，ロボットが磁力で基板に引き付けられるため，ロボットと基板の間の静止摩擦力が大きくなる。これにより二つの問題が生じてロボットの位置決めが難しくなる。

① 磁石をある程度動かすまで，ロボットが追従しない領域が存在する。（不感帯）

② 磁石をさらに動かしていき，磁力によってロボットが引き付けられる力が静止摩擦力を超えた瞬間にロボットが突然動き出してしまう（スティックスリップ現象）。

これに対し，2.2.2〔3〕で示したように，スティックスリップ現象を積極的に利用した駆動方法もあるが，ロボットが細胞操作などで繰り返し往復動作を行うような場合は不感帯が問題となり，精密な位置決めは期待できない。細胞操作への応用を想定し，ロボットをスムーズかつ精密に位置決めするためには，ロボット底面と基板間に作用する静止摩擦力をいかに低減するかが重要となる。これに対し，以下のような方法が提案されている。

（1） **磁石の配置方向による検討**[20]　**図 2.27** に FEM（有限要素法）による数値シミュレーションの結果を示す。ここで，ネオジム磁石（166 mT）は寸法が ϕ 1.0×1.0 mm，ロボット（Ni）は ϕ 1.0×0.05 mm のものを用いている。

図（a）に示す縦置き型の場合，磁力は鉛直方向に作用し，ロボットが基板に押し付けられることで静止摩擦力が大きくなり，結果として位置決め精度の劣化につながる。一方，図

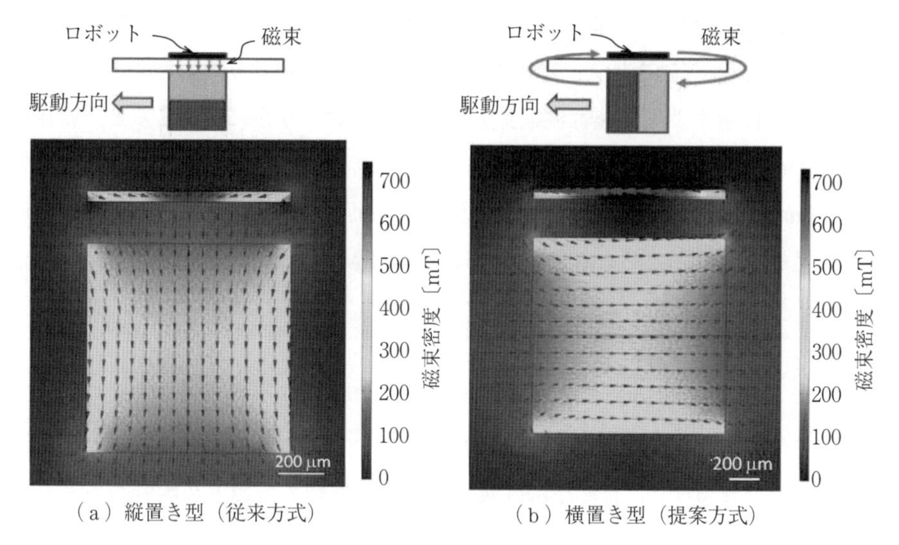

（a）縦置き型（従来方式）　（b）横置き型（提案方式）

図 2.27　（口絵 8 参照）磁石の配置方向による磁束方向の違い（画像の中の矢印は磁束ベクトル）

(b) に示す横置き型の場合，磁石の極性が駆動方向と平行になるように配置し，かつ，磁石とロボットが同一のサイズとなるように設定することで，磁束がロボットを介して閉空間となり，ロボット付近では磁束が駆動方向と平行になるため，効率よく磁束を駆動力に変換可能である。

さらに，ロボット中心付近では下向きの力がなくなるため摩擦を低減し，磁石を動かした場合のロボットの追従性が向上する。**図 2.28** に，磁石を水平方向に移動させた場合のロボットの駆動性能を評価した結果を示す。縦置き型の場合，目標軌道に対して追従誤差が大きいのに対し，横置き型では最大で応答性が 5 倍程度向上し，位置決め誤差が 10 倍程度減少することを実証している。

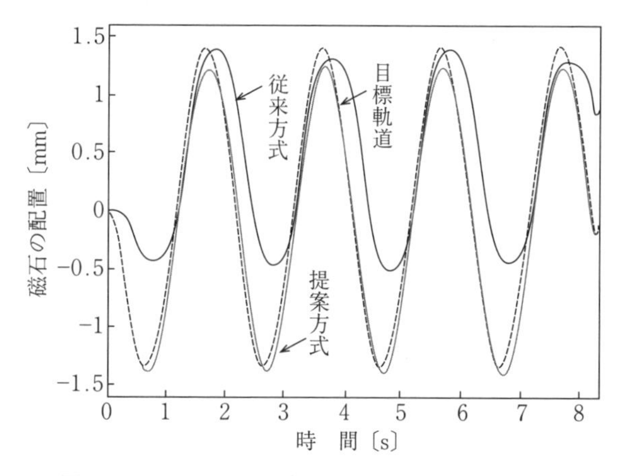

図 2.28　磁石の配置方向による位置決め性能の違い

（2）　**超音波振動を用いた摩擦低減効果による検討**[21)]　　さらに摩擦力の影響を低減させるために，基板に微小振動を加え，摩擦力の影響を低減する方法が検討されている。一般的に，**図 2.29** (a) に示すように超音波振動を移動物体のすべり面に印加すると，物体の摩擦方向が高速に切り換わるため，物体にかかる見掛けの摩擦力が大幅に低減することが知られている。Littman らは超音波による摩擦の低減率は振動により変位するすべり面の速度と移動物体の速度との比の関数であると結論づけた[22)]。同じく，Kumar らは摩擦の低減率をつぎの関係式で表した[23)]。

$$\frac{F_a}{F_0} = \frac{2}{\pi}\sin^{-1}\frac{V_s}{a\omega} \approx \frac{2 \cdot V_s}{\pi \cdot a\omega} \tag{2.9}$$

ここで，F_0 は振動を加えていないときの摩擦力，F_a は振動を加えた際の平均摩擦力，V_s は移動物体のすべり速度，a および ω は基板に加える振動の振幅と角振動数をそれぞれ表す。以上の点を踏まえ，筆者らはロボットに加わる摩擦力を低減するため，図 (b) に示すようにマイクロ流体チップ下面のガラス基板上に圧電素子を取り付け，水平方向に高周波微小振動を加えることでロボットにかかる見掛けの摩擦力を低減させる方法を提案している。

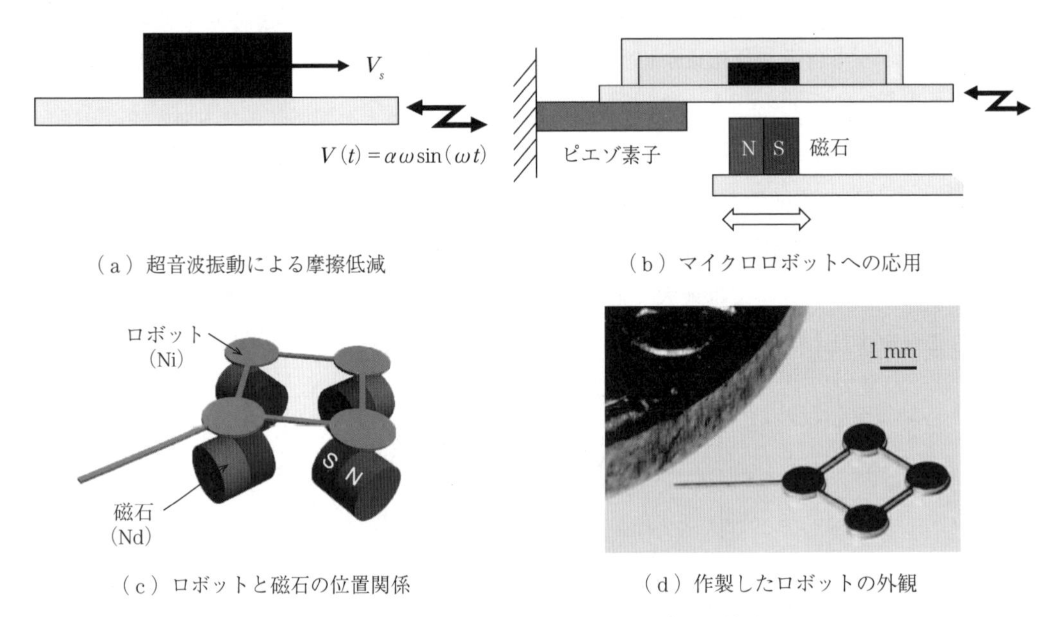

（a）超音波振動による摩擦低減　　（b）マイクロロボットへの応用

（c）ロボットと磁石の位置関係　　（d）作製したロボットの外観

図 2.29　超音波振動によるロボット性能向上の検討

また，実際に細胞操作を想定して開発した 3 自由度（X-Y-θ）マイクロロボットの外観を図 (c)，(d) に示す。マイクロロボットはフォトリソグラフィーと電気めっき法を用いて作製している。駆動源としては，ロボットの駆動自由度を拡張するために永久磁石を四つ用いており，ロボットの四つの円板（ϕ1.0 mm）がそれぞれ独立に磁力を受けることができるように設計することで，駆動時の安定的を向上させている。また，ロボットの先に延びた操作部（ブレード）にて細胞の操作を行う。また，XY 軸の電動ステージと回転モータを組み合わせた駆動システムの先端に取り付けた磁石を駆動させることで，ロボットの3自由度駆動を行う。

図2.30 は圧電素子を用いた場合のロボットの性能評価を行った場合の結果を示している。なお，圧電素子（圧電セラミックス）の共振周波数は55 kHzであり，300 $V_{p\text{-}p}$ の正弦波を印加した場合の最大変位は1.4 μmである。磁石を円軌道で動かし（移動速度0.8 mm/s），ロボットの追従性能を確認した結果を示している。超音波振動をチップに与えると，摩擦低減効果により位置決め性能が飛躍的に向上していることが確認できる。

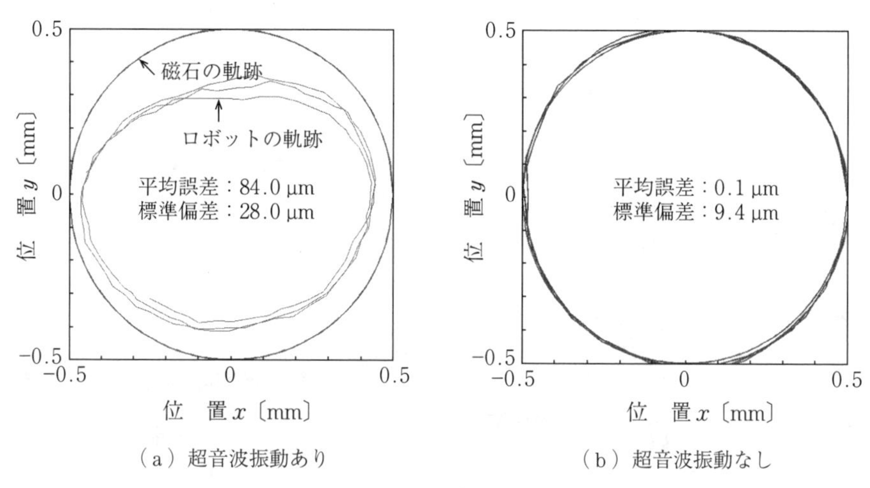

図2.30　超音波振動による摩擦低減効果の評価

図2.31 は，超音波による摩擦低減効果について，圧電素子に加える電圧とロボットの速度をさまざまに変化させた場合について位置決め性能の評価を行ったものである。超音波を加えていない場合はストライベック曲線に類似した傾向が見られ，位置決め精度が摩擦に依存していることが確認できる。また，ロボットの速度が速くなるほど，超音波による効果が薄れ誤差が大きくなっており，印加電圧が大きいほど安定して低い誤差を保っている。このような点を踏まえ，実際に細胞操作に用いる際には，例えば速度域全体で特性が良好な150 $V_{p\text{-}p}$ の電圧を圧電素子に印加して摩擦低減を行えばよい。また，この条件下ではロボットは6 mN程度の力を発生できる。**図2.32** は，超音波振動が細胞（軟骨細胞）に与える影響について，WST法を用いて吸光度測定によって活性度（生細胞数）を評価した。本手法で用いている周波数帯域の微小振動では細胞の活性には大きな影響がないことが確認できる。**図2.33** は，単一卵子操作への応用例を示しており，2組のロボットをヒトの腕のように利用し，顕微鏡下で単一卵子の配列操作や除核操作を行っている例を示している。オペレータは

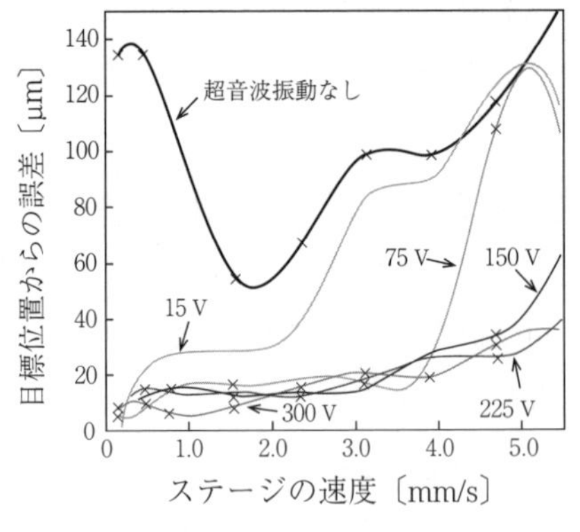

図 2.31　超音波振動による摩擦低減効果の評価

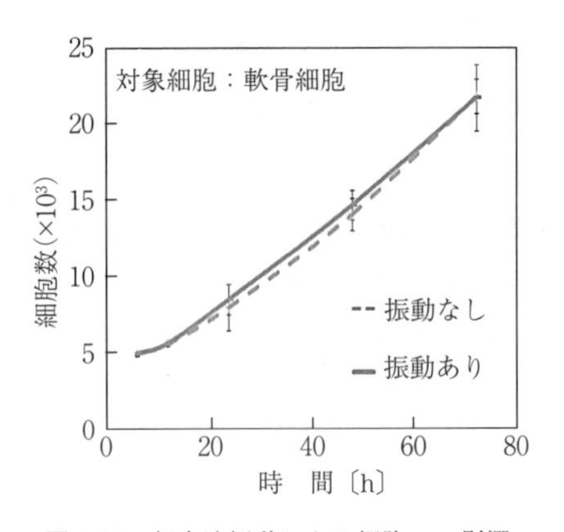

図 2.32　超音波振動による細胞への影響

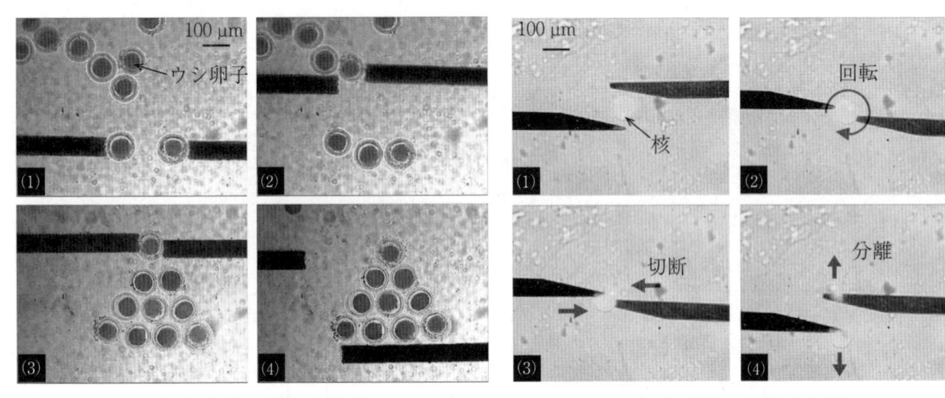

（a）細胞の操作と配列　　　　（b）細胞の回転と切断

図 2.33　（口絵 9 参照）磁気駆動オンチップマイクロロボットの細胞操作への応用

ジョイスティックを操作して，直感的にロボットを遠隔操作できるようになっており，特別な訓練などは必要とせずに細胞操作を行うことができる。

（3）　**そのほかの方法**　　ロボット（プローブ）をマイクロチップに固定して利用するテザード型の場合は，Sakuma らが示したように変位縮小機構などを用いて，永久磁石の不感帯の影響を補償することでさらに高精度なロボットの位置決めが可能となる[24)]。さらに，このタイプはロボットがチップに固定されていることから電気的な配線も可能であるため，従来の MEMS センサとともにチップに集積化して細胞の精密解析を行う際に有効である。そのほか，磁気駆動方式に起因する基板とロボットの間の摩擦力を低減する方法としては，ロボット裏面や基板表面に機能性の膜面を修飾する方法も候補として考えられるが，ロボットの繰返し駆動による膜面摩耗といった問題を検討したうえで導入する必要がある。

〔2〕　**駆動速度の向上**　　マイクロ流体場でロボットを高速に駆動しようとすると，一般的に流体抵抗により駆動性能が劣化してしまう。このことは，図 2.31 で示した結果からも

確認できる。このような問題に対して，自動車や航空機の表面や管路の内壁に生じる流体摩擦抵抗を軽減させる際，流れ方向に規則正しく並べた溝群（リブレット）を表面に付与することが効果的であることが実証されている[25),26)]。この点を踏まえ，筆者らはロボットの底面にリブレットを作製することで，楔（くさび）効果により発生する圧力を利用してロボットの高速駆動特性を向上させる方法を提案している[27)]。

図2.34(a) は，水中を動作するリブレットの圧力分布の一例を示している。ここで，各パラメータの設定値は $B=250$ μm, $h_1=10$ μm, $h_2=5$ μm, $U=5$ mm/s, $\eta=0.882\times10^3$ Pa·s, $Re=0.57$ としている。

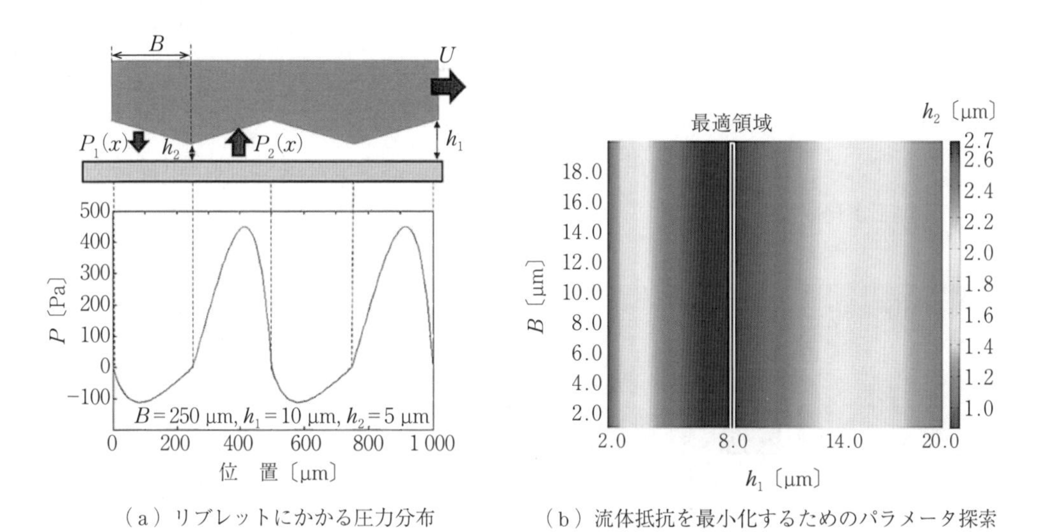

（a）リブレットにかかる圧力分布　（b）流体抵抗を最小化するためのパラメータ探索

図2.34　（口絵10参照）リブレットの設計

なお，詳細な圧力分布解析に関しては文献[27)]を参照されたい。この圧力分布をリブレット前面に対して積分することを考えると，つねに正の値（上向き）になることがわかる。このリブレット面に対する上向きの力により，リブレット表面と駆動面との間に流体膜圧が広がることで，流体抵抗の影響を軽減することができる。また，ロボットとすべり平面（基板）との間の流体膜厚が大きければ流体潤滑が有効に働くため，流体膜厚 h_2 を最大にするようにリブレット幅 B，高さ h_1 を設計する。なお，最適設計時には $U=100$ mm/s と仮定している。リブレットを付与したロボットに作用する垂直方向の力はロボットの重力（F_1），磁力の垂直方向成分（F_2），リブレットにかかる流体圧（F_3）である。ロボット駆動時はこの三力のつり合いが取られることにより，ロボットとすべり平面との間の膜厚が保たれる。つまり

$$F_1+F_2+F_3=0 \tag{2.10}$$

となる。図(b) に上式を満たす h_1，h_2，B の組合せを計算した結果を示す。ここで，ロボッ

トにかかる重力は 5 μN で，磁力の垂直方向の大きさは 23 μN として見積もっている。また，このときにロボットにかかる浮力は 0.7 μN であり，磁力に対して十分に小さい。この結果より，ロボットと基板の間の流体膜厚 h_2 は，リブレット幅 B に依存することなく h_1 より決定され，$h_1=8.0$ μm のときに最大を取り，$H=2.7$ μm（リブレット高さ 5.3 μm）を得る。

最適設計したリブレット形状（図 (a)）を有するロボットを作製するために，Si のウェットエッチングと深堀りドライエッチングを組み合わせたプロセスを開発した。**図 2.35** (b) はウェットエッチング後の Si と Si-Ni の複合加工の SEM 画像である。(100) 結晶方位を持つ Si の異方性エッチングであるため，溝の角度は 54.7° であり，リブレットの高さは 5.7 μm と設計値に対して高精度にリブレットを作製することができている。また，Ni は Si のフレームに成膜され剥がれることなく磁力を受けることができる。ニッケルとシリコンを合わせることで，ロボットの本来の磁力の強さを損なうことなく，図 (c) に示すように精密な 3 次元加工が達成できている。

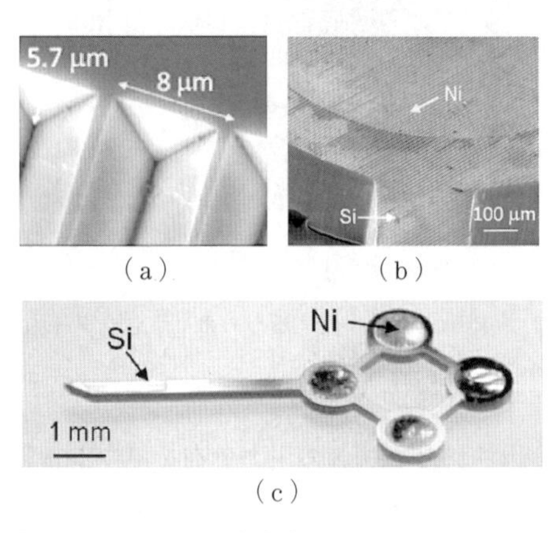

(a)　(b)

(c)

図 2.35　リブレットを付与したマイクロロボット

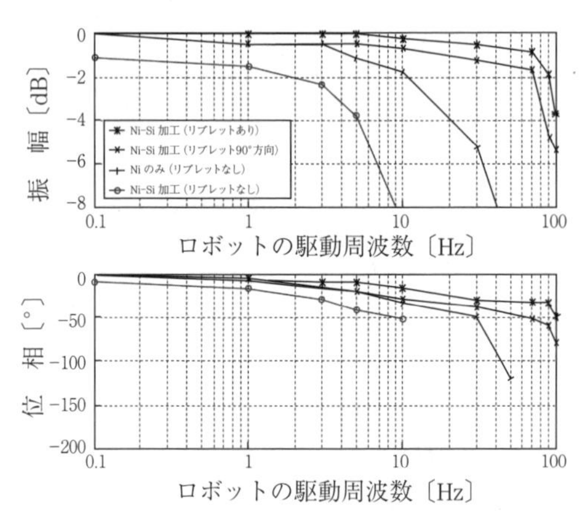

図 2.36　周波数特性の評価

図 2.36 はリブレット表面を持つロボットの駆動特性を評価した結果である。ロボットと接するガラス基板には，前節で示したように圧電素子で超音波振動を印加してロボットにかかる静止摩擦力の低減を行っている。ここで，リブレットは方向性を持つため，リブレットの溝に対して直角に駆動する正方向の駆動，および平行に駆動する方向の 2 パターンについて測定を行った。また，比較対象として従来の Ni 製のロボットおよび Si-Ni 複合可能のロボットでリブレットを付与していない場合の周波数特性についても測定した。リブレットの付いていないロボットの場合には駆動周期が 10 Hz 付近から振幅・位相ともに急激に劣化しているのに対して，リブレットが付与されたものでは正方向，90° 方向ともに駆動周波数が 80 Hz（251.2 mm/s）においてもステージ対して精度良く追従している。一方，Si-Ni 複合

加工の場合でもリブレットを付与しない場合は 1 Hz 付近から駆動特性が劣化していることがわかる。また，位置決め精度に関しては Ni タイプのロボットでは 5 Hz で 100 μm 以上の誤差が生じていたのに対し，リブレットを作製したロボットでは 30 Hz で 58.7 μm, 70 Hz でも 87.3 μm と高速領域においても精度を維持している。

以上より，マイクロロボットの表面にリブレットを付与することにより，駆動可能帯域を大幅に向上させ，高速領域においても精度良く目標位置に追従できることがわかる。

図 2.37 (a) は，作製した高速駆動ロボット 2 台とマイクロ流路を組み合わせたソーティングチップの一例である。マイクロチップの入り口から微粒子や細胞を流し，高速カメラなどでその通過を検出してロボットを動かすことで，下流の多分岐チャネルに選択的にソーティングを行うことができる。このような機械的な分類方法の利点はターゲットの染色が必要ない点である。一方，図 (b) は，ロボットを用いて細胞（ウシ卵子）を流路にローディングを行うマイクロチップの例である。下流に導入された細胞はロボットを用いて一つずつ上部の流路に高速搬送され，所望の位置で位置決めされた後に，右側から生成されているメインフローによって細胞を搬送する。したがって，細胞を望みの流路に正確にローディングするには，ロボットの高速・高精度位置決めが不可欠であることがわかる。

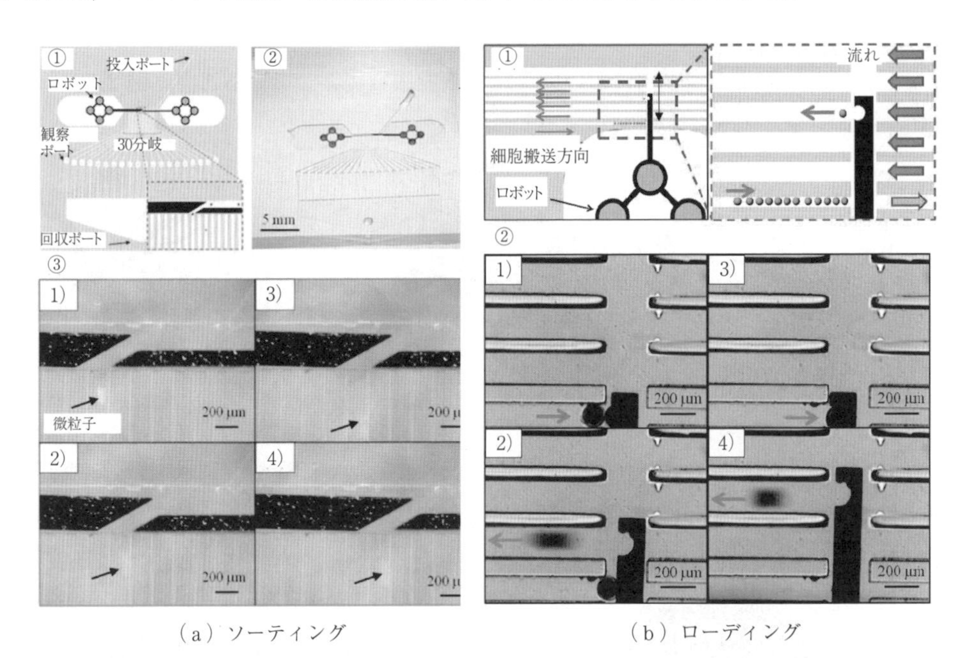

(a) ソーティング　　(b) ローディング

図 2.37 高速駆動マイクロロボットの微粒子・細胞操作への応用

2.2.4 細胞操作への応用

ここまで，磁気駆動方式のロボットについてその駆動方法と性能向上のための方策について示した。磁気駆動方式のロボットは発生力が大きい特徴があるため，サイズが数十〜数百μmオーダーの幅広い浮遊細胞を取り扱うことができ，さらにその操作内容も搬送，切断，力学刺激，ソーティングなど，さまざまな操作を実施することができる。ここではその一例として，細胞操作の中でも得に力を必要とする，卵子の除核作業へ応用した例を紹介する。核移植や顕微注入などの胚操作技術は，家畜の改良・増殖，および希少品種などの遺伝資源保存において画期的な技術であり，特に核移植技術は実用を目指した研究が盛んに実施されている。また，ドナー細胞となる体細胞に遺伝子操作を施すことにより，効率的に遺伝子組換え家畜を生産することが可能であり，国内外の企業などが積極的に実用化を目指している。このように胚操作技術は，体細胞核移植技術にも適応でき，患者の遺伝子を持ったオーダーメイドES細胞による新規再生医療，異種臓器移植用家畜などに利用されることが期待されているため，その波及効果は非常に大きい。一方，これらの胚操作は複雑かつ高度な顕微操作が必須であり，オペレータの技能が成功率などの影響に大きく影響することが問題となっている。

そこで筆者らは，マイクロ流体チップ内で駆動する磁気駆動ロボットを用いて，卵子の除核作業をマイクロ流体チップ内において実施する方法を提案している[28),29)]。**図2.38**はその

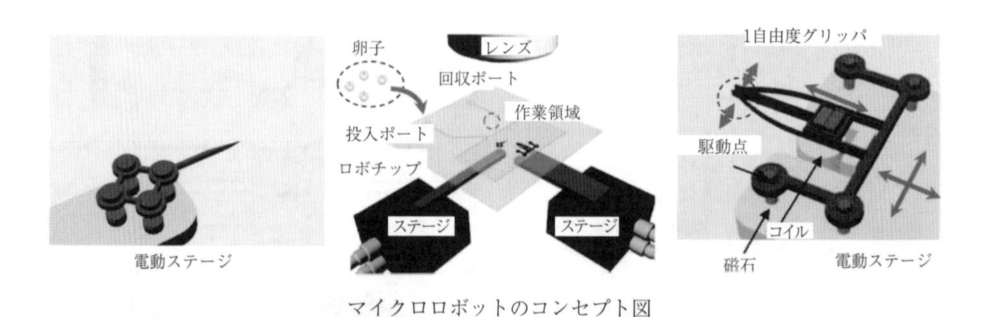

マイクロロボットのコンセプト図

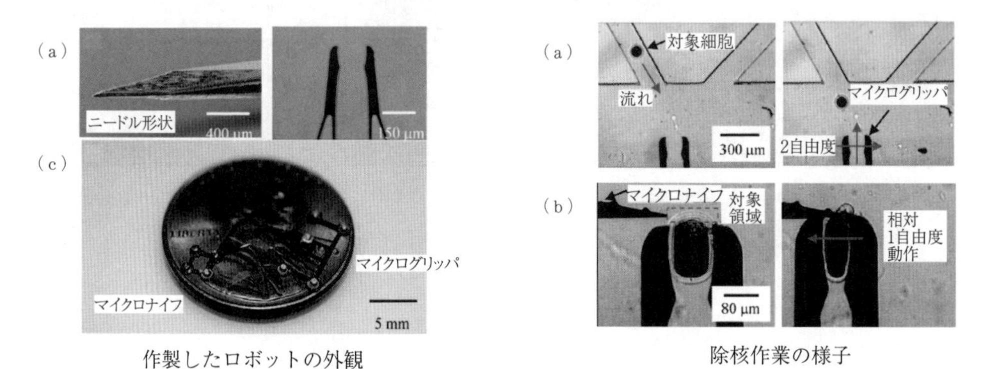

作製したロボットの外観　　除核作業の様子

図2.38　卵子の除核に応用した例

一例を示しており，2台のロボットを用いてウシ卵子の除核作業を行うものである。1台のロボットは先端をニードル状に3次元加工しており，卵子を切断するために用いる。また，もう1台は電磁石でグリッパの開閉を行うことのできるロボットであり，除核の際に卵子の姿勢を保持したり卵子内の細胞質を押し出したり，といった操作が可能となっている。また，本システムを用いて実際に除核を行った細胞に対して，ドナー細胞を移植すれば卵子の成熟が正常に進むことも確認している。

将来的にはマイクロ流体チップの最適化やロボットの自動制御を組み合わせることで，作業効率や信頼性を飛躍的に向上させることができると考えられる。特に，ロボットの3次元加工をさらに発展させることで細胞の多自由度操作を行ったり[30)]，刺激応答を計測するためにセンシング機能を付与するといった発展も期待される[31)]。

2.2.5 お わ り に

磁力により細胞や微粒子の操作を行うロボットやツールについて，その駆動方式を分類するとともに，性能を向上させるための方策を永久磁石駆動方式のロボットの開発を通して紹介した。磁気駆動方式では，ほかの細胞操作方法に比べて大きな操作力が得られる反面，位置決め精度や駆動速度の問題が生じるため対策が必要となる。また，細胞の培養から力学操作，評価までの流れを考えると，環境制御の容易さなどの面からマイクロ流体チップとの組合せは非常に有用である。さらに近年では，ロボットの機動性を生かして，ロボットを用いて局所的に流体場を形成し，その流体場を用いて細胞の位置決めや姿勢制御を行う操作方法が活発に研究されており[32),33)]，非接触操作と接触操作を組み合わせることでヒトでは難しい操作を実現できる。一方で，ロボット自体のさらなる性能向上や機能化を行うには加工技術の発展が不可欠であり，3次元加工やナノ加工と組み合わせることで，精密な細胞操作を実施することが必要となる。また，操作作業の高効率化のためには画像認識や自動制御技術などのロボット技術の積極的な導入が求められる。

引用・参考文献

1） T. Wakayama, A.C. Perry, M. Zuccotti, K.R. Johnson, and R. Yanagimachi, “Full-term development of mice from enucleated oocytes injected with cumulus cell nuclei,” *Nature*, vol. 394, pp. 394-374, 1998.

2） K. Yanagida, H. Katayose, H. Yazawa, Y. Kimura, K. Konnai, and A. Sato, “The usefulness of a piezo-micromnipulator in intracytoplasmic sperm injection in humans,” *Human Reproduction*, vol. 14, no. 2, pp. 448-453, 1998.

3） A. Ramadan , K. Inoue , T. Arai, and T. Takubo, “New architecture of a hybrid two-fingered micro–nano manipulator hand: optimization and design," *Advanced Robotics*, vol. 22, no. 2-3, pp. 235-260, 2008.

4) Y. Shen and T. Fukuda, "State of the art: micro-nanorobotic manipulation in single cell analysis," *Robotics and Biomimetics*, vol. 1, no. 21, pp. 1-13, 2014.

5) 新井, "オンチップ非接触操作技術," 日本ロボット学会誌, vol. 25, no. 2, pp. 178-181, 2007.

6) Y. Yamanishi, S. Sakuma, K. Onda, and F. Arai, "Biocompatible polymeric magnetically driven microtool for particle sorting," *J. Micro-Nano Mech.*, vol. 4, pp. 49-57, 2008.

7) Y. Yamanishi, S. Sakuma, K. Onda, and F. Arai, "Powerful actuation of magnetized microtools by focused magnetic field for particle sorting in a chip," *Biomed. Microdevices*, vol. 12, pp. 745-752, 2010.

8) J.J. Abbott, K.E. Peyer, L. Dong, and B. Nelson, "How should microrobots swim? ," *Int. J. of Robotics Research*, vol. 28, no. 11-12, pp. 1434-1447, 2009.

9) L. Zhang, K.E. Peyer, and B. Nelson, "Artificial bacterial flagella for micromanipulation," *Lab on a Chip*, vol. 10, no. 17, pp. 2203-2215, 2010.

10) D. R. Frutiger, K. Vollmers, B. E. Kratochvil, and B. J. Nelson, "Small, fast, and under control: wireless resonant magnetic micro-agents," *Int. J. of Robotics Research*, vol. 29, pp. 613-636, 2010.

11) C. Pawashe, S. Floyd, and M. Sitti, "Modeling and experimental characterization of an untethered magnetic micro-robot," *Int. J. of Robotics Research*, vol. 28, pp. 1077-1094, 2009.

12) C. Pawashe, S. E. Diller, Floyd, and M. Sitti, "Assembly and disassembly of magnetic mobile-robots towardsa deterministic 2-D reconfigurable micro-systems," *Proc. IEEE Int. Conf. Robot. Autom., Shanghai, China*, May 9-13, pp. 261-266, 2011.

13) G. Hwang, L. Ivan, H. Salmon, S. Alvo, and A.M. Haghiri-Gosnet, "Mobile microrobotic manipulator in microfluidics," *Sens. Actuator A-Phys.*, vol. 215, pp. 56-64, 2014.

14) C. Pawashe, S. Floyd, E. Diller, and M. Sitti, "Two-dimensional autonomous microparticle manipulation strategies for magnetic microrobots in fluidic environments," *IEEE Trans. Robotics*, vol. 28, no. 2, pp. 467-477, 2012.

15) E.B. Steager, M.S. Sakar, C. Magee, M. Kennedy, A. Cowley, and V. Kumar, "Automated biomanipulation of single cells using magnetic microrobots," *Int. J. of Robotics Research*, vol. 32, no. 3, pp. 346-359, 2013.

16) S. Fusco, M. S. Sakar, S. Kennedy, C. Peters, R. Bottani, F. Starsich, A. Mao, G. A. Sotiriou, S. Pane, S.E. Pratsinis, D. Mooney, and B. J. Nelson, "An integrated microrobotic platform for on-demand, targeted therapeutic interventions," *Advanced Materials*, vol. 26, pp. 952-957, 2014.

17) O. Cugat, J. Delamare, and G. Reyne, "Magnetic micro-actuators and systems (MAGMAS)," *IEEE Trans. Magnetics*, vol. 39, no. 5, pp. 3607-3612, 2003.

18) M. Gauthier and E. Piat, "An electromagnetic micromanipulation system for single-cell manipulation," *J. of Micromechatronics*, vol. 2, no. 2, pp. 87-119, 2004.

19) Y. Yamanishi, S. Sakuma, Y. Kihara, and F. Arai, "Fabrication and application of 3D magnetically driven microtools," *J. of Microelectromechanical Systems*, vol. 19, no. 2, pp. 350-356, 2010.

20) M. Hagiwara, T. Kawahara, Y. Yamanishi, and F. Arai, "Driving method of microtool by horizontally arranged permanent magnets for single cell manipulation," *Appl. Phys. Lett.*, vol. 97, pp. 013701-

1-013701-3, 2010.

21) M. Hagiwara, T. Kawahara,Y. Yamanishi, T. Masuda, L. Feng, and F. Arai, "On-chip magnetically actuated robot with ultrasonic vibration for single cell manipulations," *Lab on a Chip*, vol. 11, pp. 2049-2054, 2011.

22) W. Littmann, H. Storck, and J. Wallaschek, "Sliding friction in the presence of ultrasonic oscillations: superpositioni of longitudinal oscillation," *Archive of Applied Mechanics*, vol. 71, pp. 549-554, 2001.

23) V.C. Kumar and I.M. Hutchings, "Reduction of the sliding friction of metals by the application of longitudinal or transverse ultrasonic vibration," *Tribology International*, vol. 37, pp. 833-840, 2004.

24) S. Sakuma and F. Arai, "Cellular force measurement using a nanometric-probe-integrated microfluidic chip with a displacement reduction mechanism," *J. of Robotics and Mechatronics*, vol. 25, no. 2, pp. 277-284, 2013.

25) H. Choi, P. Moin, and J. Kim, "Direct numerical simulation of turbulent flow over riblets," *J. of Fluid Mechanics*, vol. 255, pp. 503-539, 1993.

26) D.W. Bechert, M. Bruse, W Hage, J.G.T. Hoeven, and G. Hoppe, "Experiments on drag-reducing surfaces adn their optimization with an adjustable geometry," *J. of Robotics and Mechatronics*, vol. 338, pp. 59-87, 1997.

27) M. Hagiwara, T. Kawahara, T. Iijima, and F. Arai, "High speed magnetic microrobot actuation in a microfluidic chip by fine V-groove surface," *IEEE Trans. Robotics*, vol. 29, no. 2, pp. 363-372, 2013.

28) L. Feng, M. Hagiwara, A. Ichikawa, and F. Arai, "On-chip enucleation of bovine oocytes using microrobot-assisted flow-speed control," *Micromachines*, vol. 4, pp. 272-285, 2013.

29) A. Ichikawa, S. Sakuma, M. Sugita, T. Shoda, T. Tamakoshi, S. Akagi, and F. Arai, "On-chip enucleation of an oocyte by untethered microrobots," *J. Micromech. Microeng.*, vol. 24, pp. 095004-1-095004-8, 2014.

30) L. Feng, P. Di, and F. Arai, "High-precision motion of magnetic microrobot with ultrasonic levitation for 3-D rotation of single oocyte," *Int. J. of Robotics Research*, pp. 1-14, 2016.

31) T. Kawahara, M. Sugita, M. Hagiwara, F. Arai, H. Kawano, I. Shihira-Ishikawa, and A. Miyawaki, "On-chip microrobot for investigating the response of aquatic microorganisms to mechanical stimulation," *Lab on a Chip*, vol. 13, no. 6, pp. 1070-1078, 2013.

32) M. Hagiwara, T. Kawahara, and F. Arai, "Local streamline generation by mechanical oscillation in a microfluidic chip for noncontact cell manipulations," *Appl. Phys. Lett.*, vol. 101, no. 6, pp. 074102-1-074102-5, 2012.

33) Z. Ye and M. Sitti, "Dynamic trapping and two-dimensional transport of swimming microorganisms using a rotating magnetic microrobot," *Lab on a Chip*, vol. 14, pp. 2177-2182, 2014.

2.3 音響流れによる操作

2.3.1 はじめに

〔1〕 **音響流れとは**　一般に，流体中において物体もしくは流体が振動した際に，その物体の周りに流れが誘起されることが古くから知られていた[1),2)]。物体が振動しているのだから，その動きに合わせて周りの流体も振動するのは当然であるが，振動の振幅・周波数が大きい際には振動流れのみでなく，一方向に向かう定常的な流れが生じる。1884年にレイリー卿によってこの現象の理論的な解析が行われ，この定常流れが音響・流体現象を記述する非線形項に由来することが明らかにされた。以来，この現象は音響流れ（acoustic streaming）と呼ばれ（二次流れ，非線形流れとも呼ばれる），空気中・水中での音響流れに関する研究が数多く行われてきた[3)~6)]。一例として，Andradeによって撮影された，直径1.5 mmの円管周りの空気の流れをコルク粉末（直径約20 μm）によって可視化した写真を**図2.39**に示す。この実験では空気に対して写真左右の方向の振動を与えているが，円管の周囲に振動軸に対して対象な局所的な流れが生じていることがわかる。

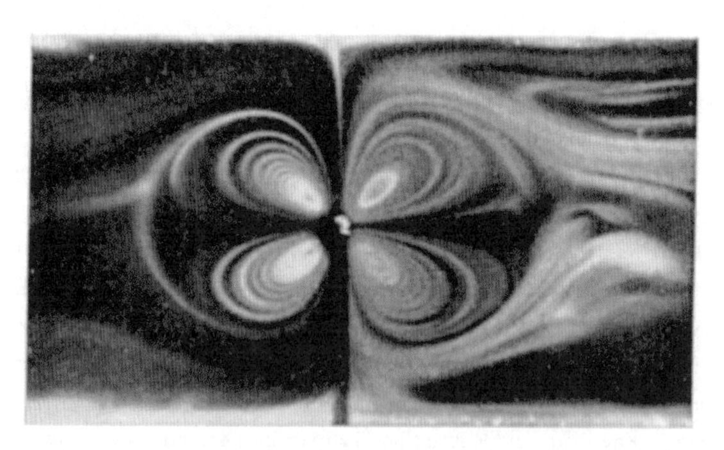

図2.39　Andradeにより観察された振動する円管周りの空気の流れ[3)]

近年，このような音響流れを用いて細胞操作を行う方法が多数提案されている。細胞が対象となるようなミクロな領域の流体現象では，粘性の影響が大きくなることはよく知られているが，音響流れにおいて重要となる非線形項は粘性に強く影響されるため，音響流れをマクロな領域よりもより容易に誘起して利用することができる。この方法の利点として一般的には，流体力のみを用いるため細胞への侵襲性が低いこと，非接触での操作が可能であること，高価なレーザや電源などの装置を必要としないこと，高速な操作が可能であることなどが挙げられる。しかし，これらの特徴はこの現象をどう利用するかと，どのようなアクチュエータを用いて振動を印加するか，という駆動方式によってかなり変わるので，次項ではまずその操作方法を駆動方式によって分類し，次項以降ではそれぞれの方式における応用例を紹介していく。

〔2〕 **音響流れによる細胞操作法の分類**　音響流れを用いた細胞操作方法として，表面弾性波（surface acoustic wave, SAW）を用いた方法がよく知られている[7]。表面弾性波とは物体の表面を伝搬する弾性波のことであり，端的にいえば物体表面に局在して伝搬する音波である。工業的な用途としてはSAWフィルタが広く使われており，携帯電話などの通信に用いられる特定の周波数の信号を取り出し，通信ノイズを低減させる素子として使用されている。細胞操作に用いる場合は，ニオブ酸リチウム（$LiNbO_3$）などの圧電材料をマイクロ流体チップの基板として使用し，上面に櫛歯電極を作製する。この櫛歯電極に交流電圧を印加することにより，SAWを誘起することができる。

SAWを用いた細胞操作デバイスの基本構成は上記のとおりであるが，さらに利用する波の種類によって定常波（standing surface acoustic wave, SSAW）と進行波（traveling surface acoustic wave, TSAW）の2種類に分けることができる。SSAWを用いたデバイスにおいては，マイクロ流路に対して対象に配置された二つの櫛歯電極を作製し，同じ周波数のSAWをたがいの電極に向けて発生させることにより，その交点であるマイクロ流路内で定常波を発生させる（**表2.3**のSSAWの内挿図参照)。発生した定常波の節となる点では媒質の振幅が小さいため，細胞などの微小物体が節でトラップされ，細胞操作へと利用することができる。さらに，SAWの周波数を変えることによって節の位置が変わるため，細胞の搬送などやソーティングなどへの応用も可能である。TSAWを用いたデバイスにおいては，SSAWと

表2.3　音響流れによる細胞操作法の分類

方　式	SAW		振動誘起流れ	
	定常波（SSAW）	進行波（TSAW）	一軸振動誘起	多軸振動誘起
概要図	IDTs フォーカスされたビーズ チャネル ビーズ 圧力の節	反射角 流体 SAW 漏れ出た波	b) マイクロの流れ PDMS	マイクロピラー 円振動 100 µm
応　用	・トラップ ・配列 ・搬送 ・ソーティング	・混合 ・搬送 ・ソーティング	・トラップ ・混合 ・ポンプ	・トラップ ・搬送 ・分離 ・回転

同じくチップ上にくしの歯電極を作製するが，通常は1個のみである。基板上でマイクロ流路に対してTSAWを伝搬させた際に，基板材料のみの面を進行する際には減衰が少ないが，マイクロ流路に侵入した際には基板材料と流路材料および媒質との音響インピーダンスが大きく異なるため，基板上の振動が大きく減衰する（表2.3のTSAWの内挿図参照）。この際，減衰した振動エネルギーの一部が媒質の振動として吸収されるため，音響流れが誘起され，この流れを搬送，溶液の混合やソーティングなどの細胞操作に利用することができる。

SAW以外の音響流れを用いた細胞操作方法として，振動誘起流れを用いた方法がある。この方法では，チップもしくは媒質に振動を印加し，チップ上に作製した構造体の近傍に誘起される音響流れを用いて細胞の操作を行う。通常，1個のアクチュエータを用いて一軸の振動を印加した場合には，表2.3の一軸振動誘起の項の内挿図に示すように軸対象的な渦流れが生じる。この流れを用いて細胞のトラップや溶液の混合，またオンチップポンプとして流れを発生させ微小物体の搬送に利用することができる。しかし，このような一軸振動誘起による対象流れでは，チップ上の構造体に対して左右対称な流れが生じるため，構造体を並べて配置した際に隣り合った流れがキャンセルしてしまい，一方向の流れを利用した操作を行うのがむずかしい。また，アクチュエータが一軸であるため振動の方向が固定されており，結果として生じる振動誘起流れの方向を切り換えることができない。そこで筆者らは，この振動誘起流れを用いた細胞操作法として，チップに多軸の振動を印加することにより生じる非対称流れを利用する細胞操作法を提案している（表2.3の多軸振動誘起の内挿図参照）。この方法では，例えば2軸のアクチュエータを用いて円振動を印加することにより，一方向に回転する流れを誘起できるため，マイクロピラーの配置を変えることによりトラップ，搬送，分離，回転などの細胞操作を行うことが可能である。さらに，印加する回転振動の回転方向を切り換えることによって流れの方向を切り換えることができるため，搬送方向や回転方向の切り換えを行うことができる。

上記が音響流れを用いた細胞操作法の概要であるが，それぞれの方法の応用については以降で紹介するとして，基本的な特徴をここで簡単にまとめる。まず，SAWの特徴として，基板上を音速で伝搬する波を用いるため応答速度が速く，またくしの歯電極を作製した部分でのみ局所的な操作を行うことができる点が挙げられる。ただし，基板の材料が圧電材料に限定されたり，数十MHz程度の高価な高圧交流電源が必要であったりするなどの欠点もある。一方，振動誘起流れを用いた方法では，チップもしくは媒質全体に振動を与えるため応答速度がSAWよりも遅く，チップ全体に流れが誘起される。しかし，チップ自体の材料に制限は特になく，駆動用の電極を作製する必要もないため，チップの作製は非常に容易になる。また，百Hz～数十kHz程度の周波数で十分な流れが生じるため，駆動用の電源もそれほど特殊な電源を要しない。

以降では，ここで行った分類に従ってそれぞれの応用を紹介していく。特に多軸振動誘起流れを用いた方法は，近年筆者らによって提案された方法であるため，基本的なコンセプトや理論などについて詳細を説明したうえで，その応用を説明する。

2.3.2 定常表面弾性波（SSAW）による操作

〔1〕 **1次元配列** SSAWを用いた細胞操作の応用例を紹介する。**図2.40**は，2008年にShiらによって行われた，SSAWを用いた細胞の1次元配列操作である[8)]。

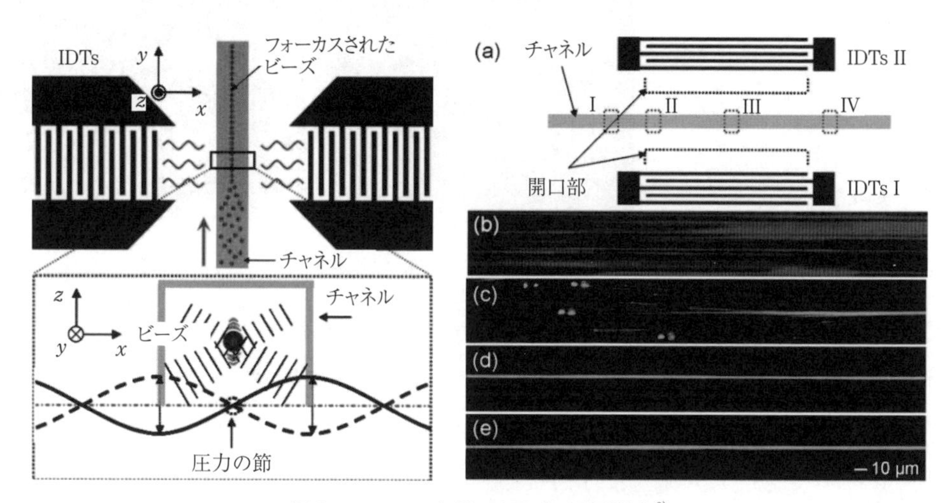

図2.40 SSAWを用いた1次元配列操作[8)]

細胞をマイクロ流路に流す目的の一つに，細胞の位置をマイクロ流路により拘束し，顕微鏡などによる分析を容易にする，というものがある。例えば，1細胞の蛍光観察を行う際に，マイクロ流路により細胞の高さが変わらないように拘束することにより，対物レンズのZ位置を固定した状態で細胞を連続的に流して計測する，スループットの高い連続計測を行うことが可能となる。その際，高いSN比を得るためにはレーザスポットを1細胞のサイズに絞る必要があるが，細胞への流体のせん断力を低減するために，通常は流路の幅を細胞サイズよりも大きく設計をする。そのため，細胞が流路の中心を流れないと，目的のシグナルを得ることができず，マイクロ流路に細胞を流す利点を生かすことができない。Shiらの研究では，流路の中心にSSAWの節を生成し細胞を流路の中心に配列する。これにより流路の上流では分散していた細胞を，下流では流路の中心部に配列させることができ，スループットの高い細胞の分析に応用できると考えられる（図の右図参照）。この研究では，38.2 MHzのSSAWを誘起することにより，細胞を流路中心の幅約5 µmの領域に配列させることに成功している。

〔2〕 **2次元配列** SSAWを用いた細胞の2次元配列操作の一例を**図2.41**に示す[12)]。前

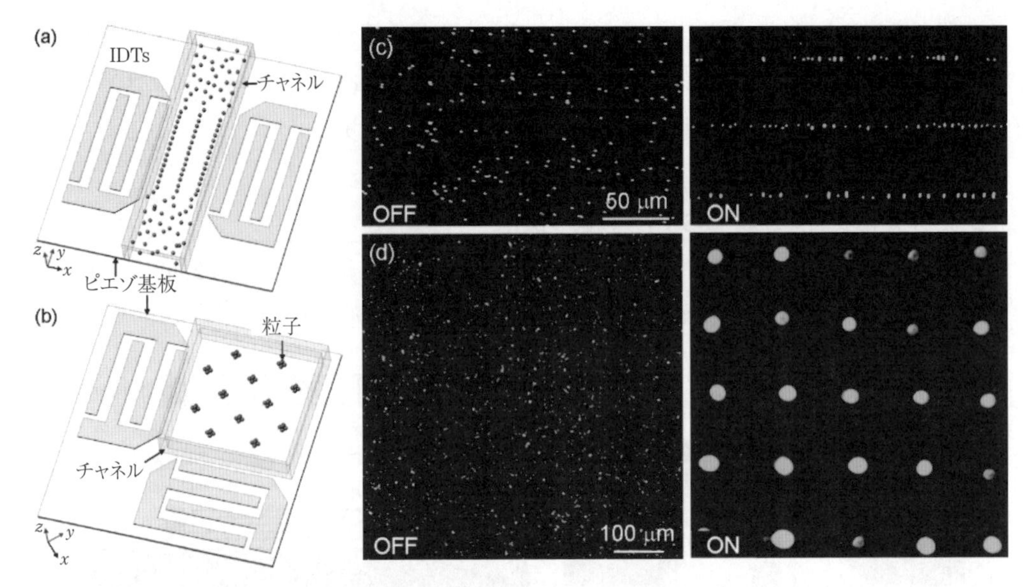

図 2.41　SSAW を用いた 1 次元・2 次元配列[12]

項では，マイクロ流路に対して向かい合う一対のくしの歯電極を作製することによって，1 次元配列を行う操作を紹介したが，この研究では直角に配置された一対の電極を使用する（図の左下図参照）。この電極に電圧を印加することによって，マイクロチャンバ内に定常波の節を格子状に生成し，細胞の 2 次元配列を行うことに成功している（図の右下図参照）。この論文においては十個程度の細胞群の 2 次元配列に成功しており，そのトラップ力が数十 pN 程度であることが理論的，実験的に確認されている。

この 2 次元配列のさらなる応用として，2 対の電極を使用することで単一細胞のトラップに成功している研究例を**図 2.42** に示す[13]。2 対の電極によりマイクロ流体チップ内に定常波の節を作る点は上記の方法と同様であるが，この研究では，印加する振動の周波数を連続

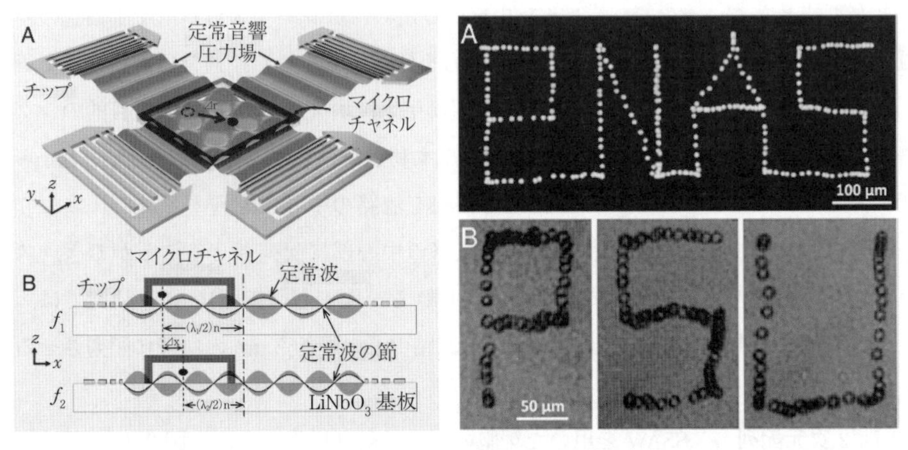

図 2.42　SSAW を用いた単一細胞操作[13]

的に変えることによって節の位置を連続的に変化させ，配列している細胞を2次元平面内の任意の位置へと搬送できる。さらに，一細胞のトラップを行うことも可能であり，最大約1.5 mm/sでの搬送に成功している。なお，位置決めの分解能はチップの設計と使用する周波数に依存しており，この論文で使用しているチップの設計，および周波数18.5～37 MHzの範囲では，約6 μmが位置決めの分解能となっている。

〔3〕 **ソーティング** SSAWによる1次元配列を行った際に，周波数を変えたると定常波の節の位置を変えることができる。これを利用して，チャネル内の細胞の位置をダイナミクに切り換えることによって細胞のソーティングを行った研究例を**図2.43**に示す[14]。基本的なマイクロ流体チップの構成は，先述の1次元配列のものと同様であるが，周波数を変えた際に細胞が配列される位置が変わる。具体的には，図の右図に示すように，14.5 MHzで駆動した際は図の上部の流路に，13.9 MHzで駆動した際には図の下部の流路に細胞がソーティングされていることがわかる。さらに，この論文では，流速2 mm/sで流した細胞を，五分岐の流路にソーティングすることに成功している。

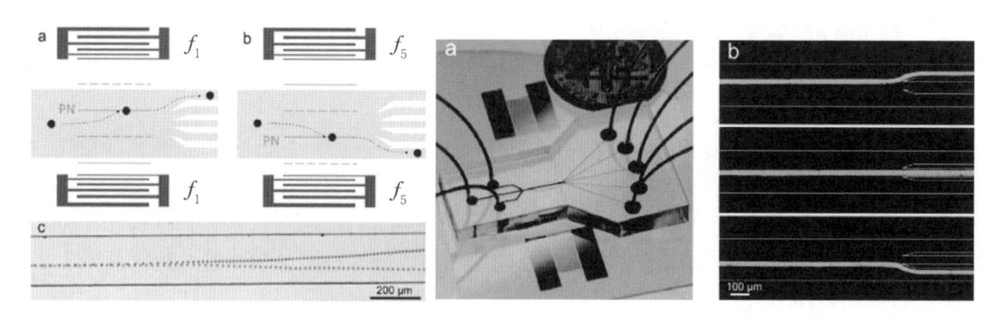

図2.43 SSAWを用いたソーティング[14]

2.3.3 進行表面弾性波（TSAW）による操作

〔1〕 **溶液混合** TSAWを用いた細胞操作の応用例を紹介する。**図2.44**は，2006年にTsengらによって報告された研究例で，TSAWを溶液の混合に利用している。なお，溶液の混合は細胞操作に直接は関係ないが，チップ中の細胞に対して生化学的な刺激を与えるために用いることができるためと，マイクロ流体チップにおける研究の中では比較的歴史が古く重要なものであるため，ここで紹介した。図(a)～(c)に示すように，$LiNbO_3$基板上にくしの歯電極を作製し，PDMSによるマイクロ流路を接合する。マイクロ流路に向かってTSAWを伝搬させることにより流路内で流れが生じ溶液の混合を行うことができる。図(d)～(h)に，マイクロ流路内で生成された二層流にTSAWを印加し，溶液の混合を行っている様子を示す。この研究では，9.6 MHzのTSAWを印加することにより，2 s程度で溶液の混合を行うことに成功している。

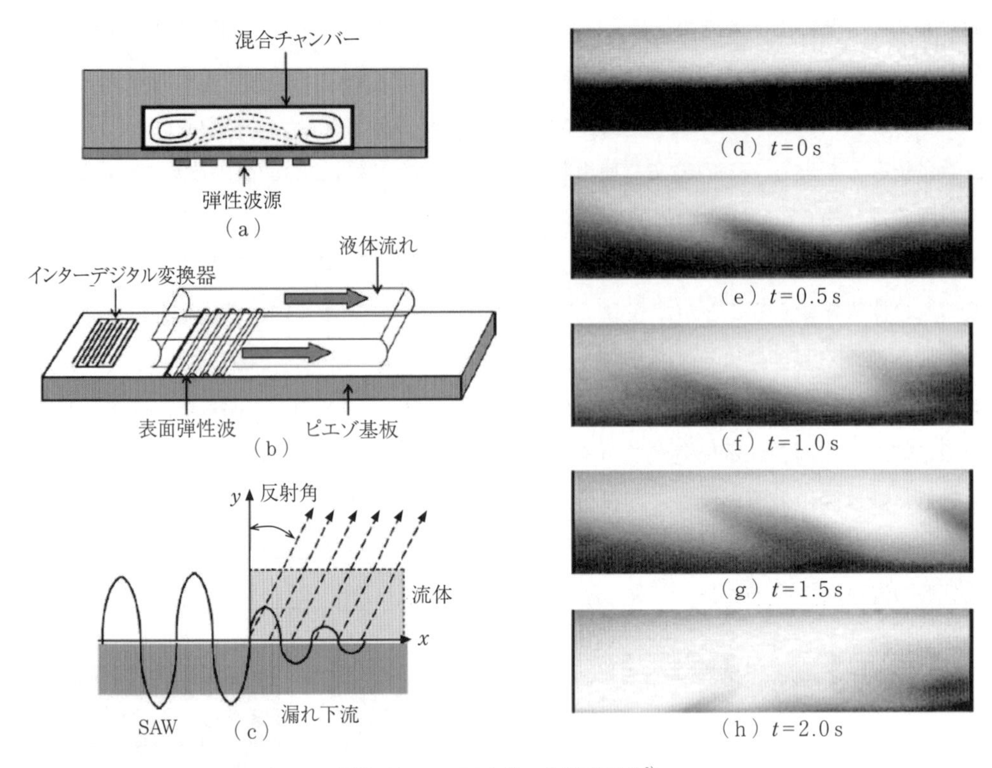

図 2.44　TSAW を用いた溶液混合[9]

〔**2**〕　**ソーティング**　**図 2.45** に，2009 年に Franke らによって行われた TSAW を用いたソーティングの研究例を示す[15]。基本的な流路の構成は SSAW の項で述べたソーティング

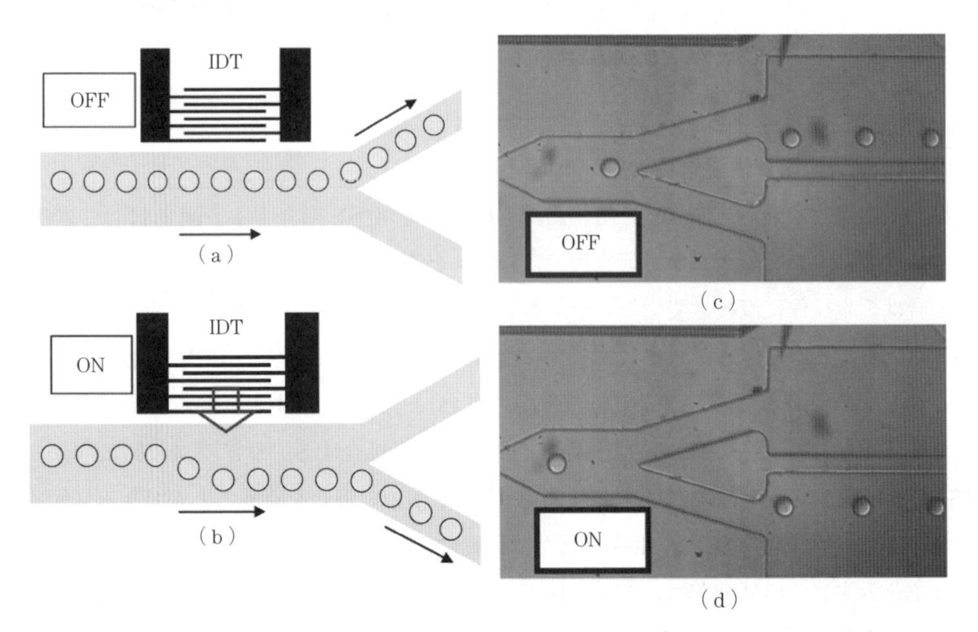

図 2.45　TSAW を用いたソーティング[15]

用のチップ[14]と似ているが，ここでは定常波の節による配列を利用するのではなく，TSAWの伝搬により生じた流れを用いてソーティングを行う。そのため，図に示すようにくしの歯電極は一つのみである。また，周波数変調による節の移動に時間がかかるのに対し，こちらは電場の印加のON/OFFを切り換えるのみであるので，より高速なソーティングが可能となっている。通常は上部の流路に流れる粒子が，140〜150 MHzのTSAWを印加することにより，下部の流路に切り換わっていることがわかる（図の右図）。その後，Frankeらはさらにシステムの高度化を行い，細胞を用いて約2 kHzの処理能力での細胞ソーティングに成功している[16),17)]。

TSAWを用いたソーティングの最近の研究例の紹介として，Collinsらによって2016年に行われた研究を**図2.46**に示す[18)]。この研究では，一般的に用いられる平行型の櫛場電極ではなく，曲率を持つ円弧型のくしの歯電極を用いることによりTSAWのエネルギーを集束させ，従来法よりエネルギー効率が高くより局所的な流れを生成することに成功している。この方法により，幅約25 μmという局所的な領域に流れを生成し，より空間分解能の高いソーティングが可能となっている。また，この方法では駆動開始から約100 μsで粒子が応答しており，理論的には10 kHz相当の高速ソーティングが実現できる性能を発揮している。

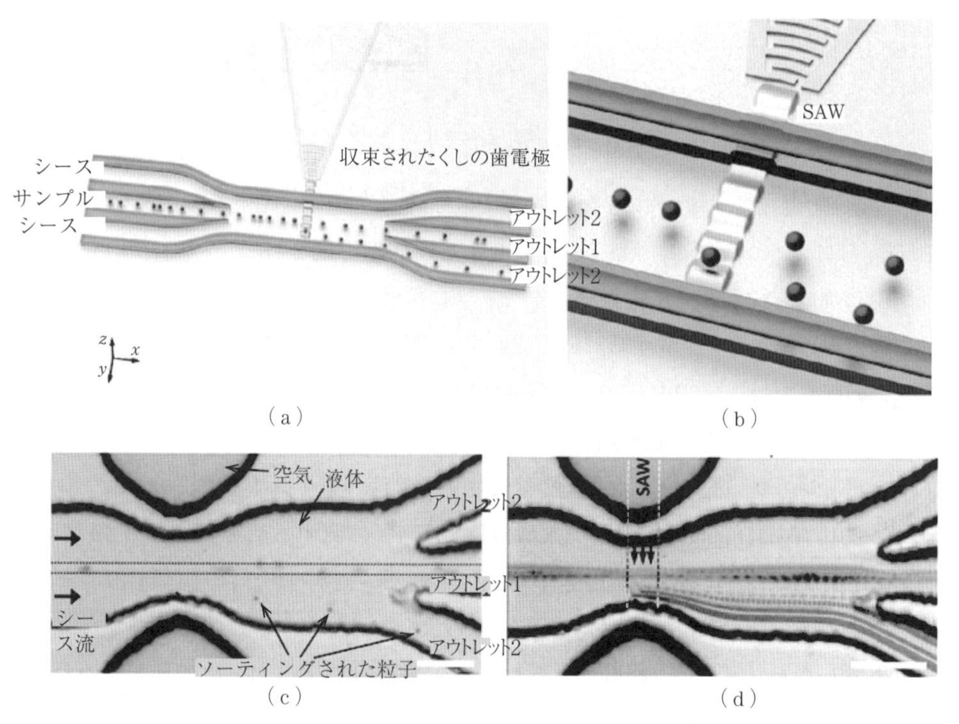

図2.46 集束させたTSAWを用いたソーティング[18)]

2.3.4 一軸振動誘起流れによる操作

〔1〕 **トラップ**　本節では，振動誘起流れを用いた細胞操作法のなかで，一軸の振動を印加する方法を紹介する。一軸の振動誘起流れを駆動する方法として，チップを振動させるか，流体を振動させるかの二通りの方法があるが，**図 2.47** に示すのは流体を振動させることにより細胞トラップを行っている，Lutz らの研究である[19]。この方法では，流路の一部に膜構造を設け，そこに圧電振動子を接触させることにより流体に振動を印加する[20]。この振動によって流路中に作製されたマイクロピラー周囲に図 (b) ～ (d) のような振動誘起流れが生成される。矢印の方向に振動を印加した際にはピラーの周りに四点の渦流れが生じており，そこでの細胞トラップに成功している。

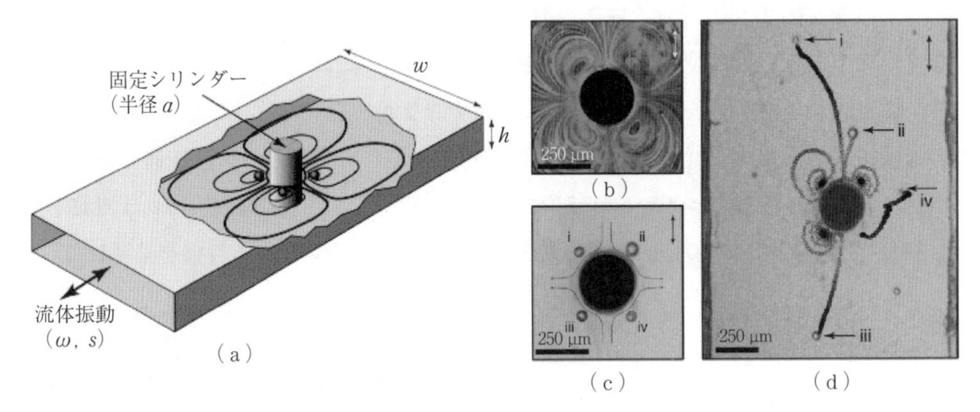

図 2.47　振動誘起流れを用いたトラップ[19]

〔2〕 **溶液混合**　チップを振動させて振動誘起流れを生成する方法として，2013 年に Huang らによって行われた溶液混合に関する研究例を**図 2.48** に示す[10]。マイクロ流体チップ中に突起を作製し，圧電振動子をチップに接触させることにより，図 (b) に示すように突起の周辺に流れを生成する。この流れを利用することによって，溶液の混合を行っている。この研究では，4.5 kHz よりも高い振動を印加することにより十分な混合の効果が得られ，5 μl/min の流量でも混合が行えることが確認されている。

〔3〕 **ポンプ**　チップを振動させて振動誘起流れを生成する方法のもう一つの応用として，2014 年に Huang らによって行われたポンプに関する研究例を**図 2.49** に紹介する[21]。マイクロ流体チップ中に突起を作製し，チップに振動を印加する点は溶液混合の研究と同じであるが，図 (b) に示すように突起の形状を非対称にすることによって，一方向の流れを生成し，ポンプとして利用している。この研究では，6.5 kHz の振動を印加することにより数 μL/min 程度の流量の送液に成功しており，数百 μm/s での粒子の搬送ができることが確認されている。

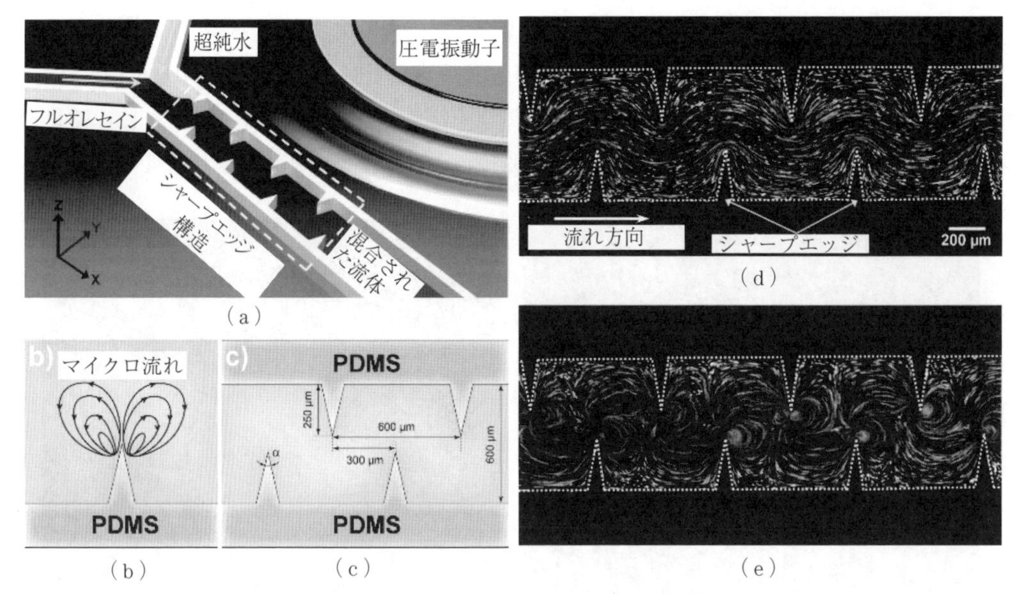

図 2.48 振動誘起流れを用いた溶液混合[10)]

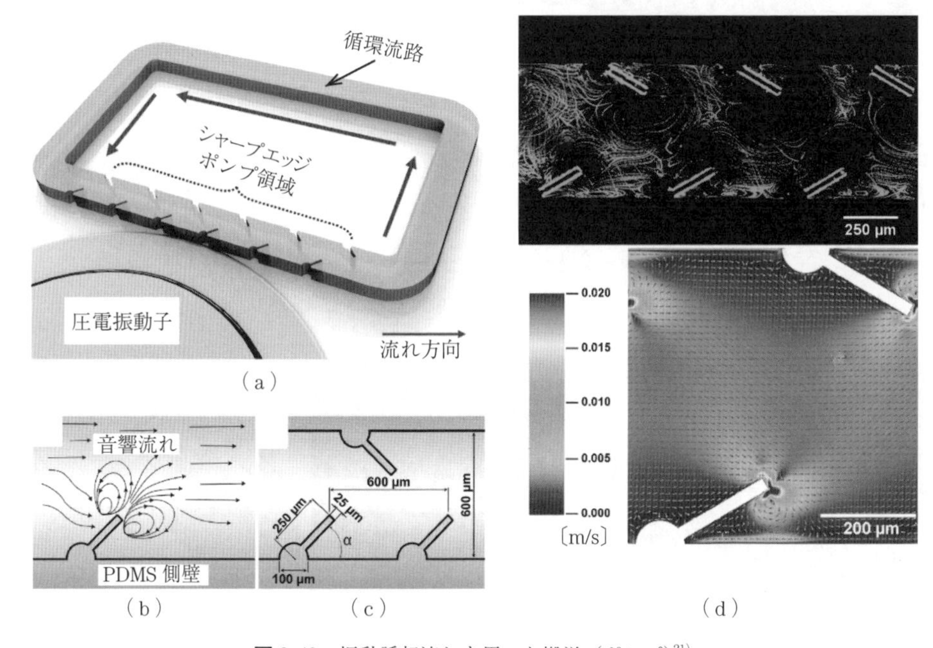

図 2.49 振動誘起流れを用いた搬送（ポンプ）[21)]

2.3.5 多軸振動誘起流れによる操作

〔1〕 多軸振動誘起流れによる細胞操作の基本コンセプト 筆者らの研究グループが近年提案している，多軸振動をチップに印加して流れを誘起し，細胞操作を行う方法について

説明する。マイクロピラーを作製したチップ上に一軸の振動を印加した際には，**図 2.50** (a) に示すような振動軸に対象な流れが生じるが，円振動を印加した際には図 (b) のように回転流れが生じる。筆者らはこの現象に着目し，マイクロピラーアレイをチップ上に作製し，円振動を印加することによってこの流れを細胞操作へ利用する方法を提案してきた[11),22)]。

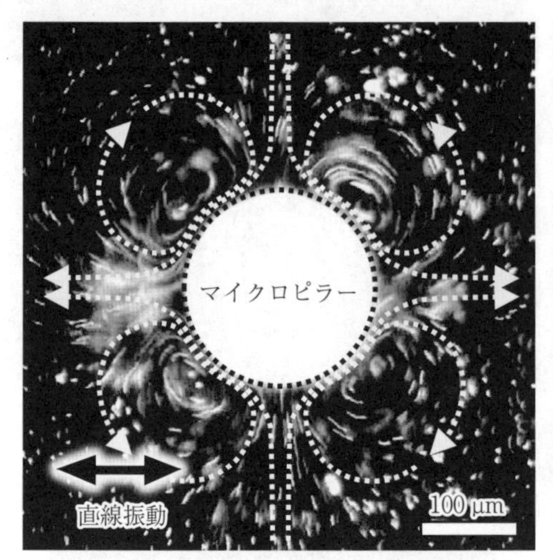

(a) 一軸の振動により誘起された流れ

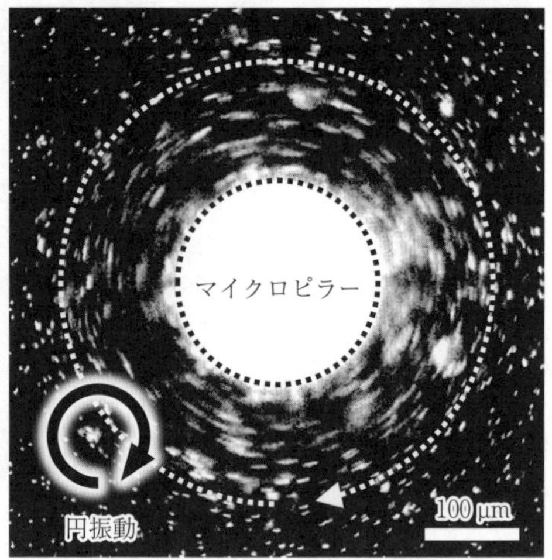

(b) 円振動により誘起された流れ

図 2.50 (口絵 11 参照) チップ上のマイクロピラー周辺の振動誘起流れ[11)]

本手法では，チップに円振動を印加するために二軸のピエゾアクチュエータを使用する。**図 2.51** に示すように，マイクロピラーをパターニングしたチップを，ピエゾアクチュエータに取り付けたチップホルダーにマウントすることによりチップ全体に円振動を印加する。これにより，チップ上のマイクロピラー周囲に回転流れが誘起される。

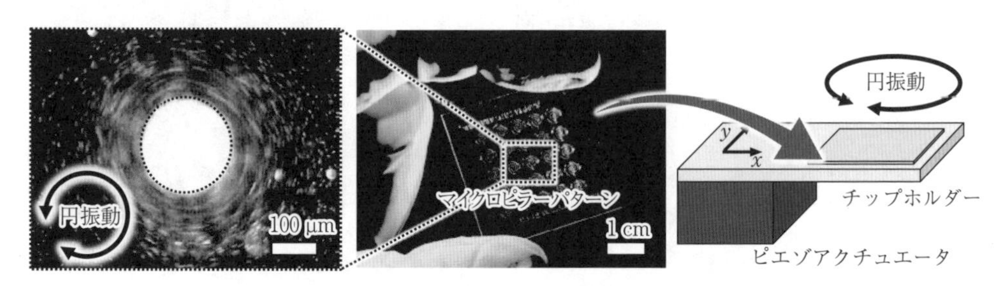

図 2.51 円振動印加による細胞操作方法[11)]

本手法では，マイクロピラーの配置を変えることによって，さまざまな細胞操作を行うことができる。**図 2.52** に示すように，例えばピラーを一列に並べれば細胞の搬送を行うことができるし，ピラーを三角形に配置すればその中心で細胞のトラップを行うことができる。また，らせん状のパターンを作製すれば，搬送・トラップの二つの操作を組み合わせ，らせんの中心部に細胞を集める，細胞の濃縮操作が可能となる[22)]。

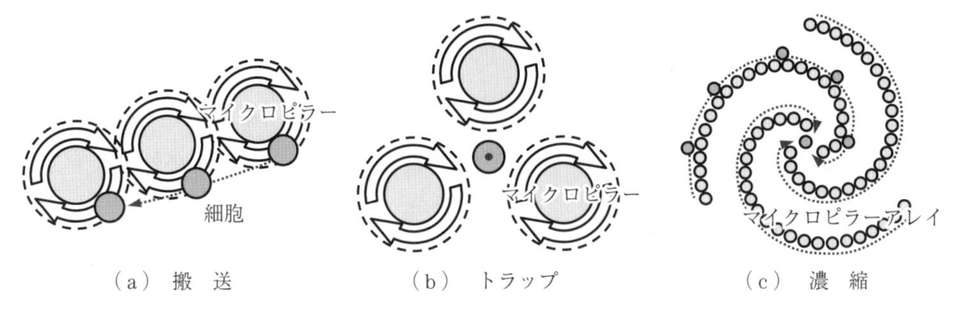

図 2.52 円振動印加による細胞操作の応用例[23]

以上のように，チップに振動を印加して細胞を操作する方法の中でも，多軸の振動を印加して流れを誘起することによって，よりさまざまな細胞操作を行うことが可能となる。また，この方法では，回転の方向を変えることによって流れの方向を切り換えられるため，例えば搬送において細胞の進行方向を逆転させるなどの切り換え操作が可能である。

〔2〕 **円振動による流れの理論解析**　チップに円振動を印加した際のマイクロピラーの周囲の流れに関する基本的な理論解析を行う。音響流れに関する基本的な現象は，レイリー卿によって行われた解析で記述されているが[2]，応用上は振動する物体の形状や境界条件の違いが重要であるため，そのあともさまざまな理論的・実験的な解析が行われている[6),24)~28)]。しかし，これらの解析は一軸の直線振動による流れの解析のみであったので，筆者らは Holtsmark らの解析モデル[26]を拡張し，円振動を印加した際の流れの解析を行った。

まず，この現象ではチップに平行な面に誘起される流れが重要であるので，2 次元モデルにおける解析を行う（**図 2.53**(a)）。

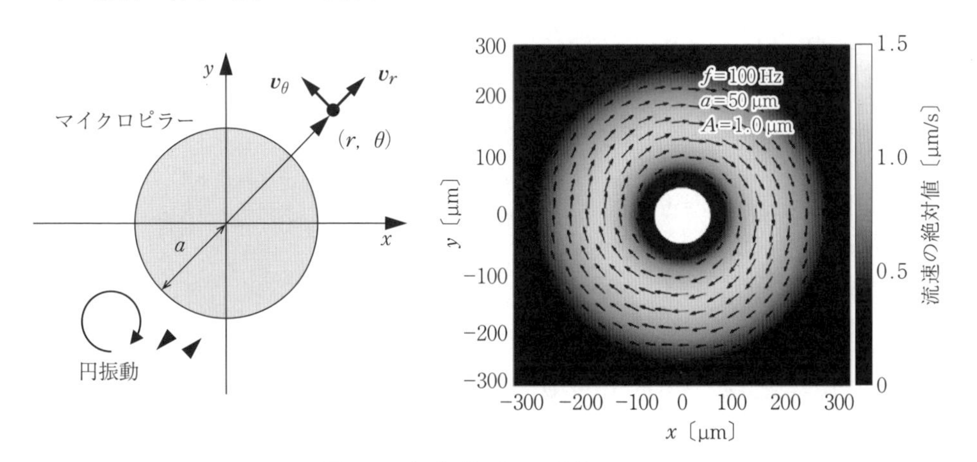

図 2.53 振動誘起流れの解析モデル

考える範囲では，対象となる流体（水）の粘性が大きく変化せず圧縮も起きないため，2 次元の非圧縮粘性流体と考えてよく，その運動方程式は

$$\frac{\partial \boldsymbol{v}}{\partial t}+(\boldsymbol{v}\cdot\nabla)\boldsymbol{v}=-\frac{1}{\rho}\nabla p+\eta\nabla^2\boldsymbol{v} \tag{2.11}$$

と表される。ここで，$\boldsymbol{v}=(u,\ v)$ は流速ベクトル，t は時間，$\eta=\mu/\rho$ は動粘性係数，ρ は流体の密度，μ は粘性係数を表す。この式を，流れ関数 ψ を導入し，連続の条件を課すことによって単純化する。なお，流れ関数の定義と連続の条件式はつぎのとおりである。

$$u=-\frac{\partial\psi}{\partial y} \tag{2.12}$$

$$v=-\frac{\partial\psi}{\partial x} \tag{2.13}$$

$$\frac{\partial u}{\partial x}+\frac{\partial v}{\partial y}=0 \tag{2.14}$$

式（2.12），（2.13）を式（2.11）に代入し，y 成分を x で微分し，x 成分を y で微分して引き算し，式（2.14）を代入して整理すると

$$\nabla^4\psi-\frac{1}{\eta}\frac{\partial}{\partial t}\psi=\frac{1}{\eta}\boldsymbol{v}\cdot\nabla(\nabla^2\psi)=\frac{u}{\eta}\frac{\partial}{\partial x}\nabla^2\psi+\frac{v}{\eta}\frac{\partial}{\partial y}\nabla^2\psi \tag{2.15}$$

を得る。流れ関数 ψ から流速が計算できるので，以降この ψ について計算を行っていくが，このままではまだ非線形方程式となっているため解析できない。そこで，摂動法を用いて計算を行っていく。

まず，ψ とそこから求められる速度 $\boldsymbol{v}$ が，下記の形に展開できるとする。

$$\psi=\psi^{(0)}+\psi^{(1)}+\psi^{(2)}+\cdots \tag{2.16}$$

$$\boldsymbol{v}=\boldsymbol{v}^{(0)}+\boldsymbol{v}^{(1)}+\boldsymbol{v}^{(2)}+\cdots \tag{2.17}$$

なお，それぞれの右上の（0）は近似解の次数を表す。この解を式（2.15）に代入し，同じ次数の項をまとめるとつぎの微分方程式を得る。

0次　$$\nabla^4\psi^{(0)}-\frac{1}{\eta}\frac{\partial}{\partial t}\psi^{(0)}=0 \tag{2.18}$$

1次　$$\nabla^4\psi^{(1)}-\frac{1}{\eta}\frac{\partial}{\partial t}\psi^{(1)}=\frac{1}{\eta}\boldsymbol{v}^{(0)}\cdot\nabla(\nabla^2\psi^{(0)}) \tag{2.19}$$

2次　$$\nabla^4\psi^{(2)}-\frac{1}{\eta}\frac{\partial}{\partial t}\psi^{(2)}=\frac{1}{\eta}\boldsymbol{v}^{(0)}\cdot\nabla(\nabla^2\psi^{(1)})+\frac{1}{\eta}\boldsymbol{v}^{(1)}\cdot\nabla(\nabla^2\psi^{(0)}) \tag{2.20}$$

$$\vdots$$

n 次　$$\nabla^4\psi^{(n)}-\frac{1}{\eta}\frac{\partial}{\partial t}\psi^{(n)}=\frac{1}{\eta}\boldsymbol{v}^{(0)}\cdot\nabla(\nabla^2\psi^{(n-1)})+\frac{1}{\eta}\boldsymbol{v}^{(1)}\cdot\nabla(\nabla^2\psi^{(n-2)})+\cdots\frac{1}{\eta}\boldsymbol{v}^{(n-1)}\cdot\nabla(\nabla^2\psi^{(0)}) \tag{2.21}$$

このように，摂動法を用いると必要な次数の項まで逐次計算を行うことにより，欲しい精度での計算を行うことができる。音響流れにおいては，0次の項のみでは印加振動と同様の振動解しか得られず，1次の項まで考慮した際に初めて定常的な流れの解が得られる。そのため，以下では1次の解までを計算する。なお，例えば式（2.19）右辺のように0次の項の積を1次の項とみなすなど，次数の取扱いの詳細については，それぞれの項のオーダーを考慮する必要があるが，これらの摂動法の基本的な説明については割愛する。ご興味がある方は参考書[29]を参照されたい。

まず，0次の解を求める。マイクロピラーに固定された座標系で考えているので，円振動 $A[\cos(\omega t)\hat{\boldsymbol{x}}+\cos(\omega t\pm\alpha)\hat{\boldsymbol{y}}]$ を印加した際に，無限遠方の流体はピラーの影響を受けず，印加振動と同様の振動をすると仮定する。ここで，A は円振動の振幅，$\hat{\boldsymbol{x}}, \hat{\boldsymbol{y}}$ はそれぞれ x 方向，y 方向の単位ベクトル，ω は角振動数，α は x 方向と y 方向のアクチュエータの位相差であり，円振動を考えるため $\alpha=\pi$ とする。ここから，マイクロピラー表面と無限遠方での流速に関する境界条件は

$$v_r\big|_{r=a}=v_\theta\big|_{r=a}=0 \tag{2.22}$$

$$v_r\big|_{r\to\infty}=\omega A[\cos\theta\cos\omega t+\sin\theta\cos(\omega t\pm\pi)] \tag{2.23}$$

$$v_\theta\big|_{r\to\infty}=-\omega A[\sin\theta\cos\omega t-\cos\theta\cos(\omega t\pm\pi)] \tag{2.24}$$

となる。ここで，v_r, v_θ はそれぞれ極座標系における r, θ 方向の流速であり，a はマイクロピラー半径を表す。この境界条件を課して0次の方程式（2.18）を解くと，つぎの解を得る。

$$\psi^{(0)}=\omega Aa[\sin\theta\, e^{-i\omega t}-\cos\theta\, e^{-i(\omega t\pm\pi)}]\left(\frac{2Y}{\varepsilon}-\frac{r}{a}-\frac{a}{r}C\right)+\text{c.c.} \tag{2.25}$$

式中 c.c. は右辺前半部の複素共役の項を表すものとする。また，X, Y, Z, C は α 次の第一種 Hankel 関数 $H_\alpha^{(1)}$ を用いてつぎのとおりに定義される。

$$X\equiv\frac{H_0^{(1)}(\varepsilon r)}{H_0^{(1)}(\varepsilon a)} \tag{2.26}$$

$$Y\equiv\frac{H_1^{(1)}(\varepsilon r)}{H_0^{(1)}(\varepsilon a)} \tag{2.27}$$

$$Z\equiv\frac{H_2^{(1)}(\varepsilon r)}{H_0^{(1)}(\varepsilon a)} \tag{2.28}$$

$$C\equiv\frac{H_2^{(1)}(\varepsilon a)}{H_0^{(1)}(\varepsilon a)} \tag{2.29}$$

また，ε は長さの次元を持つスケールパラメータで

$$\varepsilon \equiv \left(\frac{i\omega}{\eta}\right)^{\frac{1}{2}} \tag{2.30}$$

と定義される。この解を1次の式（2.19）に代入することにより，つぎの方程式を得る。

$$\left(\nabla^4 - \frac{1}{\eta}\frac{\partial}{\partial t}\nabla^2\right)\psi^{(1)} = \pm R(r) \pm 2e^{-2i\omega t}(\cos 2\theta \pm \sin\theta)\Omega(r) \pm 2e^{2i\omega t}(\cos 2\theta \mp \sin 2\theta)\Omega^*(r) \tag{2.31}$$

$$R(r) \equiv \frac{\omega^3 A^2}{4\eta^2}\left[2X + 2X^* - \frac{2a^2}{r^2}CZ^* - \frac{2a^2}{r^2}C^*Z - 4XX^* + 4ZZ^*\right] \tag{2.32}$$

$$\Omega(r) \equiv \frac{\omega^3 A^2}{4\eta^2}\left[Z - \frac{a^2}{r^2}CX\right] \tag{2.33}$$

なお，式中の複合の上の記号は位相差$+\pi$に，下の記号は位相差$-\pi$に対応する。

式（2.31）の第一項$R(r)$は振動項（$e^{-i\omega t}$）を持たないため，定常項を意味する。興味の対象は定常的な流れであるので，以降では第一項のみ考え，つぎの定常解を得る。

$$\begin{aligned}\psi_{st}^{(1)} = \pm\Bigg[& r^4\left(\frac{1}{48}\int_a^r \frac{1}{x}R(x)dx + c_1\right) + r^2\left(-\frac{1}{16}\int_a^r xR(x)dx + c_2\right) \\ & + \left(\frac{1}{16}\int_a^r x^3R(x)dx + c_3\right) + \frac{1}{r^2}\left(-\frac{1}{48}\int_a^r x^5R(x)dx + c_4\right)\Bigg]\end{aligned} \tag{2.34}$$

$$\left.\begin{aligned} c_1 &= -\frac{1}{48}\int_a^\infty \frac{1}{x}R(x)dx \\ c_2 &= \frac{1}{16}\int_a^\infty xR(x)dx \\ c_3 &= \frac{a^4}{16}\int_a^\infty \frac{1}{x}R(x)dx - \frac{a^2}{8}\int_a^\infty xR(x)dx \\ c_4 &= -\frac{a^6}{24}\int_a^\infty \frac{1}{x}R(x)dx + \frac{a^4}{16}\int_a^\infty xR(x)dx \end{aligned}\right\} \tag{2.35}$$

この解から，つぎの関係式を用いて，求める流速を計算することができる。

$$v_r = -\frac{1}{r}\frac{\partial\psi}{\partial\theta} \tag{2.36}$$

$$v_\theta = \frac{\partial\psi}{\partial r} \tag{2.37}$$

この計算から求めた流速分布を図2.53(b)に示す。この流速分布が，実験により確認された回転流れをよく再現していることから，このモデルが妥当であると考え，以降はこのモデルを用いた解析を行う。

式（2.32）より，円振動を用いた振動誘起流れを制御するパラメータとして重要なものに，振動数$f=\omega/2\pi$，マイクロピラー半径a，振幅Aの三つがあることがわかる。よって，それぞれのパラメータを変えた際の影響を評価する。まず，$f=100$ Hz，$a=50$ µm，$A=1.0$ µm を基本条件としてf_0，a_0，A_0と定義し，それぞれのパラメータを2倍したときの動径方向の流速分布を**図2.54**(a)に示す。図(a)より，周波数を2倍にした際には流速が大きくなり，流速のピークの位置δがマイクロピラー表面に近くなることがわかる。それに対し

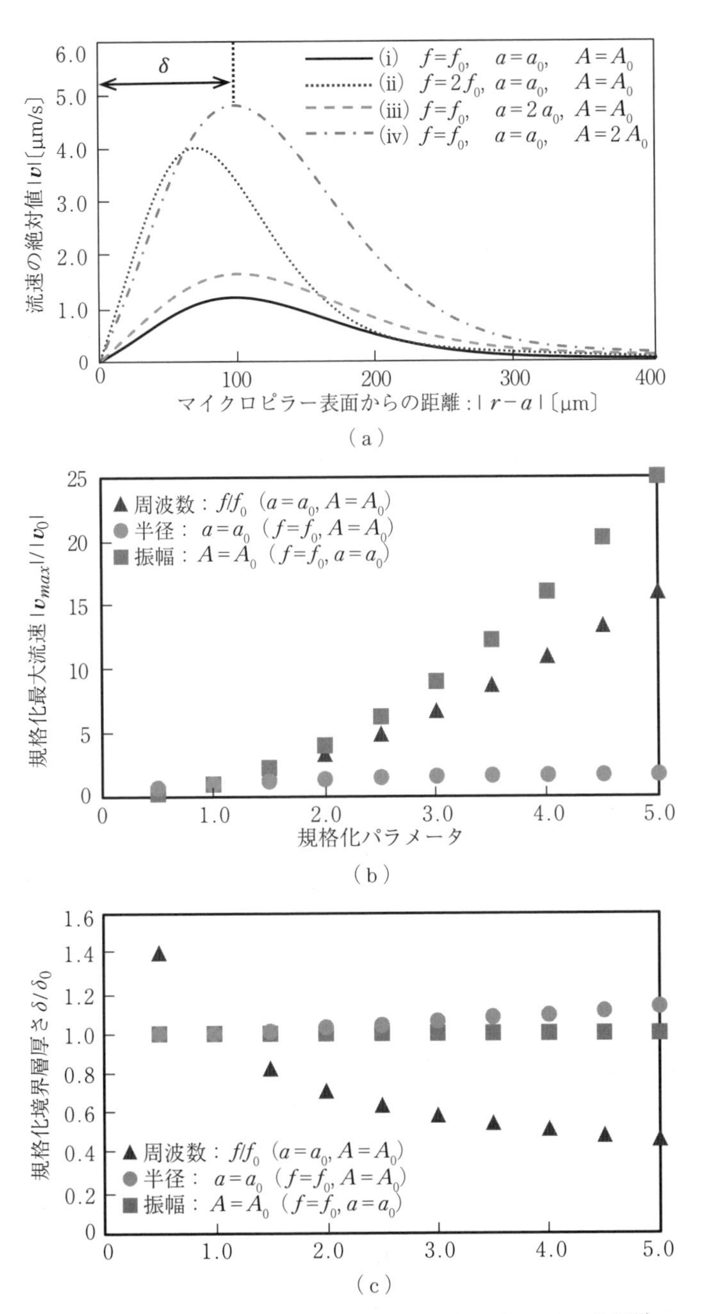

図2.54 振動誘起流れにおける周波数・振幅・ピラー径の影響[11]

て，振幅を2倍にした際にも流速は高くなるが，最大速度の位置は変わらないことがわかる。また，マイクロピラー半径を2倍にした際にはそれほど大きく流速分布が変わらない。このことは，振動誘起流れがマイクロピラー表面と流体との粘性による相互作用によって引き起こされる，という原理とも一致する。

つぎに，先ほど定義したf_0，a_0，A_0を基準条件とし，それぞれのパラメータをこれらの値で割って規格化したパラメータ（f/f_0，a/a_0，A/A_0）を横軸とし，同様に規格化された最大流速（$|v_{max}|/|v_0|$）および流速ピークまでの距離（δ/δ_0）の変化を評価した。周波数，振幅を変えた際に最大流速が大きく変化することが両者に共通していえるが，周波数を変えた際のみ，流速ピークまでの距離が大きく変わることがわかる（図(b)）。また，マイクロピラー半径を変えた際には，流速の最大値，流速ピークまでの距離ともに大きくは変わらない。以上のことから，速度のみを変えたい際には，振幅を変えるのがよいことがわかり，マイクロピラーの大きさを変えても誘起される流れには大きな違いがないことがわかった。

振動誘起流れの基本的な解析の最後に，マイクロピラーを2本配置した際にピラーの周りを回る粒子の軌跡を確認する。先述の解析より，マイクロピラーの半径は流れに大きな影響を与えないことがわかったので，重要なのは流れが誘起される距離と，ピラー間の距離であるといえる。そこで半径100 μmのマイクロピラーを用いて，周波数200 Hz，振幅約6 μmの円振動を印加し，マイクロピラー間の距離を400, 200, 100 μmと変えた際の，直径100 μmのマイクロビーズの軌道を観察した（**図2.55**）。

まず，マイクロピラー間の距離が大きい400 μmの場合には，たがいのマイクロピラーの周りの流れは干渉せず，それぞれのピラーの周りをビーズが独立で回転する（revolving mode）。つぎに，誘起された流れが干渉する程度までピラー間隔が狭まった際には，ビーズはそれぞれのピラーの周りを回ったり，二つのピラーの周りを行ったり来たりと，決まった軌道を取らない（drifting mode）。最後に，マイクロピラー間隔が細胞サイズよりも小さい場合には，細胞がピラー間を通過できないため，つねに二つのピラーの周りを回る軌道を取る（traveling mode）。以上より，マイクロピラーの間隔を変えることによって，細胞を操作するモードを切り換えられることを確認した。

〔3〕 **応用：振動誘起流れによる細胞の3次元回転操作**　円振動を印加した細胞操作の応用として，細胞の回転操作に関する研究例を紹介する[11]。この研究では，3本のマイクロピラーを三角形に配置することによってピラーの中心で回転流れを誘起し，マウス卵子の回転操作を行っている（**図2.56**(a)）。また，チップ平面内の円振動のみでなく，チップに対して垂直方向の円振動を印加することにより垂直方向の流れを誘起し，卵子を縦方向に回転させることにも成功している（図(b)）。これらの操作を組み合わせることにより，卵子内の核を染色し，核の3次元的位置決め操作の原理確認を行った（図(c)）。

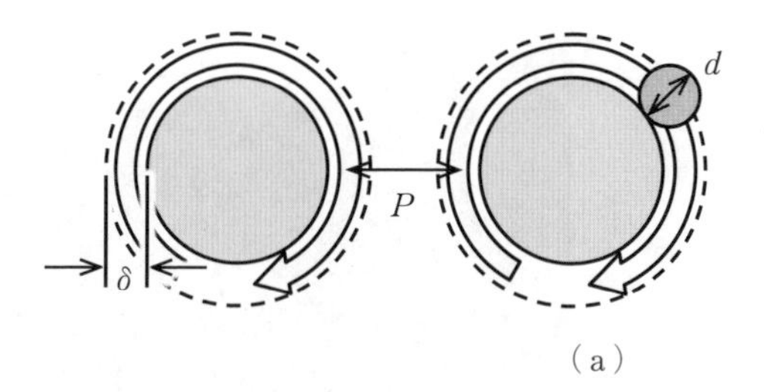

流れが誘起される距離：δ
マイクロピラー間隔：P
目的細胞サイズ：d

（a）

リボルビングモード	ドリフティングモード	トラベリングモード
$P>2\delta>d$	$2\delta>P>d$	$2\delta>d>P$
P=400 µm マイクロピラー 200 µm	P=200 µm 200 µm	P=100 µm 200 µm

（b）

図 2.55　ピラー間隔を変えた際の操作モードの違い

2.3.6　お　わ　り　に

本節では，SAW や振動誘起流れなどの音響流れを用いた細胞操作手法について説明した。ここで再度この手法の特徴をまとめると，駆動には振動を印加するための圧電アクチュエータを用いるが，細胞に作用するのは流体力のみであるため低侵襲であることが最大の特徴として挙げられるだろう。また，SAW を用いた方法では基板自体の表面を伝搬する波を利用するため，高速な駆動が可能である。一方，振動誘起流れを用いた方法では，チップ全体に振動を印加するため高速応答には向いていないが，駆動系が非常にシンプルでありチップの作製も容易である。

音響流れを用いた細胞操作手法が本格的に研究されたのは，比較的歴史の古い SAW を用いたものでもまだ 10 年程度前からであり，これから発展が期待される分野である。特に振動誘起流れを用いた方法が注目されるようになったのはごく近年であり，チップ上に作製する構造体の形状・配置などを変えることによって，より幅広い応用への発展が期待される。

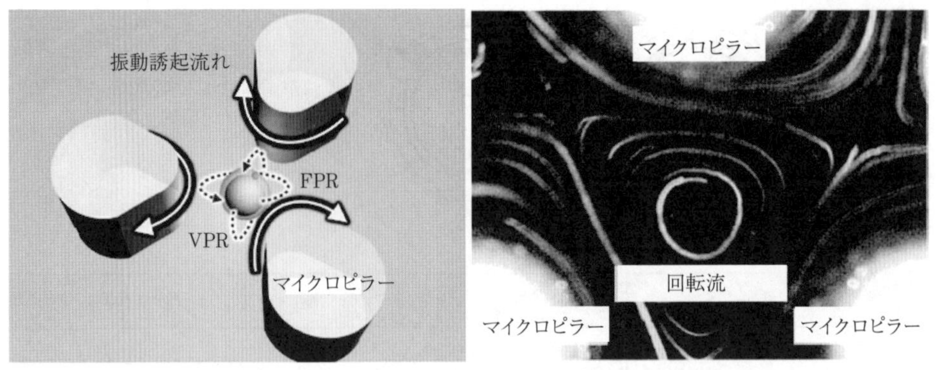

（a）マウス卵子の回転操作

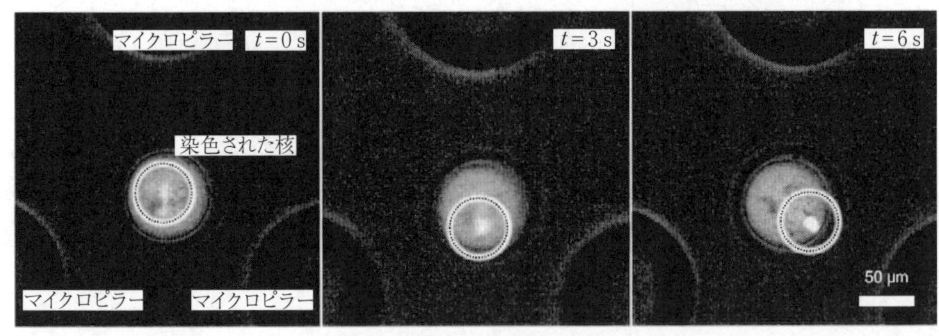

（b）（口絵 12 参照）マウス卵子の縦方向の回転

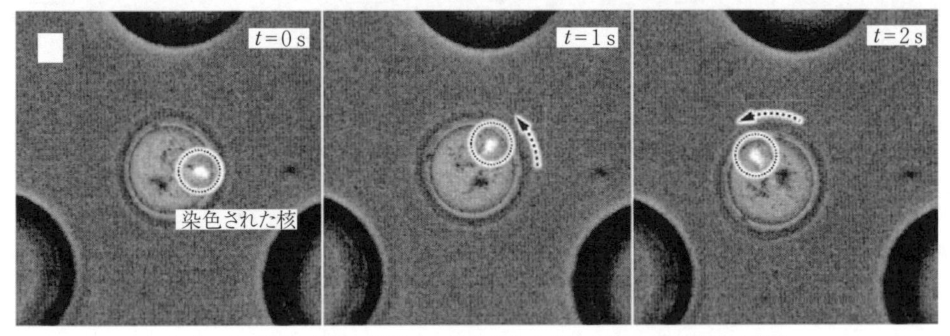

（c）（口絵 12 参照）卵子内の染色された核の 3 次元的位置決め操作

図 2.56　多軸振動誘起流れを用いた 3 次元細胞回転操作[11)]

この方法はチップ作製もシステム構築も非常に容易であるため，アイディアしだいで非常に多くの応用へ展開できる，といってよいだろう。また，これらの非線形流体現象は古くからその存在が知られていたにも関わらず，まだ理論的な理解がなされていない点も多く，基礎科学的な研究も今後引き続き行われることを期待したい。

なお，本節で触れた研究は，マイクロ流体チップ上での細胞操作応用に関するものに限らせていただいたため，2000 年後半からの研究の紹介が主であったが，それよりかなり以前から MEMS デバイス上での圧電振動子を用いた流体操作に関する研究は行われていた。本書のねらいとする細胞操作技術の範囲から外れるため割愛させていただいたが，これらの研究が今日行われているマイクロ流体チップ中での音響流れの研究に多大な影響を与えたことはいうまでもない。これらのご紹介をできなかった先人たちに，この場を借りて敬意を表するとともに，感謝の意を示したい。

引用・参考文献

1) M. Faraday, “On a peculiar class of acoustical figures; and on certain forms assumed by groups of particles upon vibrating elastic surfaces,” *Philos. Trans. R. Soc. London*, vol. 121, pp. 299–340, 1831.

2) L. Rayleigh, “On the circulation of air observed in Kundt's tubes, and on some allied acoustical problems,” *Philos. Trans. R. Soc. London*, pp. 1–21, 1884.

3) E.N.d.C. Andrade, “On the circulations caused by the vibration of air in a tube,” *Proc. R. Soc. London. Ser. A, Containing Papers of a*, vol. 134, no. 824, pp. 445–470, 1931.

4) E.N.d.C. Andrade, “On the groupings and general behaviour of solid particles under the influence of air vibrations in tubes,” *Philosophical Transactions of the Royal Society of London. Series A, Containing Papers of a Mathematical or Physical Character*, vol. 230, pp. 413–445, 1932.

5) U. Ingard and S. Labate, “Acoustic circulation effects and the nonlinear impedance of orifices,” *J. Acoust. Soc. Am.*, vol. 22, no. 2, pp. 211–218, 1950.

6) A. Bertelsen, A. Svardal, and S. Tjotta, “Nonlinear streaming effects associated with oscillating cylinders,” *Journal of Fluid Mechanics*, vol. 59, no. 03, pp. 493–511, 1973.

7) X. Ding, P. Li, S.-C. S. Lin, Z.S. Stratton, N. Nama, F. Guo, D. Slotcavage, X. Mao, J. Shi, F. Costanzo, and T. J. Huang, “Surface acoustic wave microfluidics,” *Lab on a Chip*, vol. 13, pp. 3626–3649, 2013.

8) J. Shi, X. Mao, D. Ahmed, A. Colletti, and T. J. Huang, “Focusing microparticles in a microfluidic channel with standing surface acoustic waves (SSAW),” *Lab on a Chip*, vol. 8, pp. 221–223, 2008.

9) W.-K. Tseng, J.-L. Lin, W.-C. Sung, S.-H. Chen, and G.-B. Lee, “Active micro-mixers using surface acoustic waves on Y-cut 128° LiNbO3,” *Journal of micromechanics and microengineering*, vol. 16, pp. 539–548, 2006.

10) P.-H. Huang, Y. Xie, D. Ahmed, J. Rufo, N. Nama, Y. Chen, C. . Chan, and T.J. Huang, “An acoustofluidic micromixer based on oscillating sidewall sharp-edges,” *Lab on a Chip*, vol. 13, pp. 3847–3852, 2013.

11) T. Hayakawa, S. Sakuma, and F. Arai, “On-chip 3D rotation of oocyte based on a vibration-induced local whirling flow,” *Microsystems & Nanoengineering*, vol. 1, p. 15001, 2015.

12) J. Shi, D. Ahmed, X. Mao, S.-C. S. Lin, A. Lawit, and T. J. Huang, “Acoustic tweezers: patterning cells and microparticles using standing surface acoustic waves (SSAW),” *Lab on a Chip*, vol. 9, pp. 2890–2895, 2009.

13) X. Ding, S.-C. S. Lin, B. Kiraly, H. Yue, S. Li, I.-K. Chiang, J. Shi, S. J. Benkovic, and T. J. Huang, “On-chip manipulation of single microparticles, cells, and organisms using surface acoustic

waves," *Proc. Nat. Acad. Sci.*, vol. 109, no. 28, pp. 11105–11109, 2012.

14) X. Ding, S.-C. S. Lin, M.I. Lapsley, S. Li, X. Guo, C.Y. Chan, I.-K. Chiang, L. Wang, J. P. McCoy, and T. J. Huang, "Standing surface acoustic wave (SSAW) based multichannel cell sorting," *Lab on a Chip*, vol. 12, pp. 4228–4231, 2012.

15) T. Franke, A.R. Abate, D.A. Weitz, and A. Wixforth, "Surface acoustic wave (SAW) directed droplet flow in microfluidics for PDMS devices," *Lab on a Chip*, vol. 9, pp. 2625–2627, 2009.

16) T. Franke, S. Braunmuller, L. Schmid, A. Wixforth and D.A. Weitz, "Surface acoustic wave actuated cell sorting (SAWACS)," *Lab on a Chip*, vol. 10, pp. 789–794, 2010.

17) L. Schmid, D.A. Weitz, and T. Franke, "Sorting drops, and cells with acoustics: acoustic microfluidic fluorescence-activated cell sorter," *Lab on a Chip*, vol. 14, pp. 3710–3718, 2014.

18) D.J. Collins, A. Neild, and Y. Ai, "Highly focused high-frequency travelling surface acoustic waves (SAW) for rapid single-particle sorting," *Lab on a Chip*, vol. 16, pp. 471–479, 2016.

19) B.R. Lutz, J. Chen, and D.T. Schwartz, "Hydrodynamic tweezers: 1. noncontact trapping of single cells using steady streaming microeddies," *Anal. Chem.*, vol. 78, no. 15, pp. 5429–5435, 2006.

20) B.R. Lutz, J. Chen, and D.T. Schwartz, "Microscopic steady streaming eddies created around short cylinders in a channel: Flow visualization and Stokes layer scaling," *Phys. Fluds*, vol. 17, p. 023601, 2005.

21) P.-H. Huang, N. Nama, Z. Mao, P. Li, J. Rufo, Y. Chen, Y. Xie, C.-H. Wei, L. Wangd, and T. J. Huang, "A reliable and programmable acoustofluidic pump powered by oscillating sharp-edge structures," *Lab on a Chip*, vol. 14, no. 22, pp. 4319–4323, 2014.

22) T. Hayakawa, S. Sakuma, T. Fukuhara, Y. Yokoyama, and F. Arai, "A single cell extraction chip using vibration-induced whirling flow and a thermo-responsive gel pattern," *Micromachines*, vol. 5, pp. 681–696, 2014.

23) T. Hayakawa, S. Sakuma, and F. Arai, "On-chip cell transportation based on vibration-induced local flow in open chip environment," *IEEE/RSJ International Conference on Intelligent Robots and Systems 2015*, Hamburg, 2015.

24) J. Milton and U. Ingard, "Acoustic streaming at high reynolds numbers," *J. Acoust. Sos. Am.*, vol. 25, no. 5, pp. 928–932, 1953.

25) J. Milton and U. Ingard, "Acoustic streaming at low reynolds numbers," *J. Acoust. Soc. Am.*, vol. 25, no. 5, pp. 932–938, 1953.

26) J. Holtsmark, I. Johnsen, T. Sikkeland, and S. Skavlem, "Boundary layer flow near a cylindrical obstacle in an oscillating, incompressible fluid," *J. Acoust. Soc. Am.*, vol. 26, no. 1, pp. 26–39, 1954.

27) C.-F. CHANG and W.R. SCHOWALTER, "Sscondary flow in the neighborhood of a cylinder oscillating in a viscoelastic fluid," *Journal of Non-Newtonian Fluid Mechanics*, vol. 6, pp. 47–67, 1979.

28) C. P. Lee and T.G. Wang, "Outer acoustic streaming," *J. Acoust. Soc. Am.*, vol. 88, no. 5, pp. 2367–2375, 1990.

29) 正．柴田，漸近級数と特異摂動法-微分方程式の体系的近似解，森北出版，2009.

30) J. Shi, H. Huang, Z. Stratton, Y. Huang, and T.J. Huang, "Continuous particle separation in a microfluidic channel via standing surface acoustic waves (SSAW)," *Lab on a Chip*, vol. 9, pp.

3354-3359, 2009.

31) M.V. Patel, A.R. Tovar, and A.P. Lee, "Lateral cavity acoustic transducer as an on-chip cell/particle microfluidic switch," *Lab on a Chip*, vol. 12, pp. 139-145, 2012.

32) M. Hagiwara, T. Kawahara, and F. Arai, "Local streamline generation by mechanical oscillation in a microfluidic chip for noncontact cell manipulations," *Appl. Phys. Lett.*, vol. 101, p. 074102, 2012.

▶ 2.4 誘電泳動による操作 ◀

2.4.1 はじめに

生物学的な分析に必要とされる要素を集積化することにより，迅速化，自動化および高感度化を目指したlab-on-a-chip（LOC）デバイスは，この10年以上もの間，マイクロナノ空間とそれをつなぐ微小流路を利用して開発が進められてきた。LOCは，1枚の小さなチップに研究室の機能を集約したmicro total analysis systems（μTAS）としても知られている。LOCデバイスを用いることにより，その微小であることから反応性の向上による合成や分析に必要とする時間の短縮，反応プロセスの制御性の向上，必要とするサンプル量および試薬のコストを低減が達成されてきた。すなわち，微小なLOCデバイスは，並列でハイスループットな分析を可能にしてきた。また，作製コストの低減によりディスポーザブルチップのLOCデバイスの大量生産が可能になりつつあり，LOCデバイスの迅速性と簡便性の特長を生かして，point-of-care（POC）診断，ドラッグデリバリー，分子や材料合成，化学反応制御と検出，細胞プロセス研究，環境モニタリングなどのさまざまな応用展開がなされている。このような背景のもと，LOCデバイスの応用の一つが，生物学，化学および医学の分野において重要な役割を演じる粒子の操作および分離である。

水溶液中でマイクロメートルまたはナノメートルスケールの物質を効率的および正確に操作し分離する手法は，生物学，化学，医学の分野における「分析」にとって魅力的である。微小流路内において，粒子を操作，分離するために，機械的，慣性的，流体力学的，音響的，光学的，磁気的，電気的な手法が開発されてきた。これらの方法の中で，誘電泳動は，中性の生体粒子をラベルフリーで操作できる，高選択的で高感度な分析が可能，LOCデバイスとの適合性がよい，簡便で直接的なインタフェース接続ができるなどの多くの利点を有する。誘電泳動操作のために必要とされる空間的に不均一な電場は，微小流路内のパターン化マイクロアレイ電極や微小流路内に設置された絶縁性障害物によって形成することができる。電極に交流電圧を印加すると，電極の大きさ，配置および障害物の存在によりマイクロ空間内に電場勾配が形成される。そこに置かれた粒子は，その電場下で粒子および粒子界面の溶液は電気的に分極され誘電泳動により移動する。誘電泳動力とその力の方向は，操作対象である粒子の構造，形態および化学的な特徴で変化する誘電特性に依存する。この誘電特性の違いによりDNA，タンパク質，バクテリア，ウイルス，酵母および動物細胞などの生体粒子の操作と分離が行われている。これまでに，幅広いデザインの電極や障害物による誘電泳動デバイスが開発され，細胞操作による細胞のパターン化，濃縮，分離などに応用されてきた。ここでは，誘電泳動の理論的背景とマイクロ空間内における粒子操作技術について紹介する。

Pohlによってはじめて導入された誘電泳動は，不均一交流電場下で粒子および粒子–溶液界面が不均一に分極することによって起こる粒子の移動現象のことである[1)]。粒子とその分散溶液は，電場下において電気的に分極する。粒子と粒子の懸濁液の相対的な分極率に依存して，粒子は電場強度の強い領域に引き寄せられるか電場強度の強い領域から弱い領域へと反発される。この引き寄せられる力を正の誘電泳動，反発される力を負の誘電泳動という。誘電泳動は，細胞，ウイルス，バクテリア，DNAおよびタンパク質等のさまざまなマイクロナノスケールの生体粒子を操作することができ，これらについて数多くの総説が発表されている[2)~8)]。これらの総説には，誘電泳動の理論から誘電泳動を用いた粒子操作の応用について詳細に紹介されている。

誘電泳動を作用させるために必要である電場勾配を形成させるには，マイクロ電極を使用する方法と微小絶縁体構造を使用する方法がある。交流電圧をマイクロチャネル内に配置した2次元または3次元配列されたマイクロ電極アレイに印加することにより電場勾配が形成され粒子に誘電泳動が作用する。一般的に2次元配列されたマイクロ電極アレイは，フォトリソグラフィー，薄膜形成，リフトオフ技術によってマイクロチャネルの底面に配置される。3次元マイクロ電極構造は，底面から縦方向に突出した電極，上面および下面への電極配列，側面に配置した電極があり，マイクロチャネルのほとんどの部分に誘電泳動力を作用させることが可能である。一方，不均一電場勾配はマイクロチャネル内に設置された絶縁体障害物によって形成することができる。この場合，インレットおよびアウトレットチャンバーに設置された電極に直流電圧または直流バイアス交流電圧を印加している。近年，急速に進展している微細加工技術がマイクロチャネル内のマイクロ電極や障害物の作製に利用され，新規誘電泳動デバイスが開発されるとともに細胞操作や分離に応用されている。

2.4.2 誘電泳動の原理

粒子の操作に使用されてきた電気的な力として，電気泳動と誘電泳動の2種類がある。電荷を持つ粒子に誘起される動きは電気泳動として知られている静電的クーロン力であり，粒子の正味の表面電荷と印加した電場の間の相互作用によって発生する。電気泳動は荷電粒子や分子が電場中を移動する現象であり，生物学的な分子であるタンパク質やDNAの分離手法として幅広く応用されている。しかし，電気的に中性な正味電荷のない生体粒子を動かすために，電気泳動は有用ではない。一方，粒子の双極子と不均一電場間の相互作用から作用する誘電泳動力は，中性粒子を操作するために使用することができる。近年の微細加工技術の急速な発展により，微小な電極や絶縁性障害物を組み込んだマイクロ空間やマイクロ流路構造を比較的簡便に作製することが容易となったため，誘電泳動は粒子のソーティング，集積化，パターニング，ポジショニングに幅広く応用されている。

図2.57(a) に，電荷を持った粒子と電気的に中性な粒子が均一な電場下にあるときに作用するクーロン力を示す。荷電粒子は粒子の電荷以上の逆電荷を持つ可動イオンの含まれる拡散層に囲まれて電気化学二重層を形成し，クーロン力によって逆の電気的極性の電極に移動する。中性粒子では電荷は粒子の内部と固液界面の液体側に再分配され，双極子モーメントが形成される。この固液界面の粒子側と液体側に形成される電荷量は，粒子と溶液の分極のしやすさ（分極率）に依存する。溶液よりも粒子の分極率が大きい場合，固液界面において粒子側に多くの電荷が出現する。よって，固液界面における電化密度の差から電場の方向と同じ方向の双極子が誘起される。しかし，誘起双極子モーメントによって粒子の両側に形成されるクーロン力は，強度が等しく作用する力の方向が逆である。すなわち，中性粒子は均一電場下において正味の力を受けることがなく移動しない。図(b) に，中性粒子が不均一電場下に置かれたときの粒子の両側に形成された双極子モーメントを示す。左右に配置された電極のサイズが異なるため，この両電極間において形成される電場強度は位置空間的に異なる。よって，粒子の右側の固液界面と左側の固液界面で誘起される電荷量が異なり，粒子の両側に形成されるクーロン力が異なる。これが粒子に力を作用させる誘電泳動である。

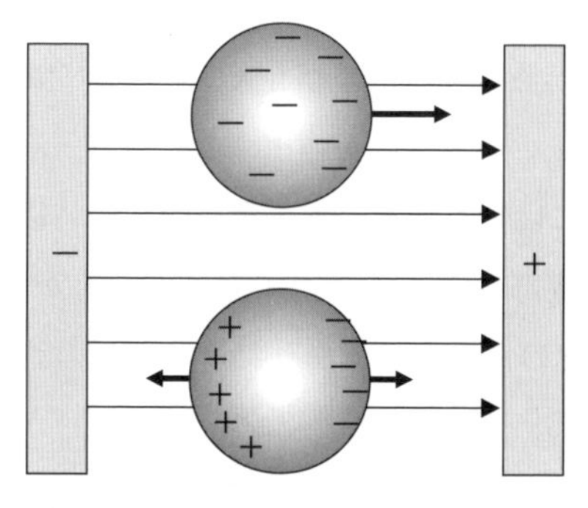

（a）　均一な電場下に置かれた荷電粒子（上）および中性粒子（下）の挙動

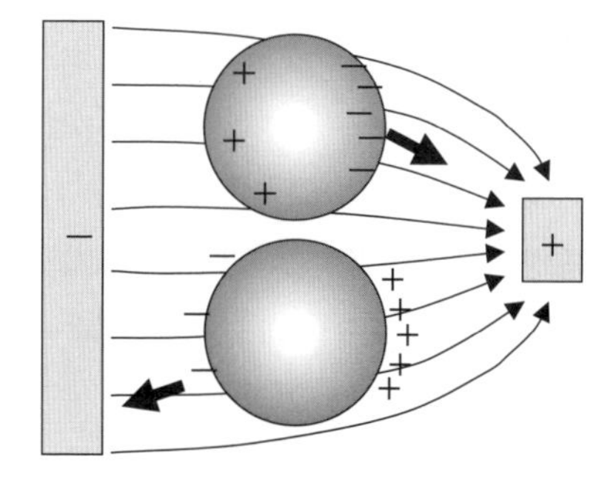

（b）　中性粒子の正の誘電泳動（上）および負の誘電泳動（下）の挙動

図2.57

力の作用する方向は，粒子と溶液の相対的な分極率に依存する。粒子の分極率の方が大きい場合，双極子の方向は電場と同じ方向になるため電場強度の強い方向（電極サイズの小さい右側）に引き寄せられる正の誘電泳動（positive-DEP）が作用する。一方，溶液の分極率のほうが大きい場合，双極子モーメントは電場の向きと逆となるため，電場強度の強い領域から電場強度の弱い領域へと反発される負の誘電泳動（negative-DEP）が作用する。

球状粒子に誘起される双極子モーメントにより形成される時間平均の DEP 力 $\left\langle \bar{F}_{\mathrm{DEP}} \right\rangle$ は，次式で与えられる。

$$\left\langle \bar{F}_{\mathrm{DEP}} \right\rangle = 2\pi\varepsilon_s a^3 \,\mathrm{Re}\left[\underline{K}(\omega)\right] \nabla E_{rms}^2 \tag{2.38}$$

ここで，a は粒子半径，ε_s は溶液の誘電率，E_{rms} は実効電場，Re $[\underline{K}(\omega)]$ は Clausius–Mossotti 因子（CM 因子）の実部を示している。式（2.38）からわかるように，誘電泳動力は，粒子サイズ，粒子懸濁溶液の誘電率，形成された電場の空間的な不均一性に依存する。また，誘電泳動力は，誘電泳動力の粒子寄与分と懸濁溶液寄与分，すなわち，分極の程度を示す CM 因子に依存する。操作対象が均一な球状粒子である場合，CM 因子は

$$\underline{K}\left(\underline{\varepsilon}_p, \underline{\varepsilon}_s\right) = \frac{\underline{\varepsilon}_p - \underline{\varepsilon}_s}{\underline{\varepsilon}_p + 2\underline{\varepsilon}_s} \tag{2.39}$$

で表される。$\underline{\varepsilon}_p$ および $\underline{\varepsilon}_s$ は，それぞれ粒子および懸濁液の複素誘電率を示す。下線は複素量であることを示している。また，粒子および懸濁液の複素誘電率は，それぞれ

$$\underline{\varepsilon}_p = \varepsilon_p - \frac{\sigma_p}{\omega} j \tag{2.40}$$

$$\underline{\varepsilon}_s = \varepsilon_s - \frac{\sigma_s}{\omega} j \tag{2.41}$$

で与えられる。ここで，ε_p は粒子の誘電率，σ_p および σ_s は粒子および溶液の導電率，ω は角周波数である。よって，誘電泳動力は，簡単に調節することが可能な外部電場の印加周波数にも依存することがわかる。粒子の分極率が溶液の分極率よりも大きい場合（Re $[\underline{K}(\omega)] > 0$），粒子には電場強度の強い領域に導かれる正の誘電泳動が作用する。一方，溶液の分極率が大きい場合（Re $[\underline{K}(\omega)] < 0$）には，粒子には電場強度の強い領域から弱い領域に導かれる負の誘電泳動が作用する。この CM 因子の実部は，-0.5（$\underline{\varepsilon}_p \ll \underline{\varepsilon}_s$ の場合）から $+1$（$\underline{\varepsilon}_p \gg \underline{\varepsilon}_s$ の場合）の値となり，同一粒子が同一強度の電場下に置かれた場合，正の誘電泳動力の最大値は負の誘電泳動力の最大値の 2 倍となる。さらに，式（2.39）～(2.41) から，低周波数領域において誘電泳動力は粒子と溶液の導電特性に依存し，高周波数領域では誘電率に支配される。その中間領域においては，粒子および懸濁液の導電率および誘電率の両方が，誘電泳動力の強度と方向を決める。すなわち，粒子に作用する誘電泳動力は，外部から与える電場の周波数によって容易に制御できる。正の誘電泳動と負の誘電泳動の切り換わる周波

数を交差周波数と呼び，この周波数において，粒子と懸濁液の複素誘電率は等しく誘電泳動力はゼロとなる（Re $[\underline{K}(\omega)]=0$）。交差周波数は，粒子および溶液の誘電率と導電率によって変化する。

式（2.39）で表されるCM因子は，均一な球状粒子に適用される。しかし，通常，生体粒子は完全な球体ではなく細胞質や細胞核が細胞膜に覆われた複雑な構造であるため，単純な均質球体として扱うことができない。特に，大腸菌などのバクテリアの場合は，だ円や円柱として取り扱う必要がある。ここでは，球体に近い動物細胞を取り扱った例を示す。生細胞の場合，周波数依存性を持つCM因子は

$$\underline{K}\left(\underline{\varepsilon}_{eff},\underline{\varepsilon}_s\right)=\frac{\underline{\varepsilon}_{eff}-\underline{\varepsilon}_s}{\underline{\varepsilon}_{eff}+2\underline{\varepsilon}_s} \tag{2.42}$$

で表される。ここで，$\underline{\varepsilon}_{eff}$は細胞の実効誘電率である。

細胞が均一な誘電液体（細胞質）で満たされ，薄層絶縁膜（細胞膜）で覆われた球であると仮定すると，細胞の実効誘電率は

$$\underline{\varepsilon}_{eff}=\frac{\underline{C}_m a\underline{\varepsilon}_c}{\underline{C}_m a+\underline{\varepsilon}_c} \tag{2.43}$$

$$\underline{\varepsilon}_c=\varepsilon_c-\frac{\sigma_c}{\omega}j \tag{2.44}$$

で表される。ここで，C_mは細胞膜容量，ε_cは細胞質の誘電率，σ_cは細胞質の導電率である。**図2.58**に，式（2.42）～(2.44）を利用して計算した周波数に対するCM因子の実部（DEPスペクトル）を示す。この計算において，ほかのパラメータに既報の値（$C_m=0.015$ F/m^2，$\varepsilon_c/\varepsilon_0=60$，$\varepsilon_s/\varepsilon_0=80$，$\sigma_c=0.5$ S/m）を用いた[11]。細胞の平均半径（a）は，6.7×10^{-6} mとしている。低周波数領域では負の誘電泳動が作用し，高周波数では正の誘電泳動が作用する。さらに，高周波数側では再び負の誘電泳動が作用する。また，Re $[\underline{K}]$ の周波数特性

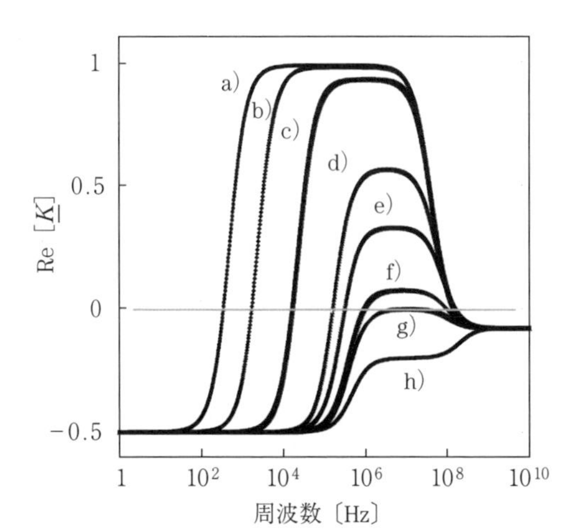

懸濁液の導電率：a）2×10^{-4}，b）1×10^{-3}，c）1×10^{-2}，d）1×10^{-1}，e）2×10^{-1}，f）4×10^{-1}，g）5×10^{-1}，h）1.0 S/m

図2.58 異なる導電率の溶液に懸濁された細胞の誘電泳動スペクトル（印加周波数に対するCM因子）

は，懸濁液導電率に大きく依存する。この周波数領域において，比較的低い導電率の懸濁液中で細胞には p-DEP が作用する。しかし，懸濁液導電率の増加に伴い，Re [$\underline{K}$] は減少し，Re [$\underline{K}$] がゼロとなる交差周波数は高周波数領域にシフトする。溶液導電率が細胞質導電率以上の場合，すべての周波数領域で Re [$\underline{K}$] は負となり，n-DEP のみが作用することとなる。よって，高導電率溶液中において細胞操作を行う場合には，n-DEP のみを使用することが可能である。このように，印加周波数と比較的容易に調製可能な懸濁液導電率によって粒子に作用する誘電泳動現象を制御でき，そのほかの膜容量や細胞導電率等の細胞特有のパラメータによって個々の細胞の誘電泳動特性を利用した細胞分離へと応用できる。

2.4.3 誘電泳動デバイスの作製技術

マイクロ流路内に組み込まれたマイクロ電極アレイを用いて空間的に不均一な電場を形成させることにより誘電泳動による微粒子操作が可能となる。これらの誘電泳動用のマイクロデバイスは，フォトリソグラフィー，薄膜デポジション，エッチング，電気メッキ，ソフトリソグラフィーおよび基板のボンディングなどの微細加工技術を駆使して作製されている。

マイクロ電極パターンをデザインしたフォトマスクを準備し，ガラスやシリコン基板上にポジティブフォトレジストをスピンコート法により均一厚さに塗布する。ベーク処理により溶媒を除去しレジストを基板に密着させたのち，フォトマスクを介して紫外光を照射し，その部分をディベロップにより除去する。そのあと，蒸着やスパッタリング技術を用いて金や白金などの安定な導電性金属薄膜を前面にデポジットし，基板をアセトンなどに浸漬させて犠牲層であるレジストと一緒に不要部分の金属薄膜を取り除く（リフトオフ）。これにより，マスク形状と同じパターンの金属薄膜が基板に直接接着して残る。また，基板上前面に貴金属薄膜を形成し，レジスパターンを形成後にエッチングする方法もある。このように作製された 2 次元電極は，マイクロチャネルの下面に配置されてさまざまな誘電泳動操作に応用されてきた。しかし，電極面からの z 方向への距離に応じて急激に電場勾配が減少するため，電極表面の近傍に存在する粒子にしか誘電泳動力が作用しない問題があった。さらに，電極表面や流路チャネル壁面への粒子の吸着も問題である。これらは，3 次元電極を用いることにより回避することができる。最もよく利用されている 3 次元電極の構造は，2 枚の 2 次元平板型電極を上下で組み合わせた，上面-下面電極構造である。電極アレイとマイクロチャネルを持つ上面および下面を紫外光硬化樹脂やエポキシ系接着剤で接着して作製できる。

2.4.4 細胞操作のための誘電泳動デバイス

これまでに，よく使用されてきた誘電泳動力を作用させるための 2 次元マイクロ電極構造として，polynomial（多項型），castellated（城壁型），interdigitated（交互くし型），slanted

（傾斜型）および curved（カーブ型）の2次元平板マイクロ電極がある。これらの電極を用いた誘電泳動による細胞操作とその応用について紹介する。

polynomial 電極は，四つの四角形電極がタイル状に設置された構造である。四つの電極は，それぞれ異なるリードパッドに接続されており，個別に交流電圧を印加できる。Morgan らは，polynomial 電極を用いてタバコモザイクウイルス（TMV）や単純疱疹ウイルスタイプ1（HSV-1）の捕捉を行った[12]。**図 2.59** に，polynomial 電極を用いた TMW と HSV-1 の分離の模式図と蛍光顕微鏡イメージを示す。左上および右下の電極に同強度，同周波数および同位相の交流電圧を印加し，右上および左下の電極には，左上および右下の電極に印加した交流電圧と同強度，同周波数で逆位相の交流電圧を印加する。すると，それぞれの隣り合う四角形電極間に電位差が生じるため，四角形電極の辺に沿って強い電場が形成される。一方，対角線上にある四角形電極には，等しい交流電圧が印加されているため電場は形成されない。よって，ウイルスに正の誘電泳動が作用する場合，ウイルスは四角形電極の辺に集積化され，負の誘電泳動が作用する場合，ウイルスは四つの電極の中央部に集積化される。TMV と HSV-1 の誘電泳動挙動の周波数依存性は異なり，ある周波数において TMV には正の誘電泳動が，HSV-1 には負の誘電泳動が作用する。よって，これらのウイルスの存在下で，polynomial 電極に交流電圧を印加すると，TMV は四角形電極の辺に，HSV-1 は四つの電極の中央に集まり，2種類のウイルスを分離できる。この手法は，異なる誘電泳動特性を示す粒子を異なる位置に集積化できることを利用した分離検出技術である。この電極デザインを用いて，DNA の濃縮[13]，抗生物質を投与した大腸菌の誘電特性評価[14]，HSV-1 ウイルスの配列と回収[15]，タンパク質[16]やバクテリア[17]の捕捉に用いられた。

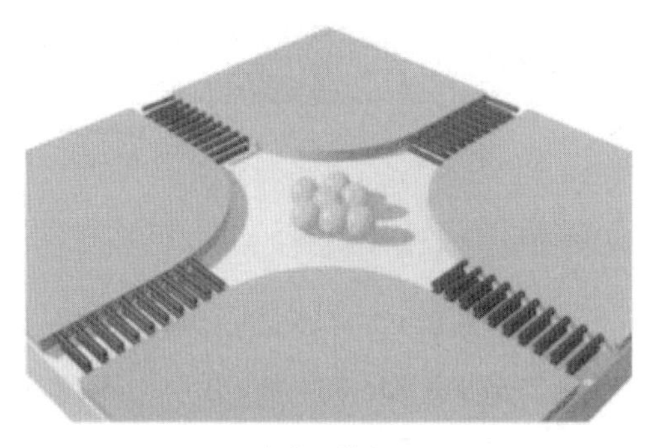

（a） 模式図

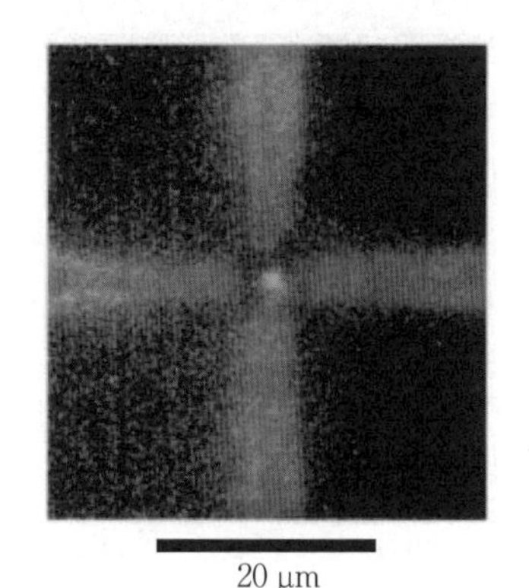

（b） 蛍光顕微鏡イメージ

図 2.59 polynomial 電極を用いた誘電泳動による TMW と HSV-1 の分離

castellated 電極は，バンド電極の側面に規則正しい突起構造を組み込んだ構造を有し，隣り合うバンド電極の側面に形成された突起構造の凸-凸または凸-凹を対向させて配置してある。**図 2.60** に，castellated 電極を用いた誘電泳動による赤血球の操作を示す[18]。この例では，サイズの異なる突起構造の凸–凸が対抗して配置されている。これらの二つの電極に逆位相の交流電圧を印加すると，電極上にランダムに分散していた赤血球は，瞬時に移動しパターンを形成する。赤血球には MHz 以上の高周波数領域で正の誘電泳動が作用し，赤血球は強い電場が形成される電極エッジに集まる。特に，電極間距離の小さい凸–凸間に集積化される（図 (a)）。一方，kHz 領域の周波数を印加した場合，赤血球には負の誘電泳動が作用し，電極エッジに形成される強電場領域からの反発力を受容して，弱い電場が形成される凸構造部に囲まれた凹部分に集積化される。この電極構造を用いると，胚性幹（ES）細胞の濃縮[19]，マウスメラノーマ B16F10 細胞の分離[20]および血液からのがん細胞の分離[21]などが報告されている。また，新しい *in vitro* での不妊治療を目的とし誘電泳動による移動速度に基づく卵細胞の分離が行われた[22]。マイクロ流路中における連続流れの中でヒト白血球の溶解し，特定の DNA と選択的に結合した微粒子の捕捉が達成された[23]。

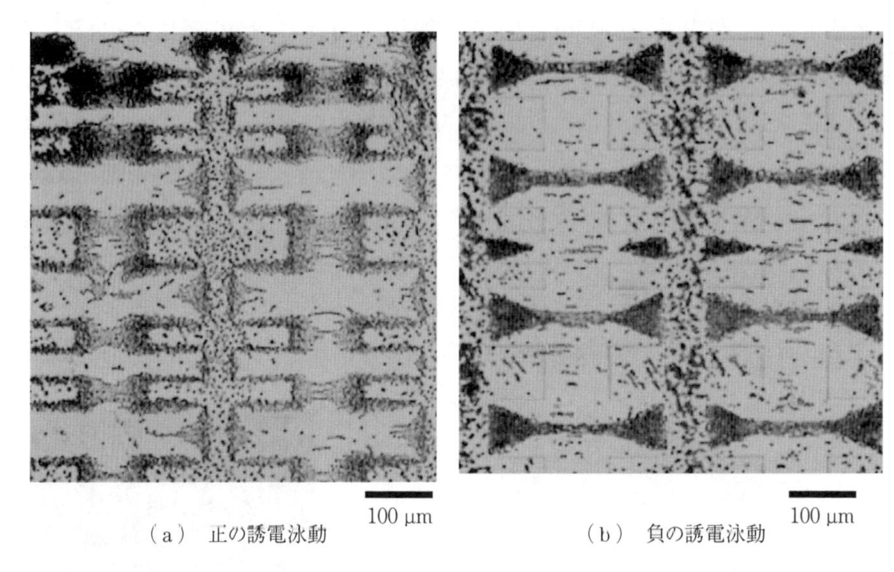

（a）正の誘電泳動　　（b）負の誘電泳動

図 2.60　castellated 電極を用いた誘電泳動による赤血球の配列

interdigitated 電極は，繰り返し配置されたバンド電極アレイが交互に異なるリードに接続された形状をしており，隣り合うバンド電極に異なる電圧を印加できる[24]。**図 2.61** (a) に，interdigitated 電極を下面とし，スペースを設けてガラス基板などを上面として設置した誘電泳動デバイスの断面図を示す。この上下面間に粒子懸濁液を導入し，隣り合うバンド電極に逆位相の交流電圧を印加する。すると，バンドエッジから電極間（電極–電極間ギャップ）にかけて強い電場が生じ，バンド電極上では強い電場が形成されず，電場強度は電極間ギャップと比較して相対的に弱くなる。このデバイス内の電場強度を計算したシミュレーションを図 (b) に示す。電極エッジに強電場領域が，電極の真上のガラス基板上に弱電場

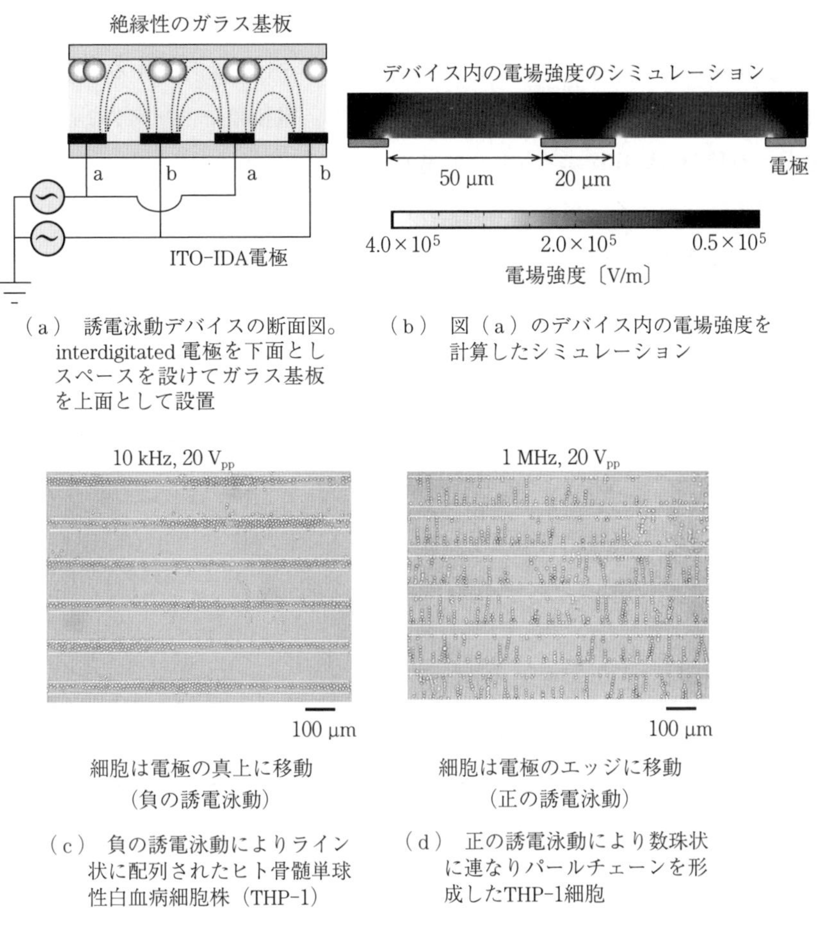

（a）誘電泳動デバイスの断面図。interdigitated 電極を下面としスペースを設けてガラス基板を上面として設置

（b）図（a）のデバイス内の電場強度を計算したシミュレーション

（c）負の誘電泳動によりライン状に配列されたヒト骨髄単球性白血病細胞株（THP-1）

（d）正の誘電泳動により数珠状に連なりパールチェーンを形成したTHP-1細胞

図 2.61　interdigitated 電極による誘電泳動

領域が形成される。負の誘電泳動が作用した場合には，粒子は電場強度の弱いバンド電極の真上の領域に浮遊し，上面基板上に接触して集積化される。図（c）に，負の誘電泳動によるヒト骨髄単球性白血病細胞株（THP-1）のライン配列写真を示す。この IDA 電極の幅およびギャップ間距離は，それぞれ 50 μm および 100 μm である。電極部とギャップの境界を白破線で示している。100 kHz 程度の周波数の交流電圧を印加すると，細胞は電場強度の弱いバンド電極の真下に移動し，細胞の繰返しラインパターンが形成される。上面基板に粒子が接触するためには，下面のバンド電極間距離と上下基板間距離がきわめて重要である。すなわち，流路の上方では不均一電場強度そのものが小さくなるだけでなく，ギャップ上方と電極上方における電場強度差が小さくなる。よって，上下基板間距離がバンド電極間距離よりも大きい場合には，細胞の浮遊は途中で止まり上面基板と接触しない。一方，電極に 1 MHz 程度の交流電圧を印加した場合には，細胞に正の誘電泳動が作用し細胞は電場強度の強い下面の電極エッジへと集積化され，電極間で数珠状につながる“パールチェーン”を形

成する（図(d)）。これは，先に集積化された粒子が障害物の役割をし，電場と平行方向の粒子側面に強電場が形成されることに起因する。このパターンを作製するために必要な時間は，印加する交流電圧，周波数，細胞懸濁液の導電率，電極幅やギャップなどのデザインに依存するが，数秒から数分程度ときわめて迅速である。

この電極構造は，デザインがシンプルであり，解析が容易であることからきわめて広く利用されている。例えば，DNA[25]やバクテリア[26]の捕捉，細胞の生死による分離[27]，血球細胞からがん細胞の分離[28]などが挙げられる。さらに，interdigitated電極を用いた誘電泳動による細胞操作にほかの要素を組み込んでさまざまな応用がなされている。マイクロ電極アレイに正の誘電泳動を用いて細胞やバクテリアを捕捉し，捕捉された粒子数を定量的に評価するために，インピーダンスの経時変化を計測する誘電泳動インピーダンス計測法（dielectrophoretic impedance measurement, DEPIM）が開発された[29]。筆者らは，誘電泳動を用いた粒子や細胞の基板上への配列化技術と生体反応による認識現象を利用し，迅速で簡便な免疫測定法と細胞表面抗原の発現に基づく細胞の識別法を開発した[30]。

2.4.5　3次元電極を用いた細胞操作の拡張

前項にて，代表的なデザインの電極を用いた細胞操作法について解説した。polynomial電極以外は1組の電極対で構成されているため，交流電圧の印加により形成される電場パターンは1種類である。この場合，正の誘電泳動の作用する細胞は電場強度の強い領域に移動し，負の誘電泳動の作用する細胞は電場強度の弱い領域に移動するため，移動する領域は2か所になる。マイクロ空間内に三つの電極を配置すると，交流電圧の印加パターンにより空間内の電場パターンを制御できる。すなわち，三つの電極へ印加する交流電圧の強度，周波数，位相を制御することにより，異なる位置に細胞を移動させ，さらには，その位置を途中で変更できる。しかし，interdigitated電極のような繰り返し電極アレイを用いた場合，2次元の平板基板上に多種類の電極を交差することなく配線するためには，リード線を3次元的に配線する必要がある。そこで，上下面基板に導電性の電極を用いることにより，一つのデバイス内で3次元的に複数の電場パターンを変換できるデバイスが作製できる。このデバイスを用いると印加電圧の強度，周波数，位相を制御することにより，異なる複数位置への粒子の移動が可能となる。**図2.62**(a）に，上面基板に導電性ITO電極を用いた誘電泳動デバイスの断面図と電場パターンを示す。バンド電極（i）および（ii）に強度と周波数が同じで，逆位相の交流電圧を印加し，上面のITO電極をグラウンドに接続した。すると，粒子はバンド電極ギャップの真上の領域に集積化される。バンド電極間だけでなく，上面ITO電極-下面バンド電極（i）および（ii）間に強電場領域が形成されるため，相対的に電場強度の弱い領域がバンド電極ギャップの真上の領域に形成される。よって，粒子は負の誘電泳

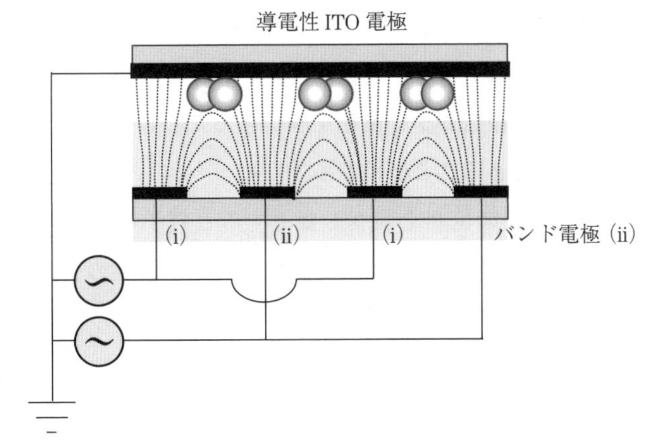

（a） 上面基板に導電性ITO電極，下面のバンド電極にinterdigitated電極を用いた誘電泳動デバイスの断面図と電場パターン

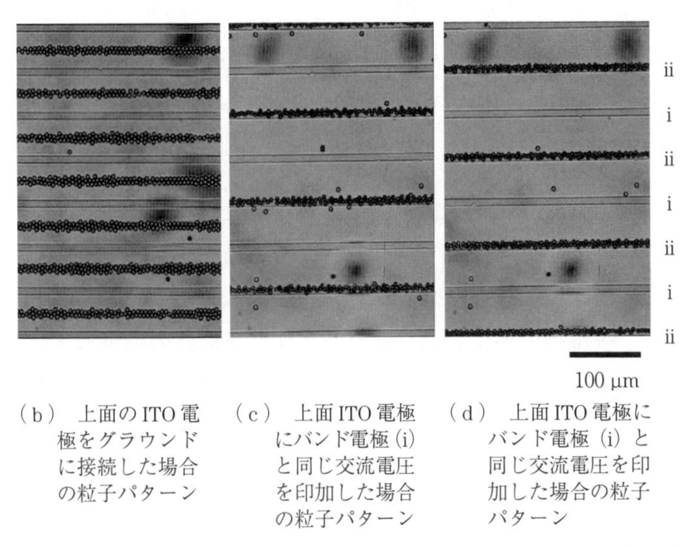

（b） 上面のITO電極をグラウンドに接続した場合の粒子パターン
（c） 上面ITO電極にバンド電極(i)と同じ交流電圧を印加した場合の粒子パターン
（d） 上面ITO電極にバンド電極 (i) と同じ交流電圧を印加した場合の粒子パターン

図2.62 バンド電極 (i) および (ii) には強度と周波数が同じで，逆位相の交流電圧を印加

動の反発力によりこの領域へと移動する（図(b))。上面に絶縁性のガラス基板を用いた場合，粒子の集まる位置はバンド電極の真上の領域であり（図2.61(c))，対向基板の導電性により粒子の集積化位置を反転制御できることがわかる。

上面のITO電極にバンド電極 (i) または (ii) と同じ交流電圧を印加すると粒子の集積化位置が変更できる。バンド電極 (i) および (ii) に，強度および周波数が同じで逆位相の交流電圧を印加する。上面ITO電極にバンド電極 (i) と同じ交流電圧を印加すると，バンド電極 (i)–バンド電極 (ii) 間および上面ITO–バンド電極 (ii) 間に強い電場領域が形成されるが，上面ITO–バンド電極 (i) 間に強い電場は形成されない。これは，上面ITO電極とバンド電極 (i) 間にまったく同じ波形の交流電圧を印加しているためである。よって，負の誘電泳動により，粒子はバンド電極 (i) の上に集積化される（図2.62(c))。一方，上面

ITO電極をバンド電極（ii）に接続した場合には，まったく逆の現象が起こり，粒子はバンド電極（ii）の上に集積化する（図（d））。下面のバンド電極と上面のITO電極の合計3電極に印加する交流電圧の強度，周波数および位相を制御することにより，異なる位置に粒子のラインパターンを簡便に形成できることがわかる。

上面ITO電極に印加する電圧の位相や強度を変更すると粒子パターンを変換することができる。バンド（i）および（ii）に同強度，同周波数および逆位相の交流電圧を印加し，上面ITO電極を接地すると，上述のように，粒子は電極間ギャップの真上の位置に移動しパターンを形成する。その後，上面ITO電極にバンド電極（i）と同強度，同周波数，同位相の交流電圧を印加すると電極ギャップの真上の粒子配列体は，5秒程度でバンド電極（i）上に移動し新たなパターンを形成する。これは，形成されている電場パターンが変換されるためである。すなわち，印加交流電圧を変換することにより，簡便で迅速に粒子パターンを変換可能である。このように細胞の配列化位置を簡便に変更できることから，基板表面-細胞間での生体認識反応を利用した細胞分離や異種細胞の配列体の作製に応用可能となる。

2.4.6 おわりに

本節では，電気的な外部力である誘電泳動による細胞の操作について，操作原理，デバイスの作製方法，代表的な電極デザインを用いた場合の細胞の移動および応用について解説した。誘電泳動による細胞への駆動力は，細胞および懸濁溶液の導電率と誘電率，細胞サイズ，印加する電圧の強度と周波数に依存する。よって，外部から容易に制御可能である溶液の導電率と電圧および周波数により細胞を操作する力と方向を制御できる。この誘電泳動力を形成させるための電極をマイクロ流路内に設置し，流れの力と組み合わせることにより，目的の細胞を分離することが可能となる。本件については，3.5節で詳しく解説している。

引用・参考文献

1）H.A. Pohl, *Dielectrophoresis, The Behavior of Neutral Matter in Nonuniform Electric Fields*, Cambridge, UK: Cambridge University Press, 1978.

2）K. Khoshmanesh, S. Nahavandi, S. Baratchi, A. Mitchell, and K. Kalantar-zadeh, “Dielectrophoretic platforms for bio-microfluidic systems,” *Biosens. Bioelectron.*, vol. 26, pp. 1800–1814, 2011.

3）C. Zhang, K. Khoshmanesh, A. Mitchell, and K. Kalantar-zadeh, “Dielectrophoresis for manipulation of micro/nano particles in microfluidic systems,” *Anal. Bioanal. Chem.*, vol. 396 pp. 401–420, 2010.

4）S Fiedler, S.G. Shirley, T Schnelle, and G Fuhr, “Dielectrophoretic sorting of particles and cells in a microsystem,” *Anal. Chem.*, vol. 70, pp. 1909–1915, 1998.

5) B. Cetin, and D., Li, "Dielectrophoresis in microfluidics technology," *Electrophoresis*, vol. 32, pp. 2410–2427, 2011.

6) R. Pethig, "Review article-dielectrophoresis: status of the theory, technology, and applications," *Biomicrofluidics*, vol. 4, p. 022811, 2010.

7) Z.R. Gagnon, "Cellular dielectrophoresis: applications to the characterization, manipulation, separation and patterning of cells," *Electrophoresis*, vol. 32, pp. 2466–2487, 2011,

8) J. Voldman, "Electrical forces for microscale cell manipulation," *Annu. Rev. Biomed. Eng.*, Vol. 8, pp. 425–454, 2006.

9) T.B. Jones, *Electromechanics of Particles: Cambridge*, UK: Cambridge University Press, 1995.

10) H. Morgan and N.G. Green, *Ac Electrokinetic: Colloids and Nanoparticles*, London, UK: Research Studies Press, 2003.

11) K.V.I.S. Kaler and T. B. Jones, *Biophys. J.*, vol. 57, pp. 173–182, 1990.

12) H. Morgan, M.P. Hughes, and N.G. Green, "Separation of submicron bioparticles by dielectrophoresis," *Biophys. J.* vol. 77, pp. 516–525, 1999.

13) J.R. Du, Y.J. Juang, J.T. Wu, and H.H. Wei, "Long-range and superfast trapping of DNA molecules in an ac electrokinetic funnel," *Biomicrofluidics*, vol. 2, p. 044103, 2008.

14) C.-C. Chung, I.-F. Cheng, W.-H. Yang, and H.-C. Chang, "Antibiotic susceptibility test based on the dielectrophoretic behavior of elongated Escherichia coli with cephalexin treatment," *Biomicrofluidics*, vol. 5, p. 021102, 2011.

15) M. P. Hughes, H. Morgan, F. J. Rixon, J. P. H. Burt, and R. Pethig, "Manipulation of herpes simplex virus type 1 by dielectrophoresis Biochim," *Biophys. Acta*, vol. 1425, pp. 119–126, 1998.

16) R. Hölzel, N. Calander, Z. Chiragwandi, M. Willander, and F. F. Bier, "Trapping single molecules by dielectrophoresis," *Phys. Rev. Lett.*, vol. 95, p. 128102, 2005.

17) J. D. Beck, L. Shang, M. S. Marcus, and R. J. Hamers, "Discrimination between Bacillus species by impedance analysis of individual dielectrophoretically positioned spores," *Anal. Chem.*, vol. 80, pp. 3757–3761, 2008.

18) T. Yasukawa, J. Yamada, H. Shiku, F. Mizutani, and T. Matsue, "Positioning of cells flowing in a fluidic channel by negative dielectrophoresis," *Sens., Actuator. B*, vol. 186, pp. 9–16, 2013.

19) S. Agarwal, A. Sebastian, L.M. Forrester, and G. Markx, "Gerard Formation of embryoid bodies using dielectrophoresis," *Biomicrofluidics*, vol. 6, p. 024101, 2012.

20) A.C. Sabuncu, J.A. Liu, S.J. Beebe, and A. Beskok, "Dielectrophoretic separation of mouse melanoma clones," *Biomicrofluidics*, vol. 4, p. 021101, 2010.

21) F.F. Becker, X.-B. Wang, Y. Huang, R. Pethig, J. Vykoukal, and P.R.C. Gascoyne, "Separation of human breast-cancer cells from blood by differential dielectric affinity," *Proc. Natl Acad. Sci. USA*, vol. 92, pp. 860–864, 1995.

22) W. Choi, J.-S. Kim, D.-H. Lee, K.-K. Lee, D.-B. Koo, and J.-K. Park, "Dielectrophoretic oocyte selection chip for in vitro fertilization," *Biomed. Microdevices*, vol. 10, pp. 337–345, 2008.

23) C.-H. Tai, S. K. Hsiung, C.Y. Chen, M.L. Tsai, and G.B. Lee, "Automatic microfluidic platform for cell separation and nucleus collection," *Biomed. Microdevices*, vol. 9, pp. 533–543, 2007.

24) 安川智之，水谷文雄，誘電泳動を利用した細胞配列，三次元ティッシュエンジニアリング技術最前線，第1編第3章第5節，pp. 149–158，株式会社エヌティエス，2015.

25) C.L. Asbury, A.H. Diercks, and G. van den Engh, "Trapping of DNA by dielectrophoresis," *Electrophoresis*, vol. 23, pp. 2658–2666, 2002.
26) L. Yang, P.P. Banada, N.R. Chatni, K.S. Lim, and A.K. Bhunia "A multifunctional micro-fluidic system for dielectrophoretic concentration coupled with immuno-capture of low numbers of Listeria monocytogenes," *Lab Chip*, vol. 6, pp. 896–905, 2006.
27) Y. Li, C. Dalton, H.J. Crabtree, G. Nilsson, and V.I.S.K. Karan, "Continuous dielectrophoretic cell separation microfluidic device," *Lab Chip*, vol. 7, pp. 239–248, 2007.
28) L. Wu, L.-Y.L. Yung, and K.-M. Lim, "Dielectrophoretic capture voltage spectrum for measurement of dielectric properties and separation of cancer cells," *Biomicrofluidics*, vol. 6, p. 014113, 2012.
29) J. Suehiro, R. Yatsunami, R. Hamada, and M. Hara, "Quantitative estimation of biological cell concentration suspended in aqueous medium by using dielectrophoretic impedance measurement method," *J. Phys. D: Appl. Phys.*, vol. 32, pp. 2814–2820, 1999.
30) H. Hatanaka, T. Yasukawa, and F. Mizutani, "Detection of surface antigens on living cells through incorporation of immunorecognition into the distinct positioning of cells with positive and negative dielectrophoresis," *Anal. Chem.*, vol. 83, no. 18, pp. 7207–7212, 2011.

▶ 2.5 超音波による操作 ◀

2.5.1 はじめに

近年，マイクロマシンをはじめ，バイオテクノロジーにおける生体微粒子の操作，無機系融合材料における原料微粉体の精製，工場の廃液処理工程における固液分離など，さまざまな分野において微小物体を操作する技術が求められている。微小領域では，通常のスケールでは無視できた小さなごみも大きな障害物となるため，クリーンな非接触操作技術が望まれる。非接触で物体に力を作用させるには，静電気や磁力を用いる手法があるが，電極での電気分解や，対象物が導電体に限られるなどの制約がある。また，1970年にAshkin[1]により光の放射圧による微粒子操作が発表されて以来，前節でも示しているようにレーザマニピュレーションに関する多くの研究が行われてきた。レーザ光を用いる場合は，ナノメートルオーダーの微小物体を個々に操作することが可能であるが，対象物が光を透過する物体に限られるなどの制約がある。このように各手法にはそれぞれ特徴があり，対象物の大きさ，物性，雰囲気などの状況に応じて使い分ける必要がある。

さて，光に放射力があるように，同じ波動現象である超音波にも放射力が存在する。流体媒質中を伝搬する超音波を物体でさえぎると，その物体を音波の伝搬方向に押す力が現れる[2]。この力は音響放射圧と呼ばれ，物体を非接触で操作することが可能である[3]。超音波による放射力の存在は，1927 年に Wood と Loomis ら[4]により報告されている。しかし，その力は微弱であるためこれまで実用に供されることはなかった。近年盛んになってきたバイオテクノロジーなどの分野では対象物が小さく，この小さな力でも活用することが可能であると考えられ，各所で鋭意研究が行われている。なお，光と比べたおもな違いは，超音波は波長が長いためマイクロメートル以上の大きな物体を対象物とすること，音源から対象物まで音波を伝搬させる媒質が必要なこと，などが挙げられる。

超音波を用いて生体細胞のような微粒子を操作することが可能である。Wu ら[5),6)]は，集束進行波音場中の焦点位置に形成されるポテンシャルの谷に，波長のオーダの微粒子や蛙の卵の捕捉を行い，周波数を変化させることで焦点位置を変化させ，捕捉物体の移動を行っている。また，安田ら[7]は，振動子と反射板を半波長の間隔で平行に設置してできる定在波音場を用いて血液成分の濃縮を行っている。スウェーデン王立工科大学（KTH）の Manneberg ら[8]は，ガラスプレート上のマイクロ流路中に台形の金属ブロックを介して超音波を照射し，流路中に定在波音場を形成して生体粒子の操作を行っている。東京農工大学の桝田ら[9]は，超音波画像診断のために，血管中のマイクロバブルを音響放射圧で操作することを試みている。群馬大学の山越ら[10),11)]は，二つの集束超音波を干渉させることで定在波音場を形成し，微粒子の操作を試みている。また，空気中でも同様の現象を実現することができる。東京工業大学の小山ら[12]は，空気中において非接触で微小部品を搬送するための研究を行っている。

超音波の音響放射圧を用いて物体を非接触で捕捉する研究は，1980 年代よりスペースシャトルなどの微小重力環境下での材料研究のための手段として行われてきた[13]。材料の溶解時に無重力下で浮揚させておけば，容器壁からの不純物混入を避けることができる。また，比重の異なる材料を，対流や沈殿を起こすことなく溶解して均一に合成するためにも，微小重力環境は有用である。これらの実験を行ううえで，実験装置内の定位置に非接触で物体を浮揚させておくことが必要であり，超音波による浮揚装置が開発された。また，重力の作用する地上においても，同様の力は作用する。三留ら[14]は，スピーカを用いた可聴域の超音波で大気中に定在波音場を形成して発砲スチロール片を捕捉することを行い，軽量なものであれば捕捉できることを示した。大塚ら[15]は，気体中に段付きホーンを用いて強力な音場を形成することを試みて，定在波音場による液滴や金属片などの浮揚を行っている。

2.5.2　超音波音場

〔1〕　**音響放射圧による力**[16]　　Nyborg[2]，Gor'kov[17]によれば，小球に作用する放射圧による力は，小球の半径 a が音波の波長 λ に比べて十分に小さい場合（$ka \ll 1$，$k = 2\pi/\lambda$），次式で与えられる。

$$F = V\left[B\nabla < K_a > -(1-\gamma)\nabla < P_a >\right] \tag{2.45}$$

ここで $V(=(4/3)\pi a^3)$ は小球の体積，$<K_a>$，$<P_a>$ はそれぞれ小球に作用する音の運動エネルギーとポテンシャルエネルギーの時間平均値，∇ は勾配を表す演算子ナブラである。$B=3(\rho-\rho_0)/(2\rho+\rho_0)$ は媒質および小球の密度 ρ_0，ρ で与えられ，$\gamma(=\beta/\beta_0)$ は媒質および小球の圧縮率 β_0，β の比である。

音場中で物体が受ける力の場を考えるために，単位体積当りの放射力の力学的ポテンシャル U を次式のように定義する。

$$\frac{F}{V}=-\nabla U \tag{2.46}$$

このとき式（2.45）より

$$U=-B<K_a>+(1-\gamma)<p_a> \tag{2.47}$$

となり，音場中に置かれた小球はこのポテンシャルの谷に向かう力を受ける。

音圧振幅 A，周波数 f の正弦波平面音波どうしが音速 c_0 の媒質中で干渉して生じる定在波音場を考える。音軸方向を x とし，音軸と鉛直な方向 y に速度ポテンシャルがある関数 $g(y)$ で分布していると仮定すると，$<K_a>$，$<P_a>$ は

$$<K_a>=g(y)^2\frac{A^2}{\rho_0 {c_0}^2}\cos^2 kx \tag{2.48}$$

$$<P_a>=g(y)^2\frac{A^2}{\rho_0 {c_0}^2}\sin^2 kx \tag{2.49}$$

と表される。このとき式（2.47）は

$$U=g(y)^2\frac{A^2}{\rho_0 {c_0}^2}\left\{-B+(1+B-\gamma)\sin^2 kx\right\} \tag{2.50}$$

となる。$g(y)$ として正規分布

$$g(y)=\mathrm{cxp}\left(-\frac{y^2}{2\sigma^2}\right) \tag{2.51}$$

を仮定し，媒質：水（$\rho_0=1.0\times10^3$ kg/m^3，$c_0=1.5\times10^3$ m/s，$\beta_0=4.44\times10^{-10}$ s^2·m/kg），粒子：アルミナ（$\rho=3.95\times10^3$ kg/m^3，$c=1.05\times10^4$ m/s，$\beta=2.28\times10^{-12}$ s^2·m/kg），分散 $\sigma^2=1$ の場合の力学的ポテンシャルの分布を**図 2.63** に示す。このポテンシャルは，音軸方向（x）には半波長の周期で変化する。音軸と鉛直方向（y）に着目すると，音圧の腹の位置では音軸を最大とする山となり，音圧の節の位置では谷となることがわかる。すなわち，定在波音場中に存在する微小物体は音圧の腹からは斥力を受け，節からは引力を受け，音軸に沿って半波長間隔で安定点を持つことになる。$B+1-\gamma>0$ の場合には，微小球は定在波の音圧分布の節に捕捉され，一方，$B+1-\gamma<0$ の場合には，音圧分布の腹に捕捉される。竹内ら[18]は，水溶液中で固体粒子が懸濁している多くの場合，$\rho>\rho_0$，$\beta<\beta_0$ であるので $B+$

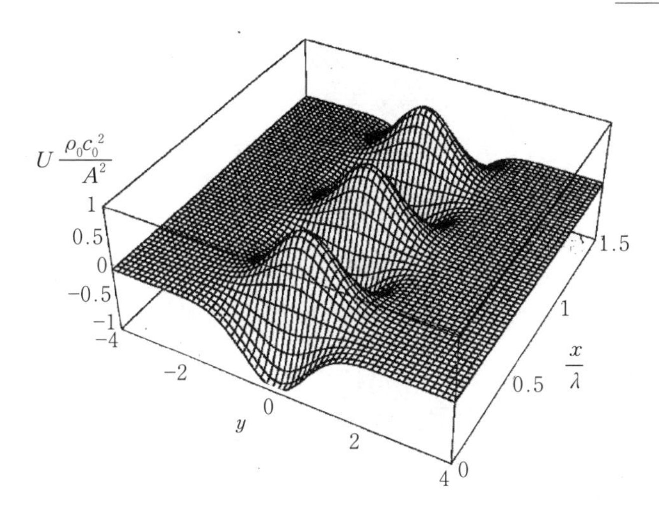

図 2.63　定在波音場中の力学的ポテンシャル分布

$1-\gamma>0$ となり，物体は音圧の節に捕捉されるが，気泡は音圧の腹に捕捉されることを示した。

〔2〕 **音圧分布の数値計算**　音源の形状，周波数，音速等により音場は異なるため，音場を設計するためには，振動子から放射される超音波の音圧分布をコンピュータでシミュレートすることが有用である。音源面 F からの進行波の音圧 p は，Rayleigh によれば次式で表される[19]。

$$p = j\frac{\rho_0 c_0 v_0}{\lambda}\exp(j\omega t)\iint_F \frac{\exp(-jkr)}{r}\mathrm{d}F \tag{2.52}$$

ここで，v_0 は音源面の振動速度振幅，ρ_0 は媒質の密度，c_0 は媒質中の音速，λ は媒質中の波長，ω は媒質中の角周波数，$k=\omega/c_0$，r は観測点から振動子上の任意の点までの距離である。このうち exp $(j\omega t)$ は，時間 t に関する変動分であるので，位置による分布を求めるには二重積分部分について計算を行えばよい。直径 11 mm の円形ピストン音源から水中に放射される 1.75 MHz の超音波による音圧分布を，音軸を含む面の 15×30 mm について 0.1 mm 間隔で計算した結果を**図 2.64** (a) に示す。

振動子と反射板を平行に設置してできる定在波音場中では，振動子から放射された音波は振動子と反射板の間を何度も反射し，その度に減衰し，やがて消えていくと考えられる。しかし，音圧分布を求めるうえで複数回の反射について計算を行うことは計算量が膨大になるため，簡略化のために反射板での反射を 1 回のみ考慮し，その際に減衰はないものとして計算を行った。すなわち，反射板について対称な位置に仮想の振動子を設置し，2 個の振動子から放射される進行波の音圧の和を計算した。その結果を図 (b) に示す。音源と反射板の間に定在波音場が形成され，音波の伝搬方向には 1/4 波長間隔で音圧の節と腹が交互に存在していることがわかる。

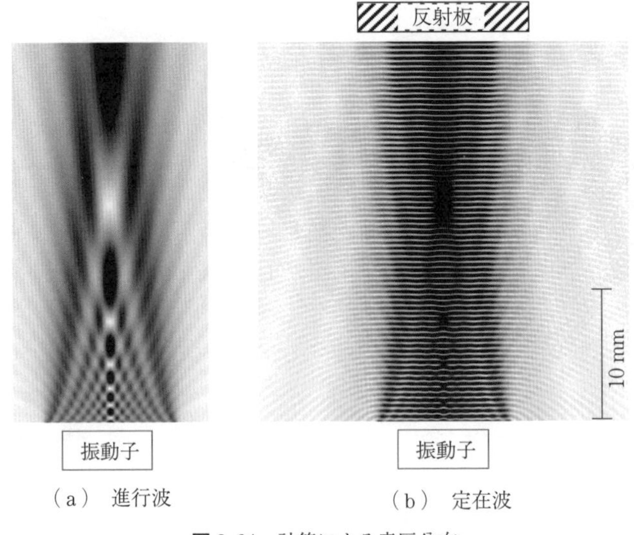

（a） 進行波　　（b） 定在波

図 2.64　計算による音圧分布

2.5.3 定在波音場中での微小物体の捕捉

〔1〕 **音場中での固体粒子の捕捉**　　眼鏡店などに置いてある小型の超音波洗浄器を観察すると，剥がれ落ちた汚れが1箇所に凝集したり，あるいは微細な気泡が浮かび上がることなく定点で振動する様子を見ることがある。これは，容器内に超音波の定在波音場が形成され，微小な物体が定在波の音圧の節もしくは腹に捕捉されている状態である。

流体媒質中に音源と反射板を平行に設置すると，音源からの進行波と反射板からの反射波が干渉して定在波音場が形成される。定在波音場中では，**図 2.65**（a）に示すように逆位相

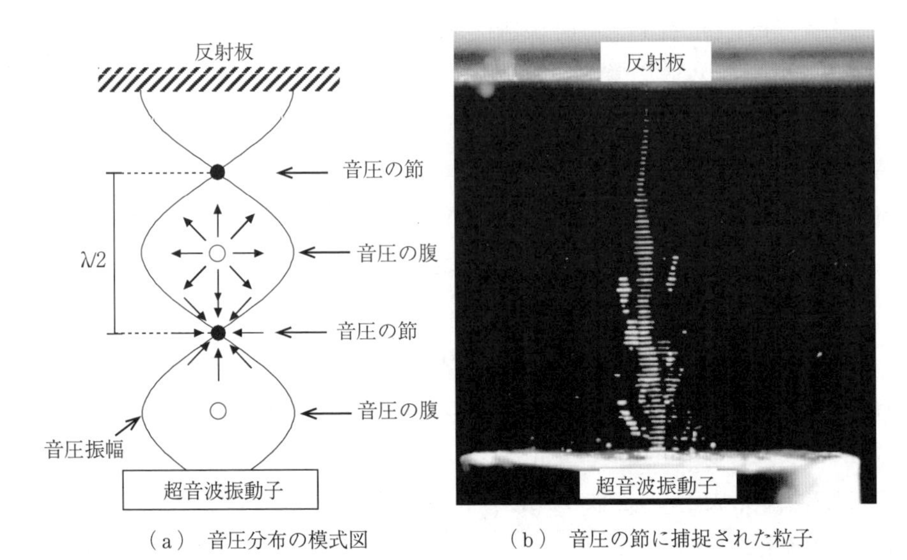

（a） 音圧分布の模式図　　（b） 音圧の節に捕捉された粒子

図 2.65　振動子と反射板による定在波音場

の音波が重なり，つねに音圧が打ち消し合う音圧の節と，つねに同位相で重なり音波の周期で音圧が激しく変動する音圧の腹が，音波の伝搬方向に 1/4 波長間隔で存在する。そして，音速と密度の積で表される音響インピーダンスが媒質に対して異なり，超音波の波長に比べて十分に小さな微小物体を定在波音場中に投入すると，物体には音圧の節または腹に向かう力が作用して，その物体は非接触で音場中に捕捉される[20]。

図 (b) は，水中に圧電セラミックス製の超音波振動子と反射板を 30 mm 離して平行に設置し，1.75 MHz の超音波（波長 0.875 mm）を振動子から放射して定在波音場を形成した際に，音圧の節にアルミナ粒子（比重 3.95，音速 10 544 m/s）が捕捉された実験の写真である。振動子と反射板の間に，半波長間隔で粒子が凝集して捕捉されている様子が確認できる。

〔2〕 **混在粒子の分離・移動**　粒子に作用する力は，式 (2.45) に示したように同一の音場中であっても粒子の大きさ，材質などにより異なる。**図 2.66** は，定在波音場中の音圧の節に平均径 16 μm のアルミナ粒子を捕捉している中に，平均径 80 μm のナイロン粒子を投入したところ，音圧の腹にナイロン粒子が捕捉されたことを示している。**表 2.4** に水，アルミナ，ナイロン，空気の物性値より求めた $B+(1-\gamma)$ の値を示す。ナイロンの密度と音速はアルミナより水に近いため，作用する力はアルミナより小さい。また，実験時の観察では，投入後に浮かび上がる粒子が多数存在することが確認されており，微量な気泡が付着し

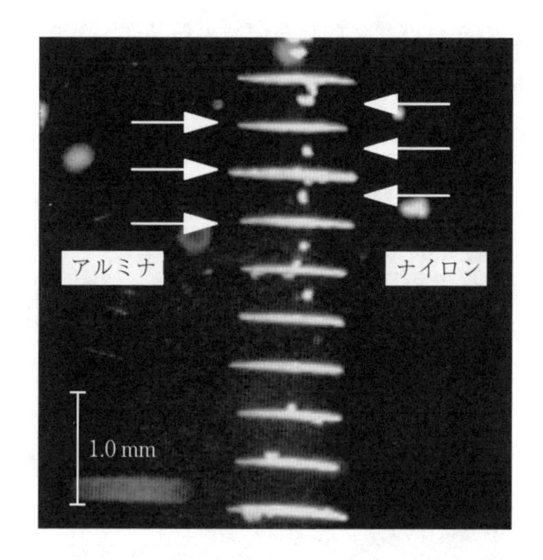

図 2.66 音圧の節と腹による混在粒子の分離

表 2.4 物 性 値

	密 度〔kg/m³〕	音 速〔m/s〕	B	γ	$B+(1-\gamma)$
水	1 000	1 500	0.0	1.00	0.0
アルミナ	3 950	10 544	0.994	0.005 1	1.989
ナイロン	1 110	2 620	0.102	0.295	0.807
空 気	1.29	331	−2.988	15 842	−15 844

ていると考えられる。気泡は水に比べて密度が小さく圧縮率が大きいので，前述の式（2.50）において $B+(1-\gamma)<0$ となり音圧の腹に向かう力を受ける。ナイロンに付着している気泡は微量であると考えられるが，$B+(1-\gamma)$ の絶対値が十分に大きいために，気泡の付着しているナイロン粒子には音圧の腹に向かう力が作用すると考えられる。このように密度，圧縮率，音速，体積により作用する力が異なるので，これらの特性の異なる混在粒子を超音波により分離することが可能である。なお，気泡が単体で音圧の腹に捕捉されると，音圧の腹は音波の周期で圧力が変動するため，減圧時には気泡は膨張し，加圧時には収縮することになる。良好な音場下では，気泡は急激に収縮（圧壊）し，その中心部は数千気圧・数万度に達する。最近盛んに研究が行われているソノケミストリー[21]は，この高圧力・高温場を用いて難分解物質の分解や新物質の合成などを行う技術である。

分離した粒子を取り出すには，任意の粒子のみに力を作用させて移動することが必要である。定在波音場とは対照的に，進行波は一方向性の音響放射圧による力を発生する。超音波は凹面型振動子を用いることにより簡単に集束させることができ，音響放射圧による力もまた集束し，この力は波長のオーダーの微小領域に作用する。定在波音場中で捕捉された粒子に，集束音波による集束放射力を作用させることを試みた（**図 2.67**）。図 2.65（b）の定在波音場で捕捉した凝集粒子のコラム（垂直方向）に集束型振動子（直径 20mm の凹面型圧電セラミックス，共振周波数 5.6 MHz，焦点距離 40 mm）の焦点位置を合わせて水平方向から超音波を放射したところ，焦点付近のきわめて限られた領域の粒子が，捕捉されている位置から高速ではじき飛ばされることを確認した。振動子に集束型を用いると，焦点位置に非常に強力な力を集中する一方，それ以外では力は作用しないため，特定の微小物体のみに

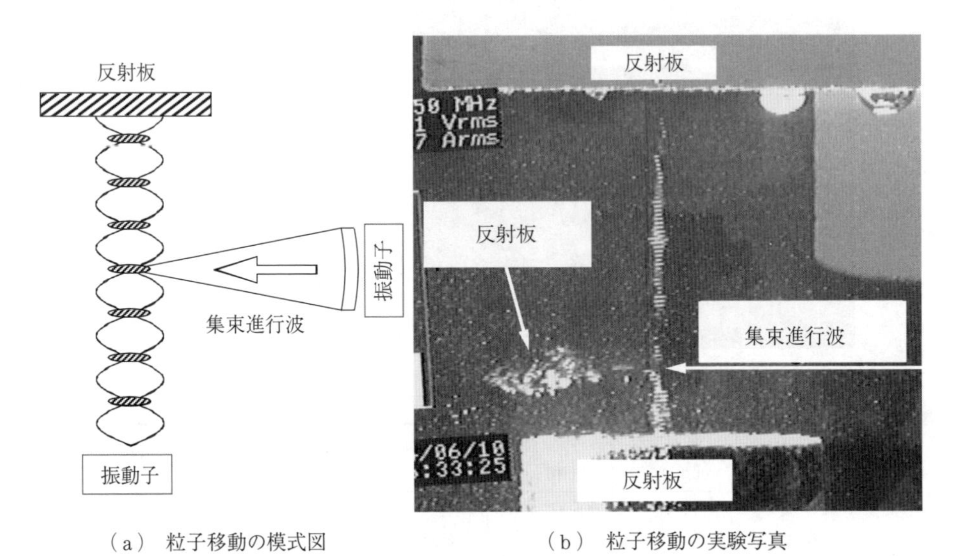

（a） 粒子移動の模式図　　（b） 粒子移動の実験写真

図 2.67　集束超音波による粒子移動

大きな力を作用させるには適切な方法であると考えられる。

〔3〕 **細胞の捕捉**　　バイオマテリアルにも同様の力が作用することを確認するための実験を行った。振動子と平行に設置した反射板の間に生成される定在波音場中に，たばこの根の細胞（直径 50 μm，長さ約 1 mm），トウモロコシの花粉，イースト菌およびクロレラ（球形，直径約 10 μm）などを投入し，その挙動を観察した。また，比較のためにアルミナ粒子（比重 3.95），ポリスチレン粒子（比重 1.05）を同様に投入した。いずれも音圧の節に捕捉されるが，比重の大きなアルミナ粒子が他の粒子に比べて強い力で捕捉されることが，観察により明らかであった。たばこ，トウモロコシ，イースト菌はいずれも試料が高濃度であるため，1.75 MHz（波長 0.86 mm）においては 2.65 (b) のアルミナ粒子の場合と同様に凝集して固まりとなり，層状に捕捉される様子が観察された（**図 2.68**）。クロレラは低濃度の試料を用いたため凝集体となりにくく，1.75 MHz では波長が長く，音圧の節の間隔が広く，作用する力が弱いため，捕捉を確認することは不可能であったが，4.5 MHz（波長 0.33 mm）および 9.1 MHz（波長 0.16 mm）において，層状に捕捉されることが確認できた。これらのことから，バイオマテリアルに作用する音響放射圧による力は，1.75 MHz の同じ音場中におけるアルミナ粒子に作用する力より弱いことがわかった。また，周波数を高くした場合，式（2.50）に示すポテンシャルの変化の間隔が短くなり，式（2.45）に示す粒子に作用する力が強くなるために，捕捉が可能となった。

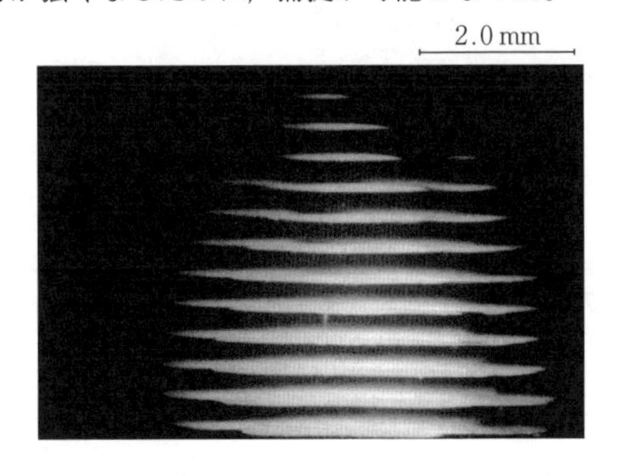

図 2.68　超音波音場中での イースト菌の捕捉

〔4〕 **メダカの卵の捕捉**　　これまで波長に較べて十分に小さな粒子を対象としてきたが，つぎに粒子径の大きなものの捕捉を試みた。産卵直後のメダカの卵（直径 1.5 mm）を，前述と同様の 1.75 MHz の音場中に投入したところ，捕捉はできなかった。これは，卵が音圧の節の間隔である半波長（0.43 mm）よりも大きいため，1 個の卵中に複数の音圧の節と腹が含まれるためと考えられる。そこで音圧の節の間隔が卵と同程度となるように，周波数が 500 kHz（半波長：1.5 mm）の定在波音場を形成して実験を行ったところ，捕捉が可能であった。**図 2.69** (a) は，直径約 1.5 mm のメダカの卵を 500 kHz の定在波音場中に内径 2 mm のピペットより投入して，音圧の節に捕捉した際の写真である。図 (b) に音圧分布と

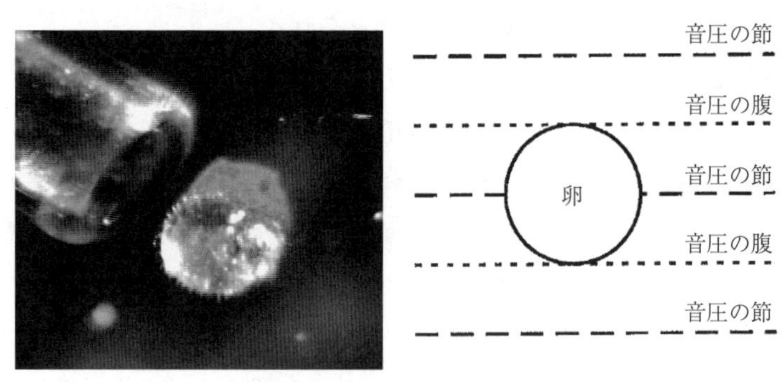

（a）メダカの卵の捕捉　　（b）音圧分布の模式図

図 2.69　超音波音場中でのメダカの卵の捕捉

卵の位置関係を示す。音速 1 500 m/s の水中では 500k Hz の超音波の波長は 3.0 mm となり，音圧の節と腹は 1/4 波長間隔で存在するため，卵の中心が音圧の節，卵の上下端が，音圧の腹になると考えられる。この場合，卵の上下から中心に向かう力が作用することになる。実際には重力および浮力などが作用し，超音波による力とつり合う場所に捕捉される。なお，超音波を放射していない水中では卵は緩やかに沈降するため，卵は媒質である水よりも比重が大きく，重力の影響を受けることがわかる。この大きさだと，個々の卵を肉眼で観察しながら音場中への投入や取出しなどの直接操作を行うことが可能である。

なお，約 10 分間の捕捉実験後に水槽に戻し，超音波を照射されていない卵と並べて観察したところ，いずれの卵も 11 日後に孵化して稚魚となることが確認され，超音波による影響は特に見られなかった。

2.5.4 超音波マニピュレーション

〔1〕 **周波数の変化による捕捉物体の操作**[22]　　音場を制御して音圧の節を移動させることで，音圧の節に捕捉した物体を移動させることが可能である。図 2.64 (b) でわかるように，平板振動子を用いた定在波音場中では，振動子面積に相当する範囲に音場が形成される。音波の伝搬方向には，音圧の腹から節に向かう力が粒子に強力に作用するが，振動子面に沿った方向には緩やかに変化する音圧分布が広がっており，粒子を捕捉する力は弱いと考えられる。そこで，凹面型振動子（周波数 5.6 MHz，直径 20 mm，焦点距離 40 mm）と，その焦点位置に設置した反射板の間に形成される定在波音場を用いて，微粒子操作の実験を行った。反射板（焦点）近傍では，音場は細長い 1 次元状となり，水中を浮遊する微粒子は等間隔の点状に捕捉される。この状態で，振動子に加える周波数を変化させると**図 2.70** (a) に示すように波長が変わり，半波長間隔で存在する音圧の節の位置が移動する。そして同時に，音圧の節に捕捉した微小物体は，音圧の節の移動に伴い音波の伝搬方向に移動する（図

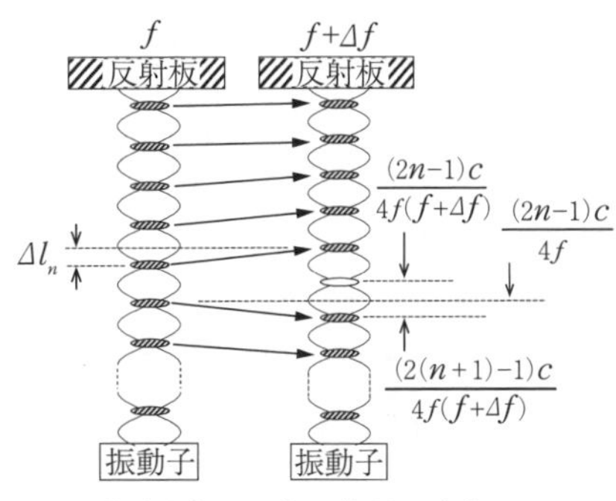

（a）　音圧の節の位置の変化

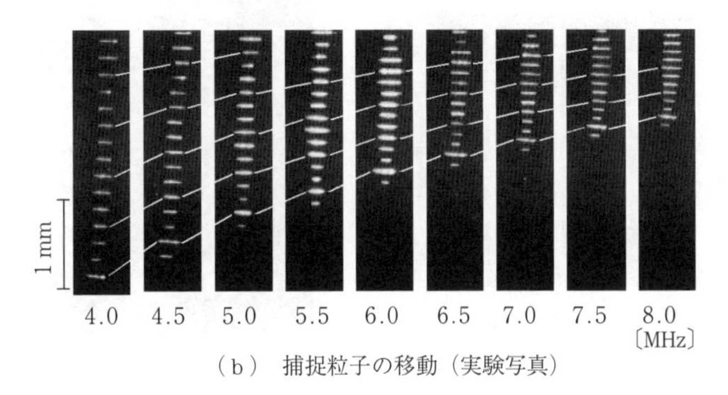

（b）　捕捉粒子の移動（実験写真）

図 2.70　周波数変化による粒子移動

(b))[16)]。なお，超音波振動子は固有の共振周波数を持ち，共振周波数から離れた周波数では効率が悪くなる。本実験では，高い電圧を印加して強引に周波数を変化させて粒子の挙動を確認したが，共振周波数の付近で周波数スイープを行うなどの方法が望ましい[23)]。

〔2〕　**複数音源を用いる定在波音場による微小物体の操作**[24)]　　反射板を用いる定在波音場では，音場を共鳴させることで，少ないエネルギーで強力な音場を形成することが可能であるが，周波数を変化させた際にその共鳴状態を維持することは困難である。また，この技術を発展させて，3 次元マニピュレーションを実現することはむずかしい。

定在波音場は，異なる方向に伝搬する同一周波数の超音波がたがいに干渉することで形成されるため，複数の音源を用いて，その音軸を交差させることで定在波音場を形成することも可能である。**図 2.71** (a) に反射板による定在波，図 (b) に 2 音源の音軸を交差させた場合の定在波の模式図を示す。1.75 MHz，直径 20 mm の音源を 2 個用いてその音軸を交差させた実験を行ったところ，反射板を用いた場合と同様の定在波音場が形成され，微粒子を音圧の節に捕捉することが可能であった。そして，この状態で音源間の位相を変化させることで，その位置を 1 次元的に移動させることが可能であった[25)]。また，この手法では，音源の数を増やすことで多次元操作が可能となる。

図 2.72 は，音圧分布のコンピュータシミュレーション結果である。図 (a) は，2 音源を

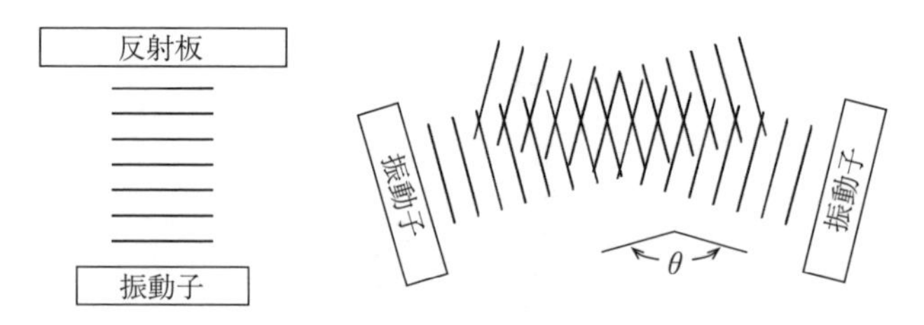

（a） 反射板を用いた定在波　（b） 複数音波の重畳による定在波

図 2.71　定在波音場の模式図

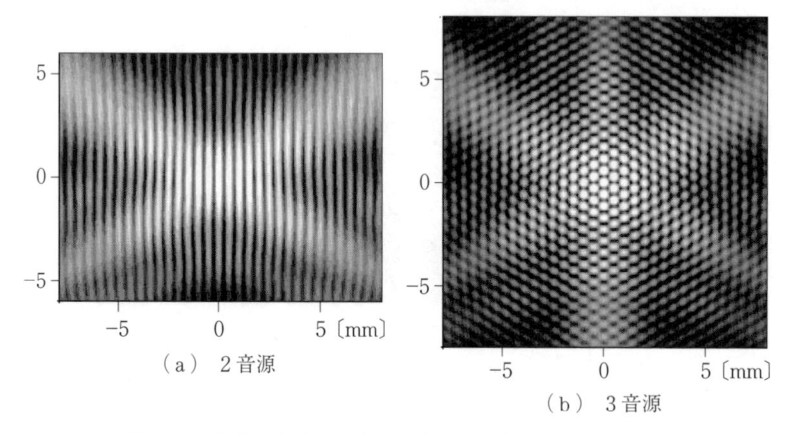

（a） 2音源　（b） 3音源

図 2.72　音軸が交差する定在波音場中の音圧分布（計算値）

左右の下方に配置して，音軸を 120°の角度で交差させた場合であり，横方向に一次元状の定在波音場が形成されていることがわかる。図(b)は，さらに上方から第3の音波を重畳させた場合であり，蜂の巣状の2次元的に分布する音場が形成されることがわかる。そして，各音源の位相を変化させることで各音軸に沿った方向に音場を移動させることができ，**図 2.73** に示すような2次元マニピュレーションを実現した[26)]。

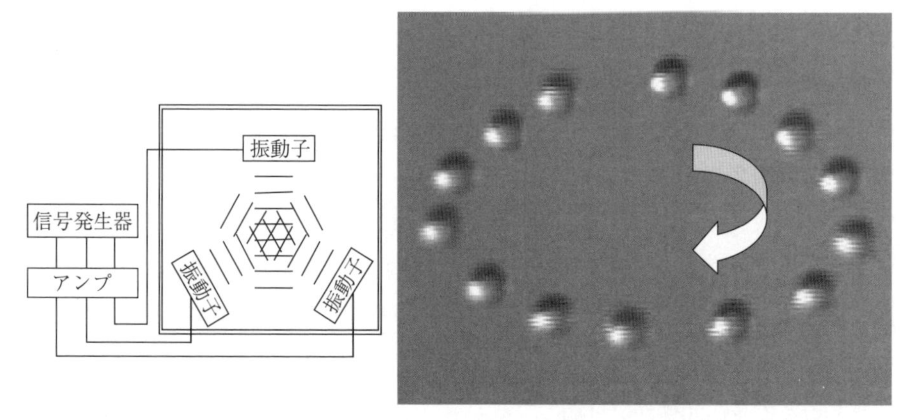

（a） 実験装置　（b） 粒子操作（実験写真，多重露光）

図 2.73　3音源定在波による2次元マニピュレーション

さらに，4 個の振動子を正三角錐の各頂点に配置し，中心で音軸を交差させることにより 3 次元的に分布する音場を形成することができ，同様に各音源の位相を制御することで 3 次元マニピュレーションが可能であった。すなわち，n 個の振動子（n：1〜4）を用いて n-1 次元のマニピュレーションを実現した。

〔3〕 ガラスプレート上の密閉流路中での微粒子操作[23]　本技術のバイオテクノロジーへの適用を考えた場合，障害物のない理想的な空間中ではなく，固体壁などに囲まれた流路中で同様の操作を実現することが望まれる。そこで，ガラスプレート上に作成した微細流路に、ガラスプレートの端から超音波を伝搬させて流路中に定在波音場を形成することを試みた。

図 2.74（a）に，実験で用いたガラスプレートを示す。50 mm×50 mm×5 mm の大きさのパイレックスガラスの中央に，1 mm×50 mm×1 mm の溝を彫り込んである。溝の 3 面は，すりガラス仕上げのガラス壁である。上面には顕微鏡用のカバーガラスを被せ，その上は空気層である。PZT 振動子（30 mm×5 mm，共振周波数 4.5 MHz）を，プレートの左端面にグリスを塗り密着させ，超音波をガラスプレート中に放射する。振動子を消費電力 1 W で駆動し，流路中に平均径 10 μm のアルミナ粒子の懸濁液を投入したところ，図（b）に示すように粒子が層状に凝集した。すなわち，超音波はガラスプレート中を伝搬して流路に到達し，流路中に定在波音場が形成され，粒子は音場中の音圧の節に捕捉されたと考えられる。

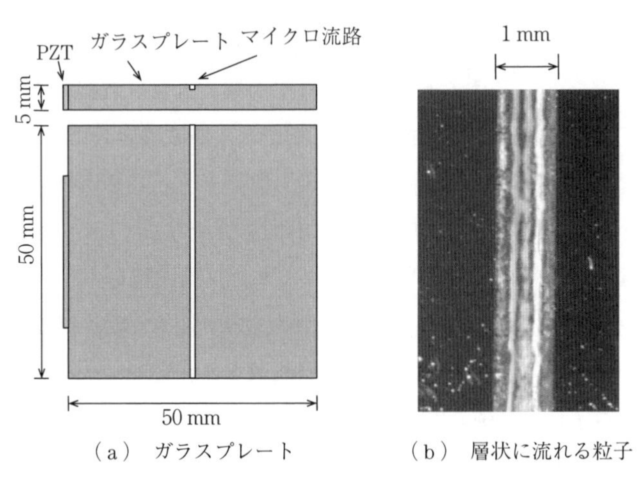

（a） ガラスプレート　　（b） 層状に流れる粒子

図 2.74　層状に流れる粒子

つぎに，**図 2.75**（a）に示すように，ガラスプレートの中央に直径 5 mm の半円の溜まり場（深さ 1 mm）を設け，半円の右側に第三の流路を加えたガラスプレートを製作し，流路中に懸濁液を流して粒子の軌跡を操作することを試みた。これまでの実験で用いたアルミナ粒子は比重が重く，比較的早く沈降するため，ここではポリスチレン粒子を用いて実験を

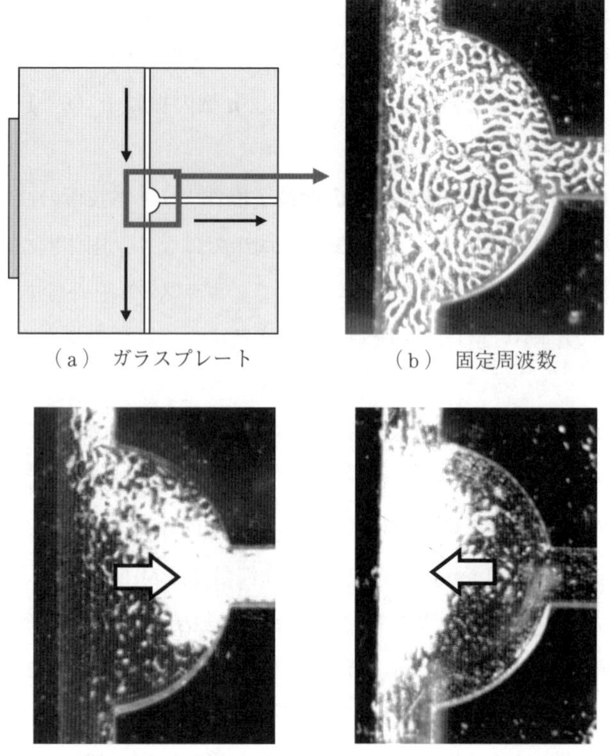

（a） ガラスプレート　（b） 固定周波数

（c） 周波数スイープ（増加）　（d） 周波数スイープ（減少）

図 2.75　周波数スイープによる排出流路の選択

行った。シリンジポンプにポリスチレン粒子の懸濁液を入れ，流路の上方より 16.7 mm/s の流速で懸濁液を流し込んだ。懸濁粒子を流しながら，周波数をスイープさせる実験を行った。懸濁粒子を含む媒質を上方の流路から投入して，下方と右側の流路より排出したところ，超音波を照射しない状態では粒子は均等に分岐して流れ出ていたのが，超音波を照射すると図（b）に示すように幾何学模様に凝集した。また，周波数を 4.4 MHz から 4.6 MHz まで 0.2 s 間隔でスイープさせたところ，捕捉された粒子が右に向かい搬送され，媒質とともに右側に流れ出した（図（c））。そして逆に，周波数を 4.6 MHz から 4.4 MHz に 0.2 s 間隔で変化させると，粒子は溜まり場の左側に移動して，その結果下方の流路より排出された（図（d））。すなわち，超音波の音場を制御することで，懸濁粒子の排出先を選択することが可能である。

〔4〕 **溜まり場の形状による影響**　溜まり場の形状を円形，三角形，四角形など，いくつかのパターンについて行ったところ，三角形の場合に，粒子が面白い挙動を示した。

図 2.76（a）に示すように，ガラスプレート上の流路中央に一辺 5 mm の三角形の溜まり場（深さは流路と同じ 1 mm）を作り，左端から 4.5 MHz の超音波を照射した。すると，図

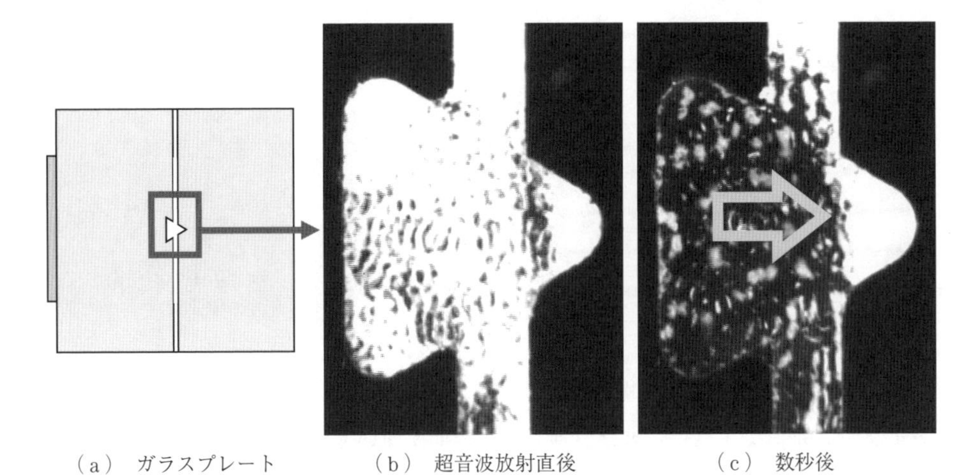

(a) ガラスプレート　(b) 超音波放射直後　(c) 数秒後

図 2.76 三角形溜まり場中での粒子挙動

(b), (c) に示すように, 溜まり場中の粒子は音源から離れる右方向に移動する様子が見られた。つぎに, 音源の位置は左側のままで, ガラスプレートを左右逆にして実験を行った(**図 2.77** (a))。結果は, 図 (b), (c) に示すように, 粒子が音源に近づく左方向に移動した。粒子には音源の位置に関わらず, 三角形の底辺から頂点に向かう力が作用していると考えられる。

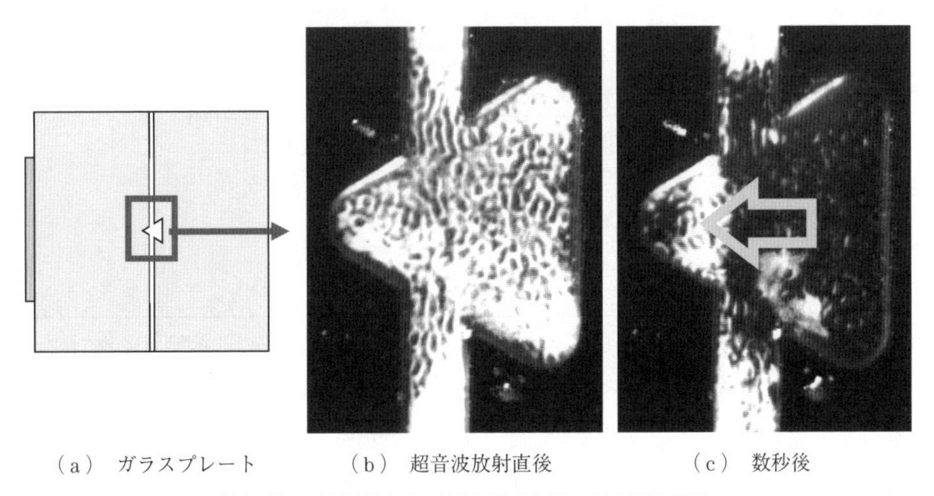

(a) ガラスプレート　(b) 超音波放射直後　(c) 数秒後

図 2.77 左右逆転した三角形溜まり場中での粒子挙動

ガラスプレートの深さ方向について考える。三角形の溜まり場を含む流路は, 厚さ 5 mm のガラスプレートの上部 1 mm に存在する。**図 2.78** に示すように, ガラスプレートの上部 1 mm を伝搬した音波は, 流路中に放射される。ガラスプレートの下部 4 mm を伝搬した音波は, そのままガラスプレート中を進み右端で反射する。そして, その一部は上部 1 mm にある流路中に右側から放射される。すなわち, 流路中には, 左右の両側から超音波が伝搬す

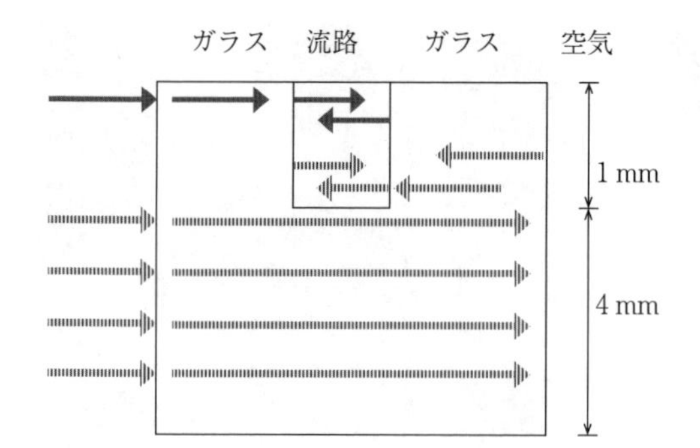

図 2.78　ガラスプレート中を伝搬する音波の模式図

ることになる。ここで，溜まり場の形状が問題となる。**図 2.79** に示すように，境界面が音波の伝搬方向と垂直であれば音波は直進し，境界面が傾いていれば，音波は屈折すると考えられる。すなわち，音波の伝搬方向と垂直な界面である三角形の底辺から頂点に向かう音波が支配的となり，粒子は進行波の音響放射圧[2),17)]により，三角形の頂点に向けて移動すると考えられる。

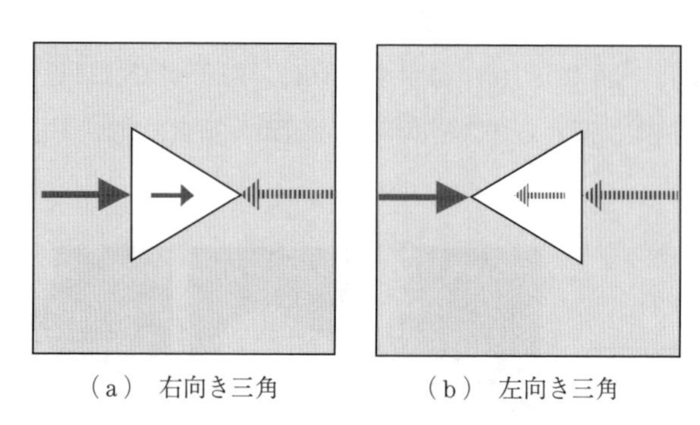

（a）　右向き三角　　　　（b）　左向き三角

図 2.79　三角形溜まり場形状による音波伝搬の相違

2.5.5　お　わ　り　に

本節では，水中超音波を用いてバイオマテリアルを含む微粒子の非接触マイクロマニピュレーションのための音場の形成・評価，および微粒子の操作技術について示した。水中において振動子と反射板を平行に設置することで定在波音場を形成することができ，懸濁した微粒子は，定在波音場中で半波長間隔に存在する音圧の節に捕捉されて凝集する。

超音波の周波数を変化させると波長が変わるので音圧の節の位置を制御することができ，音圧の節に捕捉されている微小物体もその位置を操作できる。また，超音波は媒体を介して伝搬するので，壁に囲まれた流路の外側から超音波を伝搬させて流路内の粒子を操作することが可能である。ガラスプレート中のマイクロ流路に超音波を伝搬させ，流路中を流れる微小物体を操作することができる。この技術を発展させることで，流路中を流れる微粒子の濃縮・選別等が可能になると考えられる。

引用・参考文献

1) A. Ashkin, "Acceleration and trapping of particles by radiation pressure," *Phys. Rev. Lett.*, vol. 24, no. 4, pp. 156-159, 1970.

2) W.L. Nyborg, "Radiation pressure on a small rigid sphere," *J. Acoust. Soc. Am.*, vol. 42, no. 5, pp. 947-952, 1967.

3) 竹内正男, "音で微小粒子を操る-超音波マイクロマニピュレーション," 電子情報通信学会誌, vol. 79, no. 12, pp. 1213-1218, 1996.

4) R.W. Wood and A.L. Loomis, "The physical and biological effects of high-frequency sound-waves of great intensity," *Phil. Mag. Swer.*, vol. 7, no. 4, pp. 417-436, 1927.

5) J.Wu, "Acoustical tweezers," *J. Acoust. Soc. Am.*, vol. 89, no. 5, pp. 2140-2143, 1991.

6) J.Wu and G.Du, "Acoustic radiation force on a small compressible sphere in a focused beam," *J. Acoust. Soc. Am.*, vol. 87, no. 3, pp. 997-1003, 1990.

7) K. Yasuda, M. Kiyama, and S. Umemura, "Deoxyribonucleic acid concentration using acoustic radiation force," *J. Acoust. Soc. Am.*, vol. 99, no. 2, pp. 1248-1251, 1996.

8) O. Manneberg, S. M. Hagsater, J. Svennerbring, H. M. Hertz, J. P. Kutter, H. Bruus, and M. Wilklund, *Ultrasonics*, vol. 49, p. 112, 2009.

9) K. Masuda, N. Watarai, R. Nakamoto, and Y. Muramatsu, *Jpn. J. Appl. Phys.* vol. 49, p. 07HF11, 2010 .

10) 山越芳樹, "微小粒子への放射圧を利用した測定技術," 日本音響学会誌, vol. 52, no. 3, pp. 210-216, 1996.

11) Y. Yamakoshi, T. Miwa, N.Yoshizawa, H.Inoguchi, and D. Zhang, *Jpn. J. Appl. Phys.* vol. 49, p. 07HF17, 2010.

12) D. Koyama and K. Nakamura: *Jpn. J. Appl. Phys.* vol. 48, p. 07GM07, 2009.

13) 羽田野甫, 金井義和, 池上雄二, 藤井積, 斉藤勝利, "超音波浮揚とその宇宙材料実験への応用の基礎研究," 日本音響学会誌, vol. 47, no. 1, pp. 40-47, 1991.

14) 三留秀人, "超音波浮揚とアコースティックストリーミング," 超音波 TECHN, 1994 年 1 月号, pp. 45-49, 1994.

15) T. Otsuka and T. Nakane, "Ultrasonic levitation for liquid droplet," *Jpn. J. Appl. Phys.*, vol. 41-1-5B, pp. 3259-3260, 2002.

16) 小塚晃透, 辻内亨, 三留秀人, 福田敏男, "集束超音波による定在波を用いたマイクロマニピュレーション," 電子情報通信学会論文誌 A, vol. J80A-10, pp. 1654-1659, 1997.

17) L.P. Gor'kov, "On the forces acting on a small particle in an acoustical field in an ideal fluid," *Sov. Phys. -Doklady*, vol. 6, no. 9, pp. 773-775, 1962.

18) 竹内正男, "音で微小粒子を操る-超音波マイクロマニピュレーション-," 電子情報通信学会誌, vol. 79, no. 12, pp. 1213-1218, 1996.

19) 根岸勝雄, 高木堅志郎, 超音波技術, pp.59-69, 東京大学出版会, 1984.

20) 小塚晃透, 辻内亨, 三留秀人, 福田敏男, "水中超音波の定在波を用いた非接触マイクロマニピュレーション," 日本機械学会論文集 C, vol. 63-608, pp. 1279-1286, 1997.

21) S.Hatanaka, K.Yasui, T. Tuziuti, and H. Mitome, *Jpn. J. Appl. Phys.* vol. 39, p. 2962, 2000.
22) 小塚晃透, “超音波マイクロマニピュレーション,” 日本音響学会誌, vol. 61, no. 3, pp. 154-159, 2005.
23) 小塚晃透, “超音波による微粉体のマニピュレーション技術,” 日本音響学会誌, vol. 68, no. 6, pp. 300-304, 2012.
24) 小塚晃透, “超音波を用いた非接触マニピュレーション技術,” 応用物理, vol. 76, no. 7, pp. 776-779, 2007.
25) T. Kozuka, T. Tuziuti, H. Mitome, F. Arai, and T. Fukuda, “Control of position of a particle using a standing wave field generated by crossing sound beam,” *IEEE Ultrasonics Symposium Proc.*, pp. 657-660, 1998.
26) 小塚晃透, 辻内亨, 三留秀人, 新井史人, 福田敏男, “超音波の音軸を交差させて生成される定在波音場を用いた二次元マイクロマニピュレーション,” 日本機械学会論文集 C, vol. 67, no. 657, pp. 1269-1275, 2001.

▶ 2.6 機械式マイクロマニピュレータによる操作 ◀

2.6.1 は じ め に

ライフサイエンス分野では，医学分野や基礎生物学の発展や，医療や製薬分野での技術革新を目的として，細胞組織や単細胞に対してさまざまな解析研究が行われている[1)~3)]。そして，細胞を解析するために，ロボティクスを導入した操作支援の研究が多くなされている。操作支援技術の一つとして，細胞を高精度に把持・操作可能なマイクロマニピュレーション技術が着目されている。本節では，機械式マイクロマニピュレータと呼ばれる，細胞などの対象物をマイクロマニピュレータに直接物理的に把持・搬送させて操作する技術について紹介する。機械式マイクロマニピュレータは，数 μm という分解能で対象物を 3 次元的に空間配置できることが大きな特徴である。具体的には，微細作業において求められる高精度かつ安定した位置決め制御を実現するために開発した，二本指マイクロハンドと呼ばれる，人間による箸の操作を模した接触式マニピュレータの設計・開発，およびその性能について概説する。

近年，クローン技術[4),5)]や iPS 細胞[6),7)]の発展等を背景に，ライフサイエンス分野では，細胞を対象とした解析研究が目覚ましい発展を遂げている。再生医療などの研究では，細胞を解析するための高精度な微細操作技術の実現が必要不可欠であり，細胞を操作するためのマイクロマニピュレーション技術の開発が広く行われている[8)~14)]。これらのマイクロマニピュレーション技術は，細胞搬送・細胞特性計測・薬剤などによる刺激反応評価などに応用されている。近年では，細胞を任意の形状に配置・構築し，移植可能な細胞システムの構築にも応用されている[15)]。

細胞マニピュレーションには，マイクロ流体デバイスを用いる手法や，マイクロマニピュレータによる直接対象物を物理的に操作する手法などが研究されている[16)]。マイクロ流体デバイスを用いる手法は，流路内で微細操作が完結するため，コンタミネーションや技術熟練の問題を解決できる手法として注目されている。しかし，マイクロ流体デバイスを用いる手法の多くは，特定の目的のためにデバイスが製作されることが多く，汎用性は高くない。一方，マイクロマニピュレータを用いる手法は平面配置のみならず3次元的な空間配置が得意であり，マニピュレータの可動範囲であれば微小対象物をどこにでも配置することができる。

マイクロマニピュレータは，おもにグリッパーやプローブなどのエンドエフェクタと，駆動ステージなどを搭載した移動機構の二つから構成される。細胞マニピュレーションでは，マイクロマニピュータのエンドエフェクタとして，ガラスニードルや，ガラスプローブを多くの場合に用いる。このようなガラスニードルやプローブは，強度や生体適合性に優れており，そして加工の容易さを兼ね備えているため，エンドエフェクタとして広く利用されている。また，高分解能でかつ広い可動範囲を実現するために，高精度な位置決め精度と複数の自由度を兼ね備えた移動機構が必要とされる[17),18)]。そして，既存の顕微鏡などと組み合わせて使用する。顕微鏡をのぞきながらの作業になるため，使いこなすには技術熟練を要する。そのため，非熟練者でも操作が容易なマニピュレーションシステムが必要となる。この操作支援システムの開発を，ロボティクスの見地からアプローチした研究が報告されている[19)]。

マイクロマニピュレータには接触式と非接触式の二つの方式がある。接触式の場合，エンドエフェクタと対象物を直接接触させ把持・搬送できるため，マイクロマニピュレータの特徴でもある高い位置決め精度を最大限発揮することができ，数μmという分解能で細胞を3次元的に空間配置することが可能である。しかし，マイクロスケールでは静電気力や分子間力といったさまざまな表面力が支配的となるので（これを寸法効果またはスケール効果と呼ぶ[20)]），対象物がエンドエフェクタに付着し続け，リリースが困難であるという問題が生じる。なお，近年では，接触式でも付着の問題を回避する手法も提案されている[21)]。一方，非接触式は磁気や電界等を利用するため，付着の問題は容易に回避できる。しかし，高精度な位置決め精度を十分に発揮することはできなくなり，位置決め精度が悪くなる。このようにさまざまなマニピュレーション技術が研究されており，それぞれ利点が存在する。用途に応じて最適なマニピュレーション技術を選択することが望ましい。

2.6.2　二本指マイクロハンドの概要

本節では，細胞マニピュレーションに特化した機械式マイクロマニピュレータとして，二本指マイクロハンドを紹介する。二本指マイクロハンドは，人間による箸の操作を模した接触式マニピュレータの一種である。

〔1〕 **二本指マイクロハンドの構成**　Tanikawaらは，**図2.80**のような二本指マイクロハンドシステムの開発を行ってきた[22),23)]。二本指マイクロハンドは人間による箸の操作を模した接触式マニピュレータの一種であり，サブミクロン（0.1 μm）～数百 μmまでの幅広いマルチスケールの位置決め精度を実現している。**図2.81**に示す構造図のように，上部モジュールと下部モジュールからなり，おのおのにアクチュエータとして積層型圧電素子を三

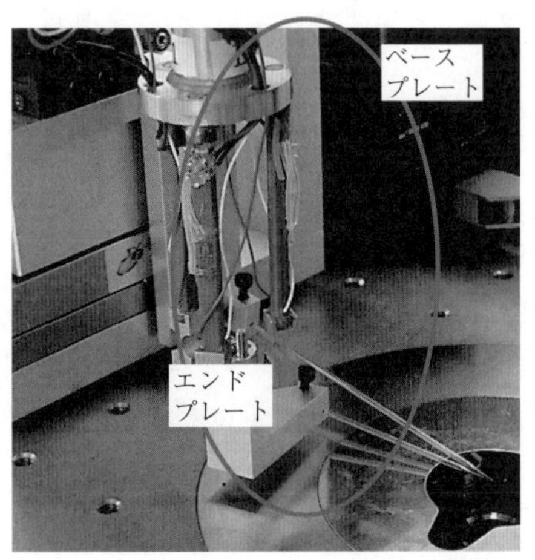

（a） 二本指マイクロハンドの写真，この写真では上部側にベースプレートを配置

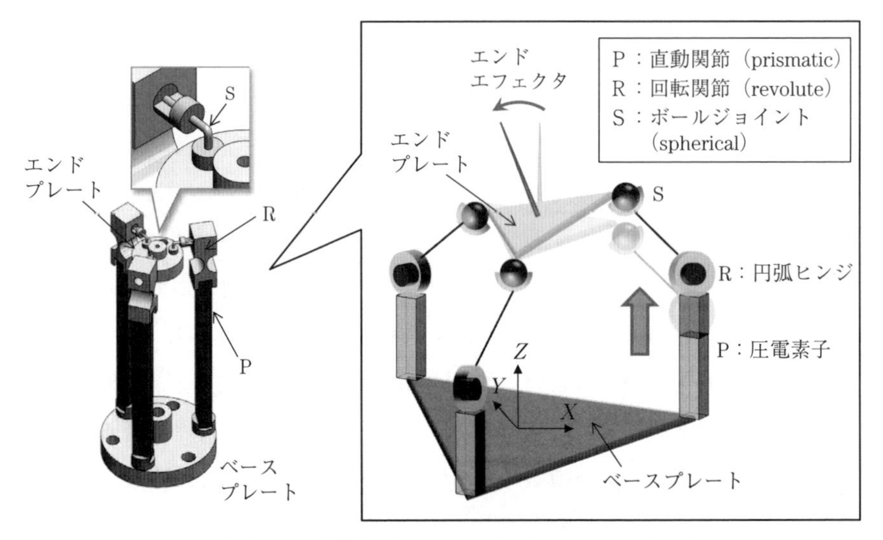

（b） PRS機構とそのモデル図，本システムで用いたパラレルメカニズムはこの3PRS機構を採用

図2.80　二本指マイクロハンドシステムの構成図

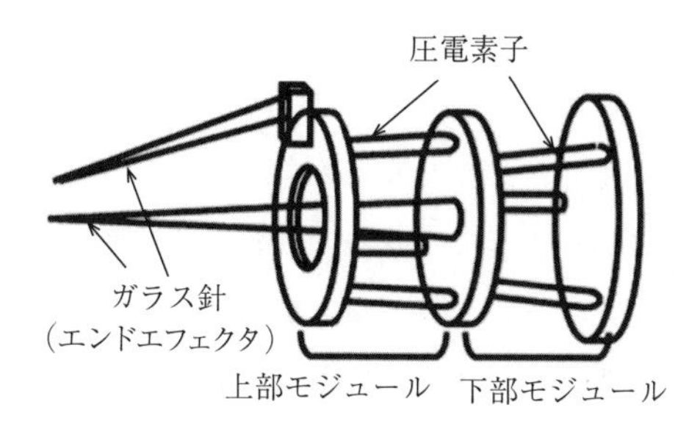

図2.81 二本指マイクロハンドの構成

つ搭載している。圧電素子に電解を加えると，歪みが発生する。この現象を逆圧電効果と呼び，このような現象を示す物質を圧電体と呼ぶ。圧電体を用いたアクチュエータの特徴として，応答性が高く，特にnmオーダーの高精度な位置決めに適していることが挙げられる。そのため，走査型トンネル顕微鏡（scanning tunneling microscope，STM）や原子間力顕微鏡（atomic force microscope，AFM）のプローブの制御などにも利用されているアクチュエータである。ただし，一般的には変位量はあまり大きくない。圧電材料を用いたアクチュエータには積層型，バイモルフ型，ユニモルフ型，モノモルフ型などがあるが，積層型は圧電素子を多層積層することで，大変位を得ることを可能にしている。

また，各モジュールはパラレルリンク機構によって構成されている[24)]。各モジュールの先端に，エンドエフェクタとしてガラス針が取り付けられている。なお，このガラス針は，直径1mmのガラス棒をマイクロピペット製作器により，加熱引っ張り加工したものである。上部モジュールは人差し指側，下部モジュールは親指側の箸に相当する。対象物の把持動作時は下部モジュール側が固定され，上部モジュールのみが動く。対象物の搬送動作時には下部モジュールのみが動き，上部モジュールとの相対位置は固定されるため，把持状態を保つことができる。パラレルリンク機構の特性により，高精度かつ安定した位置決めを実現している。アクチュエータには圧電素子を用いているため高い応答速度も有し，高速な把持動作が可能である[25),26)]。パラレルリンク機構が並進1自由度，回転2自由度の計3自由度を有するため，エンドエフェクタは並進3自由度の動きを可能としている。二つのエンドエフェクタの3次元的な動きを組み合わせることで，対象物の把持・搬送のみならず，切断，引伸ばし，圧搾，穴あけ，かき混ぜやはね飛ばしなど，さまざまな操作が期待できる。

〔2〕 **パラレルメカニズム**　パラレルメカニズムの応用分野はマクロからマイクロに至るまで広く，マクロサイズにおいては，産業用ロボットやフライトシミュレータなどにも用いられている。マイクロハンドシステムに用いられているパラレルメカニズムの一つとして，これまでに3PRS機構と呼ばれるものが採用されてきた。パラレルメカニズムを説明するうえで，まず3PRS機構を例にして説明する。このモデルを図2.80(b)に示す。P, R, Sは使用されるジョイントの種類を示し，prismatic：直動関節，revolute：回転関節，

spherical：ボールジョイントに対応している。このリンク機構が固定されるベースプレートからエンドエフェクタが搭載されるエンドプレートまでに三つ形成されているため，3 PRS機構と呼ばれている。そのほかの機構を採用したパラレルメカニズムにおいても，基本的にはこのようにベースプレートからエンドプレートまでが複数のリンクで並列に連結されている。回転関節には円弧ヒンジ構造[27]を用い，ボールジョイントにはフレキシブルジョイントを用いている。フレキシブルジョイントは細いワイヤで形成されており，微小な曲げやねじれを容易に実現可能な関節である[28]。エンドエフェクタを動作させるにはアクチュエータである圧電素子を駆動する。円弧ヒンジとフレキシブルジョイントは受動関節として働き，受動関節にどれだけ応力を集中できるかがポイントとなる。3 PRS 機構はエンドエフェクタにおいて並進 1 自由度と回転 2 自由度の計 3 自由度を有している。マイクロハンドにおける回転自由度は重要な意味を成す。もし並進自由度しか有さない機構であればエンドプレートにおける可動域とエンドエフェクタにおける可動域は等しい[29),30]。回転自由度を有することによってエンドプレートが並進移動を行わなくてもエンドエフェクタ先端を振ることができ，可動域を確保できる。この回転自由度はボールジョイントを用いることによって実現している。

しかし，上述した 3 PRS 機構を用いたマイクロハンドシステムでは，大きく三つの問題点が生じていた。一つ目として，予測される可動域よりも実機の可動域が狭いという問題が生じていた。フレキシブルジョイントの剛性が円弧ヒンジの剛性よりも極端に低いため，本来円弧ヒンジに集中してほしい応力がすべてフレキシブルジョイントに集中したことが原因であると推測される。二つ目として，Z 軸方向の可動域が狭いことが挙げられる。もし可動域が広がれば回転自由度によりエンドエフェクタ先端を振ることができるため，X と Y 軸方向の可動域も拡大する。三つ目として，高速動作時の振動の問題が挙げられる。フレキシブルジョイントの剛性が低く，この部分が原因で振動が発生していたためである。そこで，これらの 3 PRS 機構の問題を考慮して新たに設計した，より細胞マニピュレーションに特化した，高精度位置決めが可能なマイクロハンドシステムを紹介する。

2.6.3 マイクロハンド設計・開発

本項では，細胞マニピュレーションに特化した，高精度位置決めが可能なマイクロハンドシステムの設計方法について紹介する。

〔1〕 **細胞マニピュレーション用マイクロハンドの設計モデル**　前項で述べた問題点を考慮し新たに設計した，より細胞マニピュレーションに特化したマイクロハンドシステムについて述べる。改良した新規提案機構を**図 2.82** に示す。まず，直動関節の位置を受動関節の連なりに沿って外側に配置した。これにより受動関節を含めて直動機構も集約した部品を

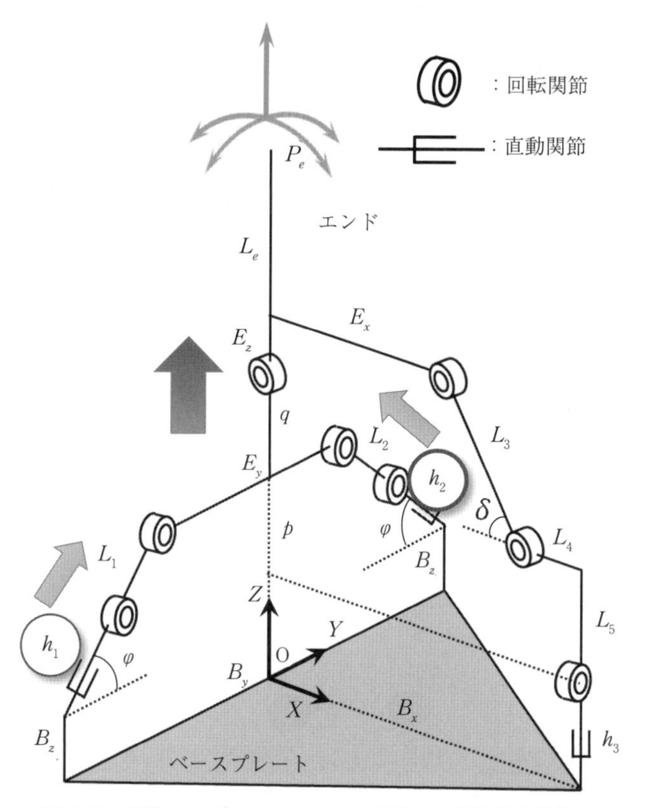

図 2.82 細胞マニピュレーションに特化した新規提案機構のモデル

製作可能となり，部品点数の削減が期待できる。例えば，YZ 平面における平面パラレルメカニズムの直動関節二つと回転関節四つは一つの部品で構成可能となる。また，受動関節を集約したことで圧電素子の全長を考えることなくリンク長を短くすることが可能である。また，直動関節 h_3 に関して，リンク構造に応力が集中するようにリンク L_5 の直線上に配置した。新規提案機構においては圧電素子を外側に配置したため，エンドエフェクタにおける動作は Z 軸正方向となる。

また，パラレルメカニズムには不定特異点（以下，特異点と呼ぶ）と呼ばれる，入力リンクのすべてを固定しても出力リンクの運動が拘束されないパラレルメカニズム特有の特異点が存在する。例を示すと，図 2.82 において $\varphi = 0°$ とすると，アクチュエータである直動関節 h_1，h_2 がたがいに対向し，機構は動作せずエンド側の機構が破損してしまう。この破損を回避する動作を意図的に構造で実現し，可動域を拡大させることにした。具体的には，直動関節を傾けることによって，これらの内側への伸縮力を Z 軸方向へ転換させて可動域を拡大している。新規提案機構では，このようにパラレルメカニズム特有の特異点近傍を活用した機構に改良し，Z 軸正方向への可動域を拡大させる。

これまでは逆運動学を基にマイクロハンドの可動範囲を解析し，その解析結果を基に設計を行っていた。しかし，前述のとおり，3 PRS 機構を用いたマイクロハンドシステムでは，理想的な回転関節が得られておらず，実機の可動範囲が狭くなっていた。この原因は，剛性や応力を考慮できていなかったためである。細胞マニピュレーションで要求される高精度な操作を満足させるマイクロハンドの設計には，これらを考慮して設計する必要がある。そこで剛性を考慮して可動範囲を解析するために，逆運動学だけでなく，有限要素法による構造解析も組み合わせて設計する。

〔2〕 **逆運動学解析**　　新規提案機構における逆運動学の解析式を示す。**図 2.83** に P と L_5 に付随する回転関節の軸から定義される平面，および平面パラレルメカニズムを構成する YZ 平面を示す。

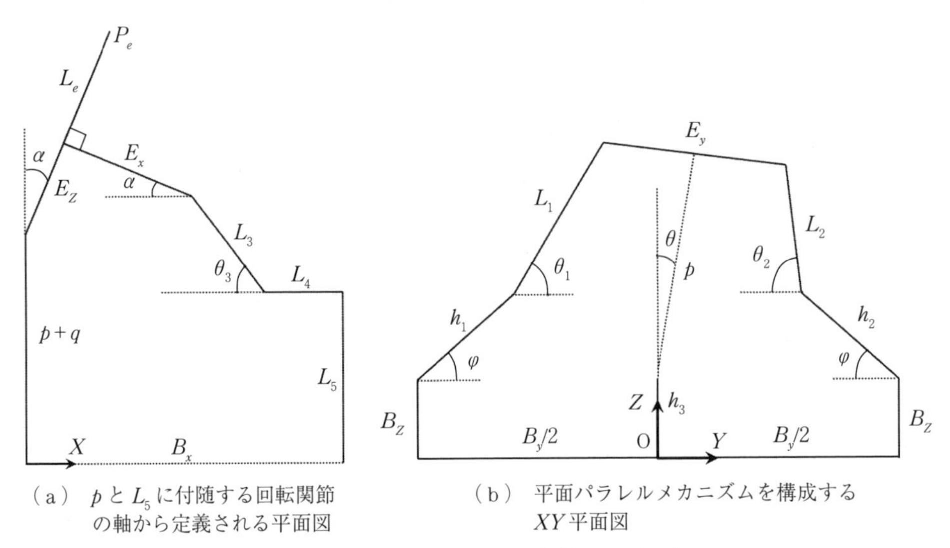

（a） p と L_5 に付随する回転関節の軸から定義される平面図

（b） 平面パラレルメカニズムを構成する XY 平面図

図 2.83　新規提案機構における解析モデル概要図

この図よりエンドエフェクタ先端における各座標成分 P_{ex}, P_{ey}, P_{ez} が求められ，式（2.53）〜(2.55) に示す。

$$P_{ex} = (E_z + L_e)\sin\alpha \tag{2.53}$$

$$P_{ey} = \{p + q + (E_z + L_e)\cos\alpha\}\sin\theta \tag{2.54}$$

$$P_{ez} = h_3 + \{p + q + (E_z + L_e)\cos\alpha\}\cos\theta \tag{2.55}$$

つぎに，図 (b) の P 方向の等式を式（2.56），X 軸方向の等式を式（2.57）に示す。

$$E_z\sin\alpha + E_x\cos\alpha + L_3\cos\theta_3 + L_4 = B_x \tag{2.56}$$

$$p + q + E_z\cos\alpha = E_x\sin\alpha + L_3\cos\theta_3 + L_5 \tag{2.57}$$

以上の等式を用いて直動関節パラメータ h_3 を求める。式（2.53）より角度 α を求め，式 (2.56) に代入することで角度 θ_3 が求められる。そして式（2.57）より P を求め，式（2.54）

において角度θを求める。以上のパラメータを式（2.55）に代入すると直動関節パラメータh_3が導出される。

続いて直動関節パラメータh_1，h_2を求める。図（b）において，Pを境に左右の多角形に分けて等式を立てる。左側の図形におけるY軸方向における等式を式（2.58），Z軸方向における等式を式（2.59）に示す。また，右側の図形においてはY軸方向における等式を式（2.60），Z軸方向における等式を式（2.61）に示す。

$$h_1\cos\varphi + L_1\cos\theta_1 + \frac{E_y}{2}\cos\theta = \frac{B_y}{2} + p\sin\theta \tag{2.58}$$

$$B_2 + h_1\sin\varphi + L_1\sin\theta_1 = h_3 + p\cos\theta + \frac{E_y}{2}\sin\theta \tag{2.59}$$

$$h_2\cos\varphi + L_2\cos\theta_2 + \frac{E_y}{2}\cos\theta + p\sin\theta = \frac{B_y}{2} \tag{2.60}$$

$$B_2 + h_2\sin\varphi + L_2\sin\theta_2 + \frac{E_y}{2}\sin\theta = h_3 + p\cos\theta \tag{2.61}$$

直動関節パラメータh_1，h_2を導出するには，上記式における未知パラメータθ_1，θ_2を求める必要がある。式（2.58）～（2.61）よりθ_1，θ_2を求めると式（2.62）で表される。なお，式（2.62）におけるA_i，B_iを式（2.63）～（2.66）に示す。

$$\theta_i = \sin^{-1}\left(\frac{A_i\cos\varphi + B_i\sin\varphi}{L_i}\right) + \varphi \qquad (i = 1, 2) \tag{2.62}$$

$$A_1 = h_3 + p\cos\theta + \frac{E_y}{2}\sin\theta - B_z \tag{2.63}$$

$$B_1 = \frac{E_y}{2}\cos\theta - \frac{B_y}{2} - p\sin\theta \tag{2.64}$$

$$A_2 = h_3 + p\cos\theta - \frac{E_y}{2}\sin\theta - B_z \tag{2.65}$$

$$B_2 = \frac{E_y}{2}\cos\theta - \frac{B_y}{2} + p\sin\theta \tag{2.66}$$

以上より，未知パラメータθ_1，θ_2を求めることができ，式（2.58））および式（2.60））に代入することで，直動関節パラメータh_1，h_2を導出することができる。これにより，新規提案機構においてエンドエフェクタ先端座標P_eから各直動関節パラメータh_1，h_2，h_3を導出する解析式が示される。

〔3〕 **構 造 解 析**　　逆運動学では，剛性や応力を考慮することはできなかった。しかし，有限要素法を基にした構造解析を利用すれば，マイクロハンドの材質や形状も考慮して

可動範囲を算出することが可能である。逆運動学で導出した可動範囲を実機でも再現できるように，円弧ヒンジに応力が集中するような材料や形状を決定し，最適設計を行う。

まず，あらかじめ材質と形状を決定する。剛性と加工性を考慮して材質はステンレスとする。また，円弧ヒンジの幅の薄さを考え，放電加工を採用することとし，放電加工で加工可能な形状とする。考案した形状に圧電素子を設置し，圧電素子が変形した際に，エンドエフェクタ先端がどのような可動範囲を示すか，構造解析を基に算出する。逆運動学と構造解析による可動範囲の比較を行い，誤差が大きい場合は再度形状を選定する。この作業を繰り返し，最適形状を決定させる。最終的に決定した形状のパラメータを**表 2.5** に示す。

表 2.5　決定した形状のパラメータ

	E_x	E_y	E_z	q	$L_{1,2,3}$	L_4	L_5	L_e		φ	δ
〔mm〕	2.28	5.57	1.37	4.79	2.50	1.11	12.3	40.0	〔角度〕	35	27

〔1〕で述べたように，新規提案機構では部品の削減が可能である。YZ 平面における平面パラレルメカニズムの直動関節二つと回転関節四つは一つの部品で構成可能であり，直動関節を外側に配置したことで円弧ヒンジと直動機構を一体型で設計可能である。また，エンドエフェクタ側の回転軸が平行である回転関節三つも放電加工で一つの部品として製作可能である。残りの直動関節 h_3 と隣接する回転関節も一つの部品で製作でき，機構の動作部は計三つの部品で構成可能である。なお，使用する圧電素子は全長 20 mm，最大伸縮量 17.4 μm である。**図 2.84** に解析用の設計図を示す。また，構造解析により算出した，変形量と応力分布を合わせて示す。なお，構造解析には解析ソフト ANSYS を用いて行った。

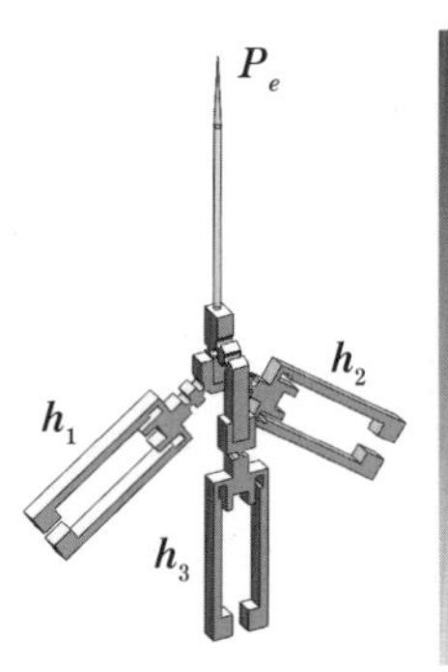

（a）　解析用の設計図

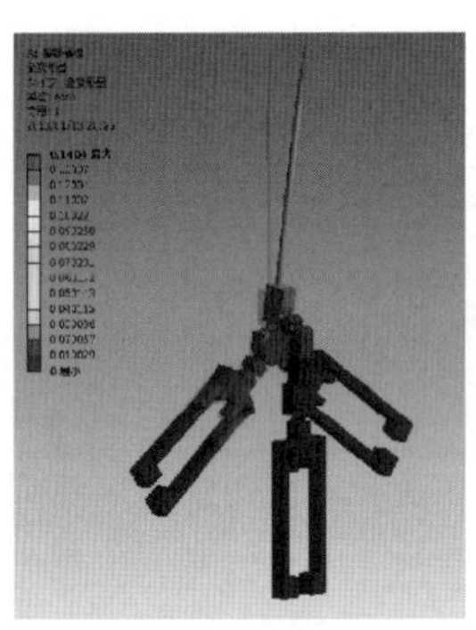

（b）（口絵 13 参照）構造解析による変形量算出，エンドエフェクタ先端の可動域を導出

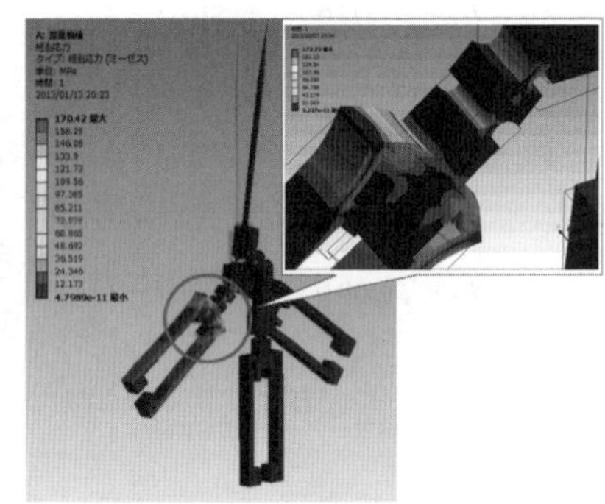

（c）（口絵 13 参照）構造解析による応力算出，ヒンジ部への応力集中を確認

図 2.84　構造解析結果

〔4〕実機製作　逆運動学解析ならびに構造解析によりエンドエフェクタ先端の可動範囲を算出した。表 2.5 で示した設計パラメータを用いた各解析の結果を**図 2.85** に示し，

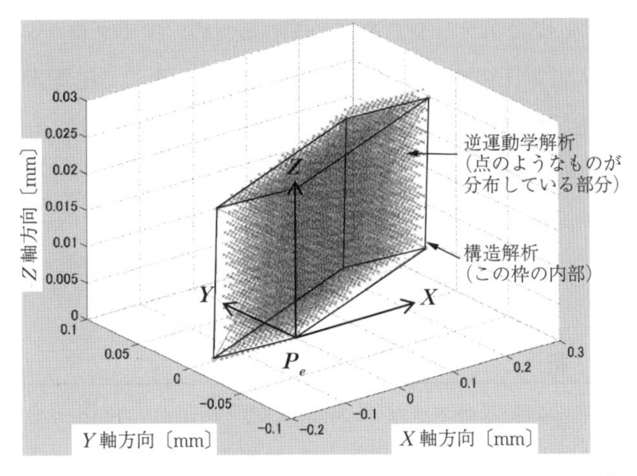

図 2.85　逆運動学解析ならびに構造解析における可動範囲の形状

表 2.6 に各軸方向の最大値ならびに最小値を示す。逆運動学の結果は×のプロットで示し，構造解析の結果は線で示した。これらの結果より可動範囲の形状，そして各軸方向の最大最小値はほぼ一致していることがわかる。また，Z 軸方向の変位は，アクチュエータの変位 17.4 μm より大きい値となり，パラレルメカニズム特有の特異点近傍における可動範囲の拡大が実現できていることがわかる。

表 2.6　逆運動学解析ならびに構造解析における，各軸方向の最大値ならびに最小値

軸方向	逆運動学〔μm〕	構造解析〔μm〕
X	−142〜251	−154〜251
Y	−61.0〜61.0	−60.9〜61.5
Z	0〜29.8	0〜28.0

解析用の設計図から圧電素子やベースプレートも加えて，実際に製作する CAD モデルならびに実機を**図 2.86** に示す。圧電素子は NEC トーキン社製の積層型圧電素子を用いた。圧

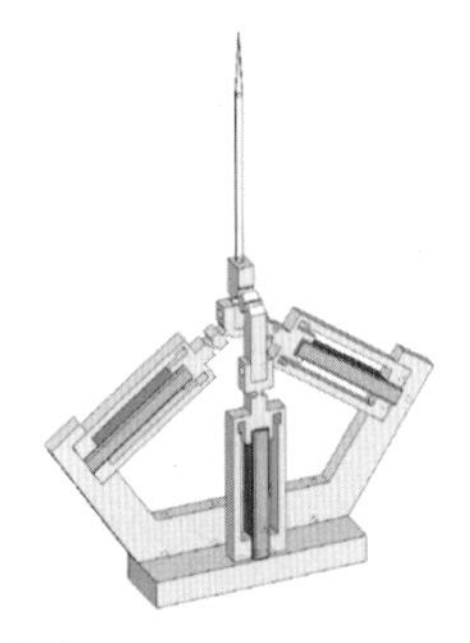

（a）　マイクロハンドの CAD モデル

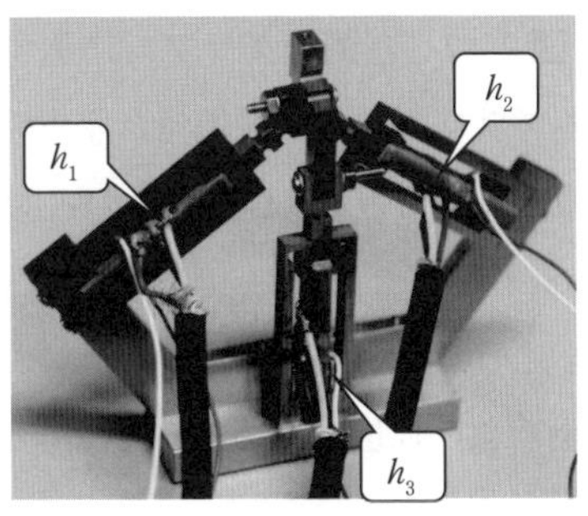

（b）　製作した実機の様子，圧電素子も取り付けた状態

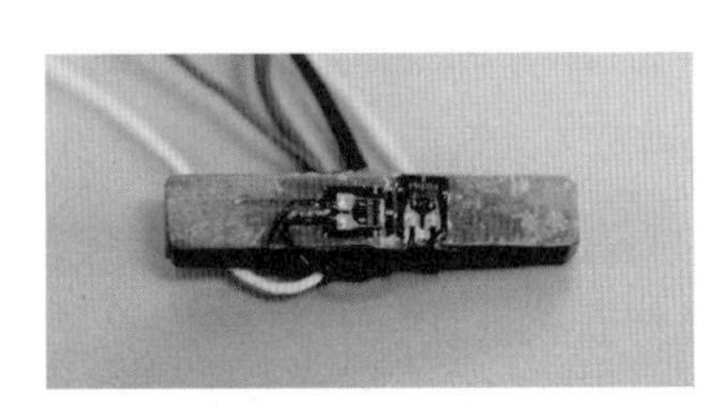

（c）　二つのひずみゲージを直交配置した状態の圧電素子の拡大写真

図 2.86　製作した細胞マニピュレーション用マイクロハンド

電素子は入出力特性としてヒステリシスを有しているため，マイクロハンドシステムとして動作するには単なる入力電圧の変化では制御ができない。そこで圧電素子の伸縮をひずみゲージで検出し，安定した制御を行わせる。ひずみゲージの配置は図（c）のように直交配置法を用いて行う。このように配置することで圧電素子の伸縮方向への応力を計測し，もう一つを温度補償用のダミーゲージとして利用する。ひずみゲージはブリッジ回路を介してひずみアンプに接続し，ひずみに応じた電圧の変化を観察することで制御が可能である。

2.6.4 振動解析

ここでは，微細作業において求められる高精度かつ安定した位置決め制御の実現を目指し，搬送および把持時における振動の評価について紹介する。

〔1〕**解析方法**　振動解析シミュレーションを用いて，新規提案機構における振動低減の可能性について検証する。検証する動作は，マニピュレーションにおける搬送動作と把持動作の2種類を想定している。この理由として，いずれの動作においても3 PRS機構では振動現象を確認していたためである。そこで，3 PRS機構と新規提案機構の二つのモデルで解析を行い，両者の結果を比較する。なお，比較解析の3 PRS機構のモデルでは，図2.79で示した従来の実機と同様の40 mmの圧電素子を使用しているものとした。比較解析では機構，特に振動の原因として挙げたボールジョイントや機構の高さによる影響について解析し考察する。なお，振動解析シミュレーションには構造解析と同様にANSYSを用い，時刻歴応答構造の解析システムを用いる。時刻歴応答構造解析は計算コストが膨大にかかるが，各時刻における動的な応答を記録できるため最大振幅や振動の収束時間を求めることができる。

〔2〕**搬送動作における振動解析**　マニピュレーションにおいて対象物を把持した後の搬送動作を模擬した振動解析シミュレーションを行う。振動解析の入力として，機構全体に加速度を与える。

搬送動作における振動解析結果を**図2.87**（左側のグラフ）に示す。グラフの横軸は時間〔ms〕，縦軸は振幅〔μm〕である。各グラフより最大振幅値と収束時間を計測したところ，3PRS機構では振幅が4.64 μm，収束時間が249 msとなったのに対し，新規提案機構では振幅が0.458 μm，収束時間が21.6 msとなった。なお，収束時間に関しては振幅値が±0.1 μm以内に収まる時間とする。両者を比較すると，新規提案機構において大幅に振動が低減されている。ボールジョイントが振動現象の原因の一つであり，受動関節を回転関節のみで構成した効果が得られていると考えられる。

〔3〕**把持動作における振動解析**　把持動作では，パラレルメカニズムにおけるアクチュエータの圧電素子を駆動することで対象物を把持する。この把持動作においてもハイス

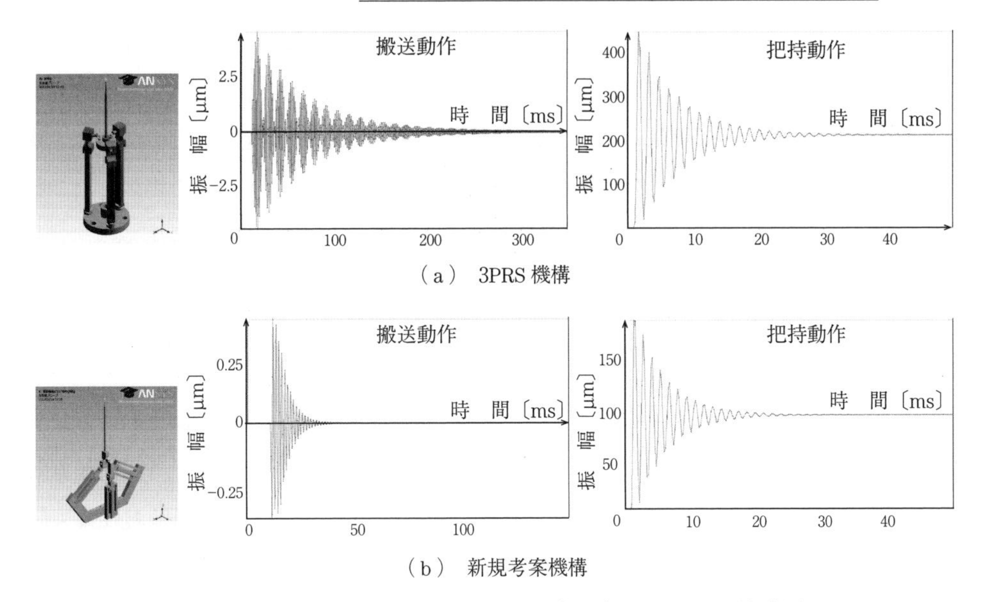

図2.87　搬送動作（左側）および把持動作（右側）における振動解析結果。各グラフは時間と振幅の関係を示す。

ピードカメラで観察を行うと，エンドエフェクタの振動が確認される。そこで，把持動作を模擬した振動解析を行う。解析方法としては，アクチュエータである圧電素子と接する部品の面に，伸縮量分の変位をステップ応答で与えることとした。そして，その際のエンドエフェクタにおける変位量を出力として解析する。ステップ応答の立ち上がる速度に関しては，使用する圧電素子における応答速度を用いる。圧電素子の応答速度は全長に依存しており，40 mmの場合には88.2 μs，20 mmの場合には43.5 μsで最大伸縮量に達することができる。

評価方法として減衰定数hを用いる[31]。減衰定数hの算出式を式（2.67）に示し，対数減衰率δは式（2.68）によって求められる。なお，a_nはn番目の振幅値を示している。式(2.68）より，ある振幅値a_nとそのm周期後の振幅値a_{n+m}から対数減衰率δが求められる。この対数減衰率δによって減衰定数hを求めることができる。なお，mの値を大きくすることでより正確な減衰定数hを求めることができ，ここでの解析では各機構共に$m=15$として計算する。減衰定数hは大きいほど振動の収束が早いという指標になる。

$$h=\frac{\delta}{2\pi} \tag{2.67}$$

$$\delta=\frac{1}{m}\ln\frac{a_n}{a_{n+m}} \tag{2.68}$$

把持動作における振動解析結果を図2.87（右側のグラフ）に示す。グラフの横軸は時間〔ms〕，縦軸は振幅〔μm〕である。各グラフより減衰定数と収束時間を計測したところ，

3PRS 機構では減衰定数が 0.036 9，収束時間が 36.4 ms となったのに対し，新規提案機構では減衰定数が 0.041 5，収束時間が 21.8 ms となった。なお，収束時間は収束値から ± 1 μm の範囲内に収まるまでの時間を示している。解析結果より，新規提案機構において減衰定数が大きいことがわかる。また収束時間も短くなり，ボールジョイントを排除したことで 3PRS 機構よりも振動に耐性のある機構であると証明できた。

2.6.5 可動範囲評価

本項では製作した実機の可動範囲評価について述べる。

〔1〕 **可動範囲計測実験**　実機における可動範囲を計測する。各軸方向における結果を導出するが，顕微鏡では平面情報のみしか得ることができない。そのため，Y，Z 軸方向における評価を同時に行い，その実験の様子を**図 2.88** (a) に示す。X 軸方向における実験では，顕微鏡の可視平面と X 軸が平行になるように調整した。なお，可視平面に対して干渉を考慮し，エンドエフェクタを含めた機構全体を 30° 傾けて設置した。各圧電素子を駆動した場合のエンドエフェクタにおける移動量を計測し，各軸方向の移動量から移動ベクトルを求める。以上の方法を用いて実機における可動範囲を導出する。なお，実験で使用したエンドエフェクタ長さ L_e は 55 mm である。

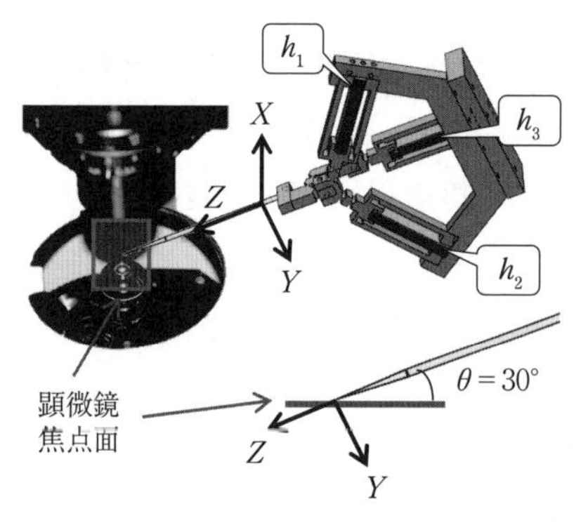

（a） 実験概要図，可視平面に対して干渉を考慮し，エンドエフェクタを含めた機構全体を 30°傾けて設置

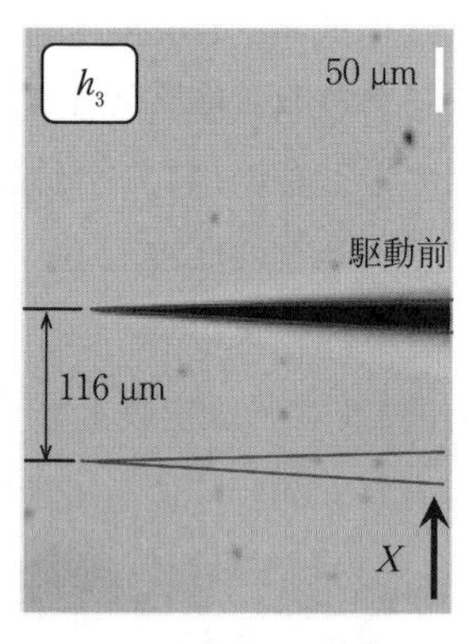

（b） 直動関節 h_3 を駆動した場合の実験結果

図 2.88　実機を用いた可動範囲計測実験

平面パラレルメカニズムを構成する直動関節 h_1，h_2 を駆動した場合，X 軸正方向に動作する。一方で直動関節 h_3 を駆動した場合は X 軸負方向に動作する。直動関節 h_3 を駆動した場合の実験結果を図 (b) に示す。Y，Z 軸においても同様の実験を行い，得られた移動量を基に可動範囲を導出した。

〔2〕 **計測結果と解析結果の比較**　**図 2.89** (a) ならびに**表 2.7** に，逆運動学による解

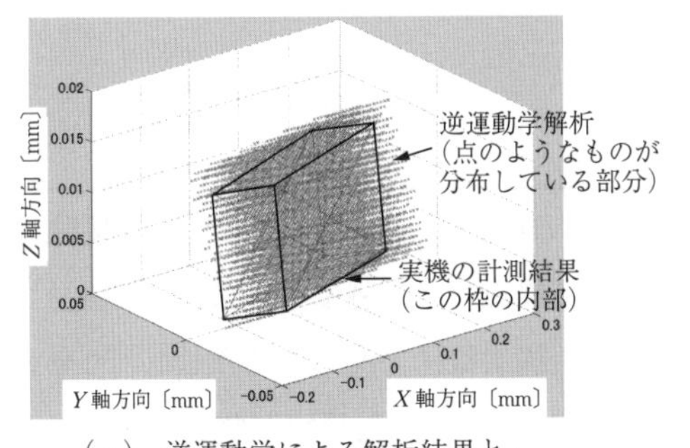

(a) 逆運動学による解析結果と実機の計測結果

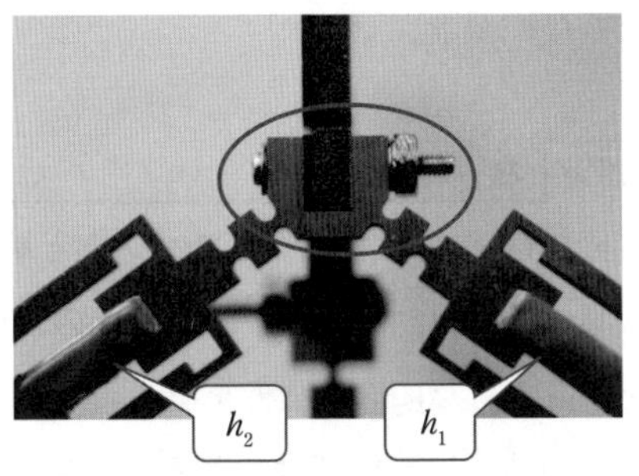

(b) 誤差要因として考えられる締結部の拡大写真

図 2.89 実機における可動範囲評価

表 2.7 逆運動学による解析結果と実機の計測結果

軸方向	逆運動学〔μm〕	構造解析〔μm〕
X	−119〜211	−116〜148
Y	−48.2〜48.2	−35.8〜30.1
Z	0〜18.4	0〜18.2

析結果と実機の計測結果を示す。逆運動学の結果は×のプロットで示し，構造解析の結果は線で示した。なお，圧電素子は仕様では最大伸縮量は 17.4 μm であったが，実機を顕微鏡で確認したところ，実際の伸縮量は 10.7 μm であった。そのため，逆運動学解析では最大伸縮量を 10.7 μm として改めて算出した。

解析結果と実験結果を比較すると，X 軸負方向に動作する直動関節 h_3 は解析結果とほぼ一致するのに対して，X 軸正方向への可動範囲に大きな誤差が生じている。X 軸正方向の移動は平面パラレルメカニズムを構成する直動関節 h_1，h_2 により実現している。図 (b) に示すように，上側の部品の底面は下側部品との間に，約 0.09 mm の隙間が生じており，締結部における加工誤差やねじにおける締結力が影響したと考えられる。

Y 軸方向の可動範囲には解析結果と多少の差があり，一方で Z 軸方向は解析結果とほぼ一致している。まず，Z 軸方向は解析結果を考慮すると，締結部における Z 軸方向に対する締結力は十分であると考えられる。これは前述した隙間の問題を考えると，下部からの応力がないにも関わらず Z 軸方向に動作することができているからである。一方で締結面は Y 軸に対して垂直な面となっており，Z 軸方向よりも格段に締結力はあるものと推測できる。そのため，締結力があるにも関わらず Y 軸方向に動作しないのは，円弧ヒンジに問題があると考えられる。具体的には，Y 軸方向を実現する円弧ヒンジに応力を集中できていないことや，各円弧ヒンジにおける加工誤差などが影響したと思われる。

各軸方向共に十分な可動範囲を有していることから，新規提案機構が有用であることが確認された。

2.6.6 おわりに

本節では，二本指マイクロハンドと呼ばれる，人間による箸の操作を模した接触式マニピュレータの設計・開発，およびその性能について概説した。特に，従来までの開発プロセスを見直し新たに構造解析を導入して開発した新規提案機構に関して紹介した。可動範囲計測実験の結果においては，X軸正方向とY軸方向における可動範囲が解析結果と差があったが，Z軸方向においては解析結果とほぼ一致し，パラレルメカニズム特有の特異点近傍での可動域拡大を実機で確認することができた。また，各軸方向ともにマイクロマニピュレーションを行うのに十分な可動範囲を有していることから，新規提案機構の有用性が確認できた。さらに，小型化により顕微鏡下の環境への設置が容易になり，剛性の向上による高速搬送時の振動の低減も見込まれる。特に，機械式マイクロマニピュレータと呼ばれる，細胞などの対象物をマイクロマニピュレータに直接物理的に接触させて操作する技術ではこれらの項目も重要である。

引用・参考文献

1） A. Touhami, B. Nysten, and Y.F. Dufrne, “Nanoscale mapping of the elasticity of microbial cells by atomic force microscopy,“ *Langmuir*, vol. 19, no. 11, pp. 4539–4543, 2003.

2） T. Hashiba, M. Nakamura, H. Yoshida, and Y. Yoshimura, “Placental abruption in a woman who achieved twin pregnancy by transferring thawed embryos after laser zona thinning,” 日産婦関東連会誌，vol. 44, pp. 357–361, 2007.

3） E. Mantoudls, B. T. Pdsladly, A. Gorgy, G. Venkat, and I.L. Craft, ”A comparison between quarter, patial and total laser assisted hateching in selected inferitility patients,” *Hum. Reprod.*, vol. 16, no. 10, pp. 2182–2186, 2001.

4） B. Robert and T.J. King, “Transplantation of living nuclei from blastula cells into enucleated frogs’ eggs,” *Proc. Nat. Acad. Sci.*, vol. 38, no. 5, pp. 455–463, 1952.

5） I. Wilmut, A.E. Schnieke, J. McWhir, A.J. Kind, and K.H. Campbell, “Viable offspring derived from fetal, and adult mammalian cells,” *Nature*, vol. 385, pp. 810–813. 1997.

6） K. Takahashi and S. Yamanaka, “Induction of pluripotent stem cells from mouse ebryonic, and adult fibroblast cultures by defined factors,” *Cell*, vol. 126, pp.663–676, 2006.

7） K. Takahashi, K. Tanabe, M. Ohnuki, M. Narita, T. Ichisaka, K. Tomoda, and S. Yamanaka, “Induction of pluripotent stem cells from adult human fibroblasts by defined factors,” *Cell*, vol. 131, pp. 861-872, 2007.

8） 佐久間臣耶，山西陽子，新井史人，新井健生，長谷川明之，谷川民生，市川明彦，佐藤理，中山章弘，麻生博，後藤充弘，高橋清也，松川和嗣，“マイクロロボティクスを適用した胚操作の自動化のための流体チップの設計と製作，”ロボティクス・メカトロニクス講演会講演概要集，2A2-K08, pp. 1-4, 2009.

9) 前泰志，新井健生，“マイクロロボティクスのバイオ応用，”システム制御情報学会誌，vol. 53, no. 2, pp. 64-69, 2009.

10) 福井航，金子真，川原知洋，山西陽子，新井史人，“幾何学的運動拘束を利用した高速・高精度マニピュレーション，”日本ロボット学会誌，vol. 30, no. 6, pp. 655-661, 2012.

11) 市川明彦，佐久間臣耶，玉腰貴浩，杉田真邦，新井史人，赤木悟史，“把持機構を有する磁気駆動オンチップロボットによる卵細胞の除核，”ロボティクス・メカトロニクス講演会2013, 1A1-D10, 2013.

12) 増田閃一，鷲津正夫，“電界による細胞操作，”応用物理学会，vol. 58, no. 3, pp. 383-390, 1989.

13) 竹内嘉隆，宮田昌悟，“誘電泳動を応用した細胞集積化技術の確立と再生軟骨への応用，”日本機械学会論文集（C編），vol. 76, p. 771, 2010.

14) 竹内大，中島正博，小嶋勝，福田敏男，“熱応答性ゲルによるマイクロオブジェクト把持プローブの作製および応用，”日本ロボット学会誌，vol. 31, no. 3, pp. 275-282, 2013.

15) P. Chumtong, M. Kojima, K. Ohara, M.Horade, Y. Mae, Y. Akiyama, M. Yamato, and T. Arai, “Design, and fabrication of changeable cell culture mold,” *J. R. M.*, vol. 25, no. 4, pp. 657-664, 2014.

16) E. Avci, K. Ohara, C. Nguyen, C. Theeravithayangkura, M. Kojima, T. Tanikawa, Y. Mae, and T. Arai, “High-speed automated manipulation of microobjects using a two-fingered microhand”, *IEEE Transactions on Industrial Electronics*, vol. 62, no. 2, pp. 1070-1079, 2015.

17) J.K. Won, J. Krägel, A.V. Makievski, A. Javadi, G. Gochev, G. Loglio, P. Pandolfini, M. E. Leser, C. Gehin-Delval, and R. Miller, “Drop and bubble micro manipulator (DBMM)-A unique tool for mimicking processes in foams and emulsions,“ *Physi-cochemical and engineering aspects*, vol. 441, pp. 807-814, 2012.

18) H.W. Tung, D. F. Sargent, and B.J. Nelson, “Protein crystal harvesting using the rodbot: a wireless mobile microrobot,“ *J. Appl. Cryst.*, vol. 47, no. 2, pp. 692-700, 2014.

19) K. Inoue, Y. Matsuzaki, and S. Lee, “Micromanipulation using micro hand with two rotational fingers,” *J. Micro-Nano Mech.*, vol. 7, no. 1-3, pp. 33-44, 2012.

20) 谷川民生，新井健生，“二本指マイクロハンドの設計と微細作業，”日本ロボット学会誌，vol. 15, no. 2, pp. 284-289, 1997.

21) M. Horade, M. Kojima, K. Kamiyama, T. Kurata, Y. Mae, and T. Arai, “Development of an optimum end-effector with a nano-scale uneven surface for non-adhesion cell manipulation using a micro-manipulator,” *J. M. M.*, vol. 25, no. 11, pp. 115002-115010, 2015.

22) T. Tanikawa and T. Arai, “Development of a micromanipulation system having a two-fingered micro hand,” *IEEE Trans Robot Autom*, vol. 15, pp. 152-162, 1999.

23) K. Ohara, D. Kawakami, T. Takubo, Y. Mae, T. Tanikawa, A. Honda, and T. Arai, “Dextrous cell diagnosis using two-fingered microhand with micro force sensor,” *J. Micro-Nano Mech.*, vol. 7, pp. 13-20, 2012.

24) 谷川民生，新井健生，“二本指マイクロハンド用操作デバイスの開発とその制御，”日本ロボット学会誌，vol. 16, no. 4, pp. 533-539, 1998.

25) 谷川民生，金子健二，“マイクロマニピュレーション技術，”日本ロボット学会誌，vol. 19, no. 3, pp. 320-323, 2001.

26)　谷川民生, “パラレルメカニズムの高剛性, 多自由度性を活用した２本指マイクロハンド機構,” 日本ロボット学会誌, vol. 30, no. 2, pp. 134-138, 2012.

27)　Byung-Ju Yi, Goo Bong Chung, Heung Yeol Na, Whee Kuk Kim, and Il Hong Suh, “Design and experiment of a 3-DOF parallel micromechanism utilizing flexure hinges,” *Proc. IEEE T. Robotic. and Autom.*, vol. 19, no. 4, pp. 604-612, 2003.

28)　Y. Ohya, T. Arai, Y. Mae, K. Inoue, and T. Tanikawa, “Development of 3-DOF Finger Module for Micro Manipulation,” *Proc. 1999 IEEE/RSJ International Conference on Intelligent Robots and Systems*, pp. 894-899, 1999.

29)　Raffaele Di Gregorio and Vincenzo Parenti-Castelli, “Mobility analysis of the 3-UPU parallel mechanism assembled for a pure translational motion,” *Trans. ASME. J. Mech. Des.*, vol. 124, pp. 259-264, 2002.

30)　Lung-Wen Tsai and Sameer Joshi, “Kinematic analysis of 3-DOF position mechanisms for use in hybrid Kinematic machines,” *J. Mech. Des.*, vol. 124, pp. 245-253, 2002.

31)　山中宗德, 本田誠, 鶴則生, 前田潤滋, “ダンピングシートによる片持ち梁鋼板への減衰付加効果に関する基礎的研究,” 九州大学大学院人間環境学研究院紀要, vol. 18, pp. 33-38, 2010.

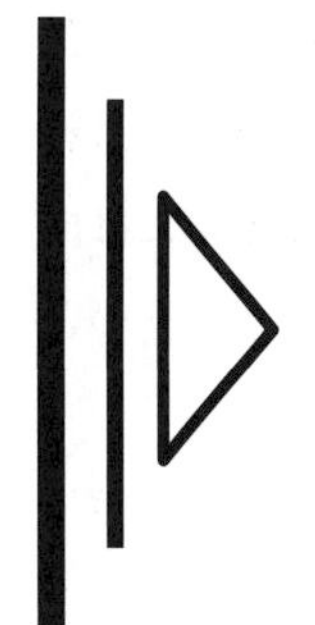

3.

細胞分離への応用

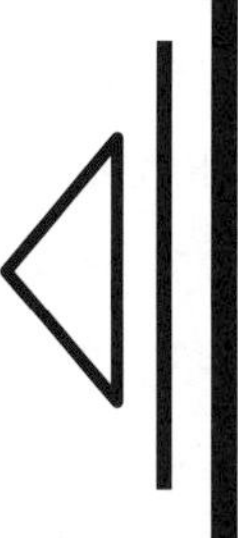

3.1 気液界面を用いた細胞分離

3.1.1 は じ め に

液体中に分散した微粒子が気液界面に集積し，さらに規則的に配列する現象を身近に目にすることがある。例えば，ビールを飲み干したあとにグラスに泡が幾層かの輪になるエンジェルリング（**図3.1**）や，コーヒーがこぼれた後に残るコーヒーリング[1)]などは，液体中に分散した微粒子が溶媒の蒸発や移流に誘起され，微粒子が自己集積したものである。これらのリングの生成メカニズムは，① 溶媒の蒸発や減少により液膜が薄くなる，② 薄くなった液膜の接触角を保つために溶液が気相界面に移流，③ 蒸発・移流の繰り返された液膜の界面で泡やコーヒーの溶質濃度が増加，④ 乾燥跡（リング）の出現となる。このような気液界面での自己集積技術を利用して，微粒子を基板となる材料表面に規則的なパターンで配列させることにより，光学材料，電子材料，機能性表面，生化学分析など幅広い分野において，新たな機能性材料の創出や新たな表面コーティングの開発に利用されている。

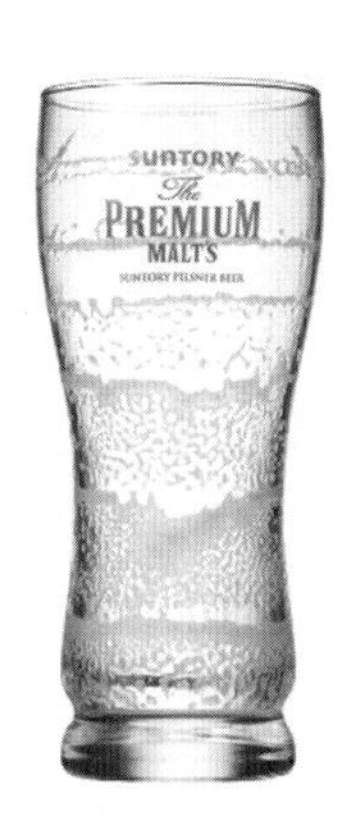

図3.1 エンジェルリング

一方で，この気液界面における特異な現象を利用した微粒子の分離，さらには細胞の分離が着目されている。細胞分離は，FACSを代表とするフローサイトメトリーから始まり，最近ではマイクロ流体デバイスを用いて電場，磁場，比重，そしてサイズなどの特徴量と流体力を組み合わせた分離方法が多数報告されている。しかし，これらの手法は高濃度の試料（10^9 cell/ml 程度）を処理するには時間を要し，かつ大量の試料（10 ml 程度）の処理には向いていない。したがって，このような試料からのハイスループットの細胞分離方法の一つとして，気液界面を利用した細胞分離が挙げられる。

ここでは，大量試料からの迅速な細胞分離を達成するために，気液の界面における微粒子または細胞に加わる力（界面張力）にフォーカスし，気液界面で生じる力学的パラメータと細胞分離の応用例について概説する。

3.1.2 移流集積法

移流集積法は，気液界面（以下，メニスカス）先端から溶媒の蒸発に誘起される対流により自己集積させる手法である[2〜4]。移流集積現象は，もともと液滴の乾燥過程を対象として盛んに研究が行われてきたが，移流集積法と呼ばれるようになったのは，1996 年に Dimitrov & Nagayama によって，基板を微粒子懸濁溶液に垂直に浸し，溶媒を蒸発させながら基板を引き上げる操作により均一な微粒子膜を作製する垂直引き上げ法が提案されたことによる[4]。

移流集積法の模式図を**図 3.2** に示し，原理を説明する。親水性の基板を微粒子懸濁液に浸したとき，親水基板上には懸濁液が一様にぬれ広がり，液相，気相の境界においてメニスカスが形成される。メニスカス先端付近から懸濁液が蒸発すると，その蒸発で失われた量を補うように移流が発生する。この移流によって懸濁液中に分散している微粒子がメニスカスの先端に運ばれる。液膜の厚さが微粒子径以下になると，微粒子間にはメニスカスに由来する

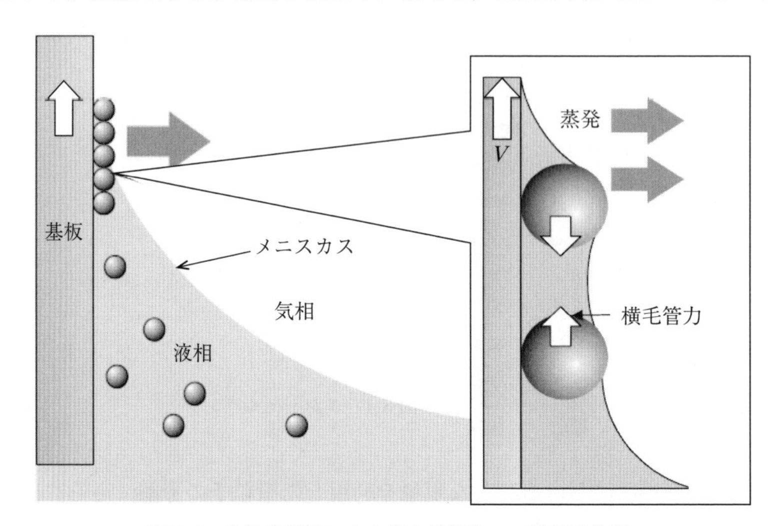

図 3.2　移流集積法による親水基板上への微粒子集積

横毛管力と呼ばれる引力が作用し，微粒子どうしを最密充填構造に配列されていく[5),6)]。その後，微粒子集積層の界面は，単なるフラットな基板との界面に比べ表面積が広く，蒸発速度が速いため，移流が進行し液面の下降に伴い最密充填構造の微粒子が基板上に連続的に形成されていく。先述したビールの泡のエンジェルリングは，この垂直な移流集積過程によって形成された構造の一例である。

3.1.3 移流集積による微粒子配列

移流集積を発生させるためには，引上げ法のほかに**図 3.3** に示すようなテーパードセルを用いて強制的に相対移動をさせる方法もある[7)〜10)]。

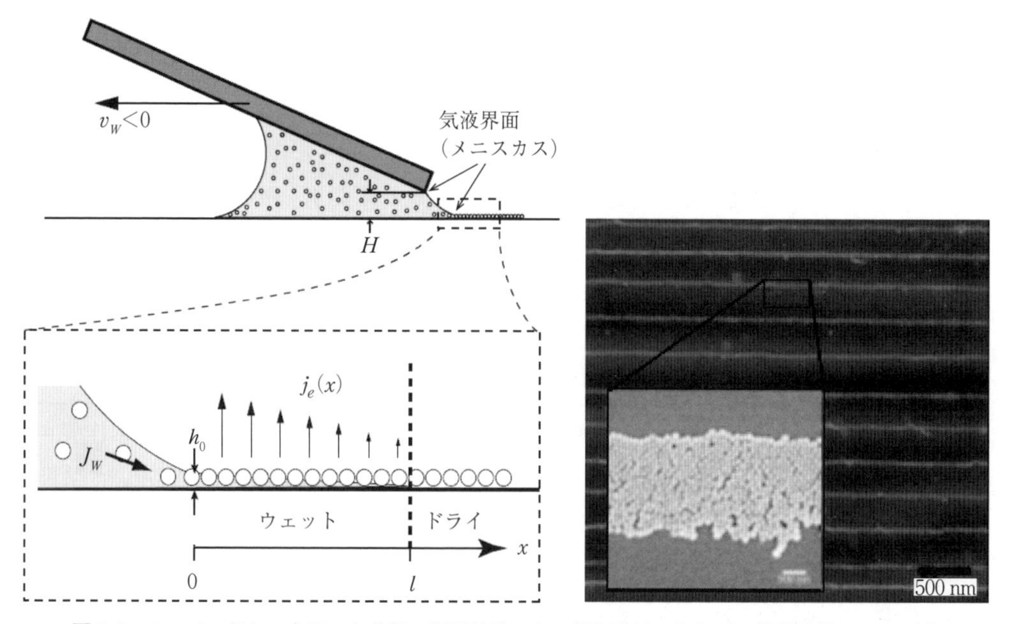

図 3.3 テーパードセルを用いた基板の相対移動による移流誘起，ならびに微粒子線アレイの例

親水基板上にさらにもう 1 枚の基板を傾けて設置し，基板間のテーパー部分に，微粒子懸濁液で満たす。二つの基板で懸濁液を挟みながら，平行移動させることでメニスカスへの移流を発生させ，微粒子を配列する。このときの微粒子層の成長速度 v_c は，懸濁液および微粒子についての物質収支の関係から次式のように表される[4)]。

$$v_c = \frac{\beta j_e l \phi}{h(1-\varepsilon)(1-\phi)} \tag{3.1}$$

ここで，β は懸濁液の移流に対する微粒子の相対速度に関するパラメータであり，微粒子–微粒子間，および微粒子–親水基板間の相互作用や微粒子濃度によって $0 \leqq \beta \leqq 1$ の範囲で変化する比例定数である。ここで，j_e は蒸発速度，l は微粒子層の長さ，ϕ は微粒子濃度，h

は微粒子層の厚さ，ε は微粒子の充填率である。式（3.1）より，ε の微粒子充填率は移動速度依存性があるものの，テーパー角度依存性はないとされる[4]。しかし，最近の実験的な検討では，テーパー角が大きくなることにより，メニスカスの接触角が増大し，微粒子濃度（ϕ）が増加することで微粒子の供給量が増して ε の増加することが報告されている[11]。

さらに，微粒子層を六方最密充填構造であると仮定すると，$h(1-\varepsilon)$ は，微粒子層の総数 k，粒子径 d を用いて $0.605kd$ と表される。また，微粒子層の成長速度と基板を平行移動させる移動速度は等しいことから，基板移動速度 v_w は次式のように表される[4),9]。

$$v_w = v_{c,k} = \frac{\beta j_e l \phi}{0.605kd(1-\phi)} \tag{3.2}$$

式（3.2）が示すように，微粒子層の厚さや層数は，基板の移動速度または微粒子濃度で制御することが可能である。例えば，基板の移動速度を遅くした際には，基板前面に粒子層が形成されるが，その速度を速くすることにより，基板上に形成した微粒子層と液面が周期的に引き離される現象を発現させ，等間隔で微粒子線が並んだ微粒子線アレイを実現する[12),13]。また，粒子濃度や基板移動速度を調整することにより，微粒子線の膜厚を1層から10層程度まで制御することができる。さらに，異なる粒径を持つ2種類の微粒子を用いることにより塩化ナトリウム型結晶構造を持つ粒子線も作製することができる[14),15]。

3.1.4　気液界面を利用したパターン配列

気相と液相の界面のメニスカスを利用して微粒子をパターン状に配列した構造も作製することが可能である。例えば，親水基板上にあらかじめリソグラフィ技術などを用いて基板上に μm サイズの凹型の構造を形成し，これをマイクロテンプレート（微小鋳型）として，さまざまなパターンに微粒子を配列するものである[16)~18]。マイクロテンプレートと移流集積を組み合わせた微粒子の配列例を**図 3.4**（a）に示す。

本手法は，テンプレートによる幾何学的な拘束を用いるため，配列精度は高く，すべての各孔に微粒子が3個ずつ集積していることがうかがえる。また，テンプレート内への微粒子数は，微粒子径とテンプレート構造を調整することで変更することができる[18]。また，同様に疎水性領域と親水性領域を有するパターン化単分子膜基板を用いると，疎水性領域から微粒子懸濁液がはじかれて，親水性領域に沿って微粒子のパターン化を形成することができる[19),20]。

一方で，気液界面とマイクロテンプレートを組み合わせて細胞を分離する手法も報告されている。Park らは，イースト菌を用いて 30 μm および 10 μm のテンプレート内への細胞分画を行っており，1 well 当り数 cell のフラクションに分画できることを示している（図（b））[21]。また，Masuda らは，血液からサイズ差を利用して細胞を分離するために，マイクロテンプ

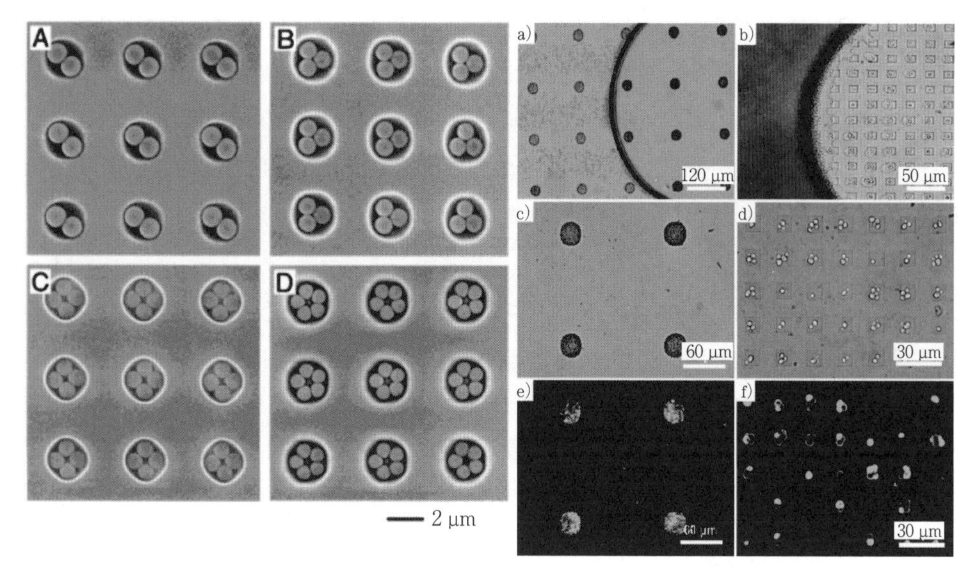

（a） 微粒子の精密配列　　　（b） イースト菌分画

図 3.4 マイクロテンプレートを用いたパターン配列

レートにフィルタレーションの機能を付与して，対象の細胞の分離を行っている[22]。テンプレートとしてマイクロ流路が施された基板と上部に設けたカバーガラスの間に全血液細胞を注入し，基板とカバーガラスの相対運動にともないメニスカスを移動させる。メニスカス先端の全ての細胞は，界面張力によりマイクロ流路下方に押し付けられる。ここで，**図 3.5**（b）に示すようにマイクロ流路に 2 段の流路を設けることにより，有核細胞（15〜30 μm

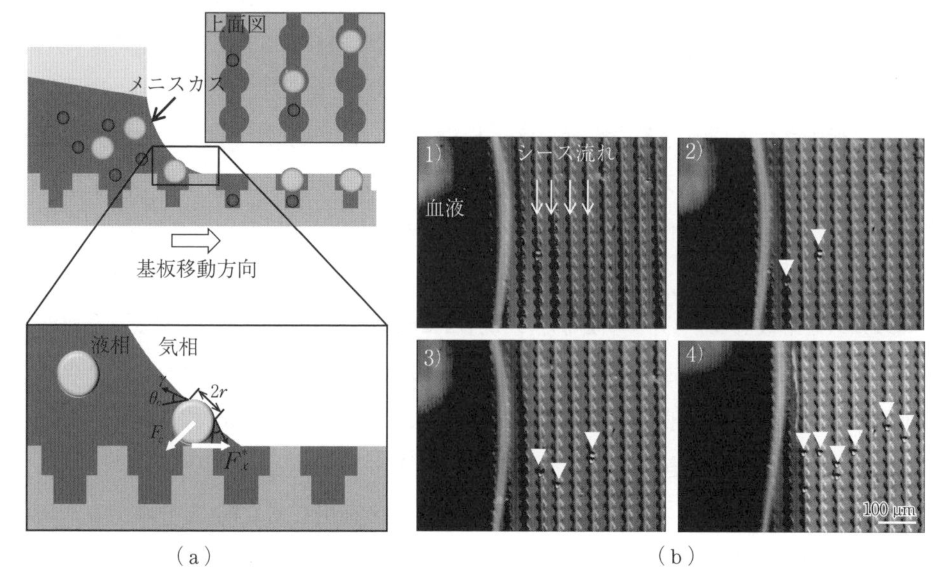

（a）　　　（b）

図 3.5 マイクロテンプレートとフィルタレーションの組合せによる血液分離の例

程度）は上段に，サイズの小さな赤血球細胞（7 µm 程度）は下段流路に沈降させる。さらに，マイクロ流路上流からシース液を流入することで，特定の有核細胞を捕捉したまま不要な赤血球は除去される。メニスカス上の細胞に働く界面張力由来の力を図（c）に示す。

細胞がメニスカスから少しだけ頭を出している状態では，界面張力由来の毛管力 F_c は界面の接触長さに比例するため，近似的に次式のように表される[23]。

$$F_c = 2\pi r\gamma \sin\theta \tag{3.3}$$

ここで，γ は界面張力，r は微粒子とメニスカスの接触円半径である。細胞には，そのほかに，重力，液体の粘性，静電力，細胞と基板表面との吸着力，摩擦力などの力 F^* が働く[4]。界面張力 F_c，各合力 F^* の基板移動方向成分をそれぞれ，F_{cx}，F_x^* とすると，式（3.4）を満たす場合に細胞はメニスカスから脱落し，マイクロ流路内に沈降することになる。

$$F_{cx} + F_x^* < 0 \tag{3.4}$$

F_c は細胞のサイズとメニスカスの形状に依存し，メニスカスの形状は基板移動速度 v_w，および基板とカバーガラス間距離 H に依存する。

3.1.5 気液界面を利用した希少細胞の分離

先述したパターン配列は，言い換えれば基板一面に広げるという操作である。その場合，配列可能な試料ボリュームは基板面積に制限され，大量の試料を処理するためには用途が限定される。ここでは，大量の試料から希少な細胞を分離するための試みを紹介する。
がん患者の末梢血流を循環する腫瘍細胞（circulating tumor cell，CTC）は，転移がん診断の有効な指標として知られている[24)～26]。しかし，CTC は非常に希少な細胞であり，転移性がん患者の約 10 億個の血液細胞の内わずか数個から数百個程度しか存在しないことが知られている[27]。その希少さゆえ，既存技術では効率よく CTC を個別分取できず，次世代シーケンサーに代表される微量分子の解析プラットフォームとの親和性が低いことから，臨床研究と関連付けが難しいのが現状である。**図 3.6** に，不要な赤血球を連続的に排除し，標的の CTC のみをメニスカス近傍にのみ補足するための模式図を示す[28]。

CTC を含む血液は，導入口を介して親水基板上に導入される。導入された血液検体は，メニスカスを形成しながら，基板前方の吸引口に向かって基板上を移流する。全血液細胞はメニスカスで生じる界面張力により下方に押し付けられ，基板上に設けたマイクロピラーに補足される。一般的に血液中を循環する CTC の大きさが 15 ± 10 µm である[29),30]ことに対して，赤血球と白血球の大きさはそれぞれ 6～8 µm, 10～12 µm といわれている[31]。ここでは，この細胞サイズ差とメニスカス付近で細胞に働く力を利用して CTC を分離する。メニスカス付近で細胞に働く力 F は図のように気液界面で発生する界面張力由来の毛管力 F_c と吸引にともなう流れ方向の抗力 F_d の合力として表せる。細胞がメニスカスから少しだけ頭を出

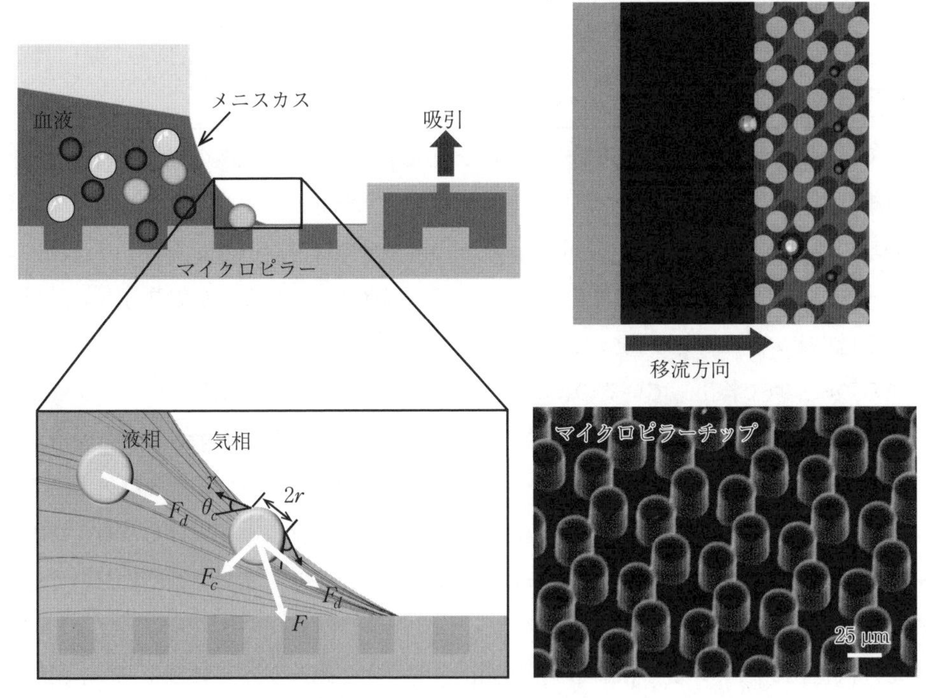

図 3.6　希少細胞のためのメニスカスの位置を固定した分離方法の例

している状態では，界面張力由来の毛管力 F_c は界面の接触長さに比例するため，近似的に次式のように表される[23]。

$$F_c = 2\pi r\gamma \sin\theta_c \tag{3.5}$$

ここで，γ は界面張力，r は微粒子とメニスカスの接触円半径である。特に細胞のトラップに大きく影響すると予想される毛管力の場合，メニスカス角度 θ_c により変化することがうかがえる。また，細胞を球体と過程した場合，細胞が受ける抗力は次式のように表される。

$$F_d = 6\pi R\eta v \tag{3.6}$$

ここで，R は代表粒子径，η は粘性係数である。つまり，メニスカス付近で細胞に働く力 F は次式のように表される。

$$F = F_c + F_d \tag{3.7}$$

また，図中の代表流線からもわかるように，細胞はメニスカス壁面に沿って移流しメニスカス先端に誘導されることが考えられる。つまり，すべての細胞はメニスカス先端で基板上に施されたマイクロピラーに沈降することがわかる。

上記の結果，対象の CTC はメニスカス先端の近傍でのみ捕捉され，90％に近い高いトラップ率を得ることができた。また 2 倍希釈した血液 10 ml（およそ 5×10^9cell）を約 30 min で連続的に処理できることを確認している[28]。

3.1.6 お わ り に

本章では，大量試料からの迅速な細胞分離を達成するために，気液の界面における微粒子または細胞に加わる力（界面張力）にフォーカスし，気液界面で生じる力学的パラメータと細胞分離の応用例に関する知見を示した。従来の細胞分離はフローサイトメトリー法によるセルソーターが主流であった。しかしながら，陽性率0.1％程度までが細胞分取の限界で，信頼性が低いといった課題があった[32]。従来のフローサイトメトリー法が1本のチャネルを通過する際に，点で検出しているのに対して，気液界面を利用した細胞ソーティングは，細胞を広げて線または面で検出するため高速（従来の4～6倍）に分離することを特徴としている。さらには，フローサイトメトリー法では閉鎖空間に高圧負荷で細胞を導入させるのに対して，移流集積法による微粒子配列技術では，開放された基板上に広げるため，細胞をダメージ少なく分離できることも特徴の一つである。それにより，希少な細胞においても，ロスなく迅速に分離できる可能性がある。

また，次世代シーケンサーによる網羅的RNA解析が1細胞レベルに到達し，1細胞解析の波が世界を席巻している[33),34]なか，細胞母集団から1細胞レベルでIntact/Fastを同時に満たす回収技術は未だ確立されていない。本節で概説した気液界面を利用した細胞分離方法は，開放された基板上で分離するため，マニピュレータなどの外部からアクセスや拡張が容易である。そのため，細胞ピックアップ技術との組合せにより，1細胞をハイスループットかつ精度よく回収するための1細胞ソーティングシステムの早期実現にも高い期待が寄せられている。

引用・参考文献

1) R.D. Deegan, O. Bakajin, T.F. Dupont, G. Huber, S.R. Nagel, and T. A. Witten, “Capillary flow as the cause of ring stains from dried liquid drops,” *Nature*, vol. 389, pp. 827–829, 1997.

2) N. Denkov, O. Velev, P. Kralchevski, I. Ivanov, H. Yoshimura, and K. Nagayama, “Mechanism of formation of two-dimensional crystals from latex particles on substrates,” *Langmuir*, vol. 8, pp. 3183–3190, 1992.

3) N.D. Denkov, O.D. Velev, P.A. Kralchevsky, I.B. Ivanov, H. Yoshimura, and K. Nagayama, “2-Dimensional crystallization,” *Nature*, vol. 361, pp. 26–26, 1993.

4) A.S. Dimitrov and K. Nagayama, “Continuous convective assembling of fine particles into two-dimensional arrays on solid surfaces,” *Langmuir*, vol. 12, pp. 1303–1311, 1996.

5) N. Chatterjee and M. Flury, “Effect of particle shape on capillary forces acting on particles at the air-water interface,” *Langmuir*, vol. 29, pp. 7903–7911, 2013.

6) T. Okubo, S. Chujo, S. Maenosono, and Y. Yamaguchi, "Microstructure of silica particle monolayer films formed by capillary immersion force," *Journal of Nanoparticle Research*, vol. 5, pp. 111-117, 2003.

7) K. Chen, S. V. Stoianov, J. Bangerter, and H. D. Robinson, "Restricted meniscus convective self-assembly," *Journal of Colloid and Interface Science*, vol. 344, pp. 315-320, 2010.

8) B.G. Prevo, D.M. Kuncicky, and O.D. Velev, "Engineered deposition of coatings from nano- and micro-particles: A brief review of convective assembly at high volume fraction," *Colloids and Surfaces a-Physicochemical and Engineering Aspects*, vol. 311, pp. 2-10, 2007.

9) B.G. Prevo and O.D. Velev, "Controlled, rapid deposition of structured coatings from micro- and nanoparticle suspensions," *Langmuir*, vol. 20, pp. 2099-2107, 2004.

10) T. Yamasaki and T. Tsutsui, "Fabrication and optical properties of two-dimensional ordered arrays of silica microspheres," *Jpn. J. Appl. Phys. Part 1-Regular Papers Short Notes & Review Papers*, vol. 38, pp. 5916-5921, 1999.

11) 諸貫信行，小木曽淳一，金子新，"濡れ性パターンを用いた微粒子の自己整列（第 1 報）：手法の提案と整列条件の検討，" 精密工学会誌論文集，vol. 72, pp. 1113-1117, 2006.

12) Y. Mino, S. Watanabe, and M.T. Miyahara, "Colloidal stripe pattern with controlled periodicity by convective self-assembly with liquid-Level manipulation," *Acs applied materials & interfaces*, vol. 4, pp. 3184-3190, 2012.

13) Y. Mino, S. Watanabe, and M.T. Miyahara, "*In situ* observation of meniscus shape deformation with colloidal stripe pattern formation in convective self-Assembly," *Langmuir*, vol. 31, pp. 4121-4128, 2015.

14) Y. Masuda, M. Itoh, and K. Koumoto, "Self-assembly of particle wires in 2-D ordered array," *Chem. Lett.*, vol. 32, pp. 1016-1017, 2003.

15) Y. Masuda, T. Itoh, M. Itoh, and K. Koumoto, "Self-assembly patterning of colloidal crystals constructed from opal structure or NaCl structure," *Langmuir*, vol. 20, pp. 5588-5592, 2004.

16) T. Onodera, Y. Takaya, T. Mitsui, Y. Wakayama, and H. Oikawa, "Ordered array of polymer microspheres on patterned silicon substrate fabricated using step-by-step deposition method," *Jpn. J. Appl. Phys.*, vol. 47, pp. 1404-1407, 2008.

17) Y.D. Yin, Y. Lu, B. Gates, and Y.N. Xia, "Template-assisted self-assembly: A practical route to complex aggregates of monodispersed colloids with well-defined sizes, shapes, and structures," *J. Am. Chem. Sci.*, vol. 123, pp. 8718-8729, 2001.

18) Y.D. Yin and Y.N. Xia, "Self-assembly of monodispersed spherical colloids into complex aggregates with well-defined sizes, shapes, and structures," *Advanced Materials*, vol. 13, pp. 267-271, 2001.

19) V. N. Manoharan, M. T. Elsesser, and D. J. Pine, "Dense packing and symmetry in small clusters of microspheres," *Science*, vol. 301, pp. 483-487, 2003.

20) Y. Masuda, T. Itoh, and K. Koumoto, "Self-assembly patterning of silica colloidal crystals," *Langmuir*, vol. 21, pp. 4478-4481, 2005.

21) M.C. Park, J.Y. Hur, K.W. Kwon, S.H. Park, and K.Y. Suh, "Pumpless, selective docking of yeast cells inside a microfluidic channel induced by receding meniscus," *Lab on a Chip*, vol. 6, pp. 988-994, 2006.

22) T. Masuda, Y. Sun, M. Niimi, A. Yusa, H. Nakanishi, and F. Arai, "Cell layouter: Label-free cell

isolation and aspiration system of circulating tumor cells," *Digest Tech. Papers of The 17th International Conference on Miniaturized Systems for Chemistry and Life Sciences (MicroTAS 2013)*, pp. 27–31, 2013.

23) 松下祥子，河井妙保，橋本麻希，"単分散微粒子の固体表面上への集積制御，" 色材協会誌，vol. 84, pp. 7–11, 2010.

24) J.S. de Bono, G. Attard, A. Adjei, M.N. Pollak, P.C. Fong, P. Haluska, et al., "Potential applications for circulating tumor cells expressing the insulin-like growth factor-I receptor," *Clinical Cancer Research*, vol. 13, pp. 3611–3616, 2007.

25) S. Nagrath, L.V. Sequist, S. Maheswaran, D.W. Bell, D. Irimia, L. Ulkus, et al., "Isolation of rare circulating tumour cells in cancer patients by microchip technology," *Nature*, vol. 450, pp. 1235–U10, 2007.

26) M. Pestrin, S. Bessi, F. Galardi, M. Truglia, A. Biggeri, C. Biagioni, et al., "Correlation of HER2 status between primary tumors and corresponding circulating tumor cells in advanced breast cancer patients," *Breast Cancer Research and Treatment*, vol. 118, pp. 523–530, 2009.

27) M.C. Miller, G.V. Doyle, and L. W. Terstappen, "Significance of circulating tumor cells detected by the CellSearch system in patients with metastatic breast colorectal and prostate cancer," *Journal of oncology*, vol. 2010, pp. 1–8, 2009.

28) S. Woneui, T. Masuda, H. Nakanishi, and F. Arai, "Open microfluidic chip using air-liquid interface for single cell isolation and aspiration," *Micro-NanoMechatronics and Human Science (MHS), 2014 International Symposium on*, pp. 1–2, 2014.

29) A.F. Sarioglu, N. Aceto, N. Kojic, M.C. Donaldson, M. Zeinali, B. Hamza, et al., "A microfluidic device for label-free, physical capture of circulating tumor cell clusters," *Nature methods*, vol. 12, pp. 685–691, 2015.

30) S. Zheng, H. Lin, J.-Q. Liu, M. Balic, R. Datar, R.J. Cote, et al., "Membrane microfilter device for selective capture, electrolysis and genomic analysis of human circulating tumor cells," *Journal of Chromatography A*, vol. 1162, pp. 154–161, 2007.

31) H.M. Ji, V. Samper, Y. Chen, C.K. Heng, T.M. Lim, and L. Yobas, "Silicon-based microfilters for whole blood cell separation," *Biomedical microdevices*, vol. 10, pp. 251–257, 2008.

32) Y.J. Hu, L.L. Fan, J. E. Zheng, R. Cui, W. Liu, Y.L. He, et al., "Detection of circulating tumor cells in breast cancer patients utilizing multiparameter flow cytometry and assessment of the prognosis of patients in different CTCs levels," *Cytometry Part A*, vol. 77a, pp. 213–219, 2010.

33) C.R. Cantor, "Biotechnology in the 21st century," *Trends in Biotechnology*, vol. 18, pp. 6–7, 2000.

34) J.I. Cohen, "Harnessing biotechnology for the poor: challenges ahead for capacity, safety and public investment," *Journal of Human Development*, vol. 2, pp. 239–263, 2001.

3.2 閉鎖系高速細胞解析分離

3.2.1 はじめに

循環がん細胞（CTCs）や母体循環血液中の胎児有核赤血球は，病気の診断などに有用とされているが，循環血液細胞中の10万個に1個の頻度でしか存在しない非常にまれな細胞集団である。フローサイトメーターの開発はこのような非常にまれな細胞集団の検出を可能にした。しかしながら，このようなまれな細胞集団をフローサイトメーターで分取する場合，理論上数百mlの血液サンプルが必要になる。このような問題より，抗体染色に依存しない高速かつ閉鎖系にて末梢血液中のまれな細胞集団を分取・解析を可能にする技術の開発が望まれてきた。本節では，マイクロ流路を使用した血液細胞の物性解析について概説する。

ヒトを構築している臓器や組織はそれ自体がさまざまな細胞種から成り立っている。例えば，生体の骨髄は顆粒球，単球，マクロファージ，樹状細胞，B細胞，ナチュラルキラー細胞，T細胞，赤血球や巨核球などの成熟血液細胞や未成熟血球前駆細胞，そして間葉系細胞や血管細胞などの非血液細胞から構築されている。これら個々の細胞を分取するためにこれまでさまざまな研究が行われてきた。密度勾配遠心法は細胞の大きさに応じて組織内の細胞を分離するために生物学的実験に用いられてきた。磁気ビーズによる細胞分離は抗体抗原反応を応用した技術で特定の細胞集団を分離するのに使われてきた。MACSテクノロジーは不均一な細胞集団を構成するある細胞集団が特異的な表面抗原を発現していることを利用している[1)]。スタンフォード大学のLeonard Herzenbergとロス・アラモス研究所のMarvin Van Dillaらが開発したフローサイトメーターは我々の細胞生物学に対するアプローチを根本的に変革した。フローサイトメーターの開発により，さまざまな生体試料からある特定の表面抗原を複数発現する細胞集団を分離することが可能になった。この技術開発は免疫学，血液学，および幹細胞生物学分野のさまざまな分子細胞生物学的知見の解明に貢献した。同時に，これらの研究は不均一な細胞集団からまれな細胞集団を同定し解析することの意義を示した。

フローサイトメトリー法は異なる蛍光色素でラベルされた抗体で染色された単一細胞の蛍光強度を計測する手法である。フローサイトメーターの特徴として，最大10パラメーターまで特定の表面抗原発現パターンを示す細胞集団を発現解析しながら，生きたまま分取できることがあげられる。フローサイトメーターはおもに流路系と計測・検出系に分けられる。流路系はサンプルポートから引き上げた細胞をシースフロー内で単一細胞として垂直に並べながらフローセルと呼ばれる部分に運ぶ。細胞分取機能を持ったフローサイトメーターは静電変更系を装備している。計測系はフローセルを通過する細胞一つひとつの前方散乱と側方散乱を計測する。同時にレーザによって励起された抗体にラベルされた蛍光色素からの蛍光はダイクロイックミラーと光学フィルタを通ることで電気ノイズを除去されたあと，光電子増倍管（photomultiplier tube，PMT）に到達する。蛍光の光子がPMTで電子に変換されることで効率的に増幅され，蛍光の光子数が電位として計測される。

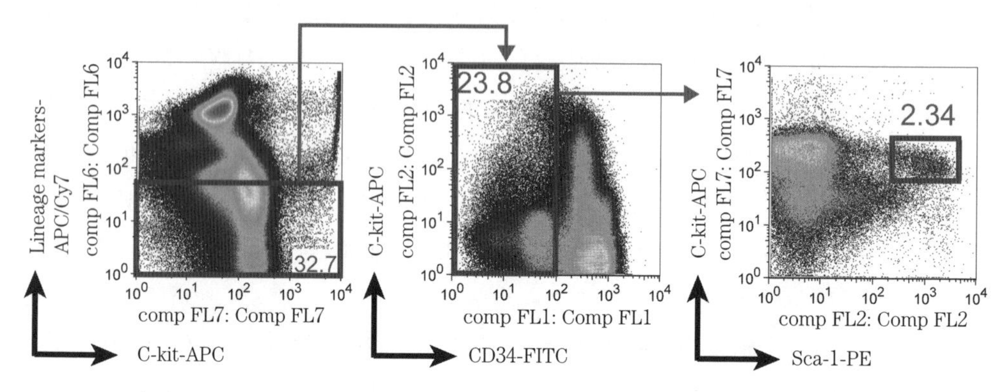

（a）フローサイトメーターを用いた，マウス骨髄からの造血幹細胞集団（Lineage marker-/CD34^{low}/Sca-1^{+}/C-kit^{+}）分取の際の分画例

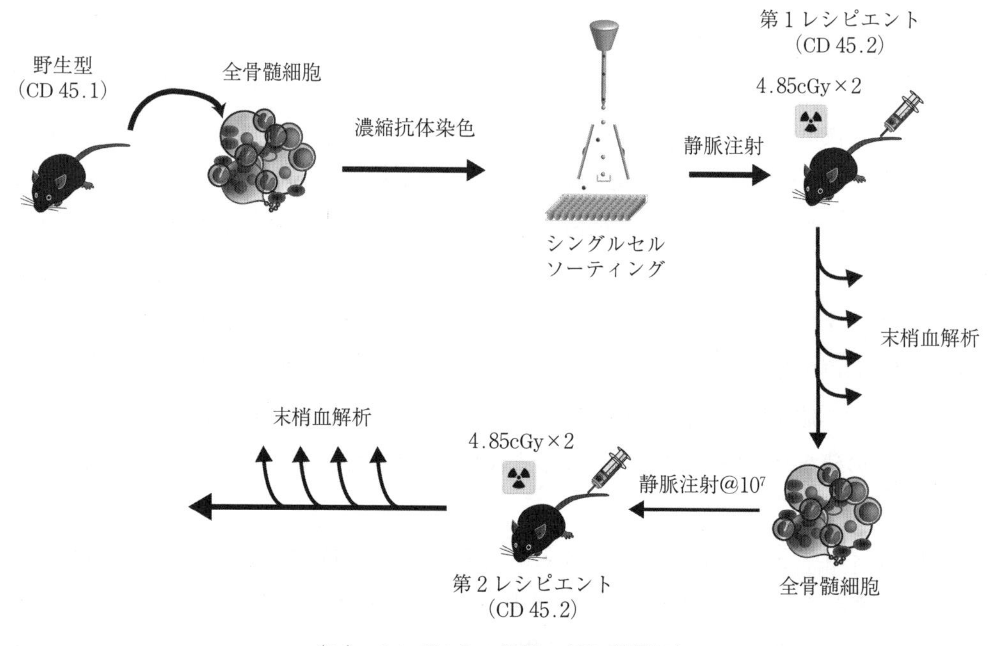

（b）シングルセル移植の実験手順概要

図 3.7　マウス造血研細胞移植実験のワークフロー[22)]

この技術を用いて，筆者らはマウスの造血幹細胞を高度に純化する表面抗原パターンの同定に成功した。造血幹細胞は生体マウス骨髄細胞中の 30 000 個に 1 個の頻度で存在する。造血幹細胞は前駆細胞を介した段階的な分化段階を経て，成熟赤血球，血小板や白血球を生涯に渡って供給し続ける。造血幹細胞の存在とその生物学および医学的重要性は骨髄移植の知見から広く認識されていたが，実験的な証明は不均一な細胞集団から特定の細胞を分離する技術が不足していたため困難であった。限界希釈法から算出された骨髄細胞中の造血幹細胞頻度は 10 万個に 0.7～1.1 個とされていたため，その分離は不可能と考えられていた[2),3)]。フローサイトメーターの開発は骨髄中細胞を表面抗原パターン別に分取することを可能にしただけでなく，分取細胞の骨髄再構築能をレシピエントマウスにて検証することを可能とした[4)]。Spangrude らは 1988 年に特定の表面抗原パターンを発現する細胞集団に造血幹細胞が濃縮されていることを報告した[5)]。これらの先行報告にヒントを得て筆者らは造血幹細胞を高度に純化できる表面抗原発現パターンを同定した[6)]。純化した細胞は驚くべきことに 1 個の移植細胞のみでレシピエントマウス内で長期間骨髄を再建できる能力を有することが明らかとなった。以降の研究より，筆者らはさらに造血幹細胞の中にも階層性が存在し，最も未分化状態の造血幹細胞が CD150 の表面抗原発現強度で分離できることを報告した[7)]。これらの発見はフローサイトメーターを用いた幹細胞生物学におけるクローン解析の意義を示しただけでなく，他分野の生物学や医学にも応用可能な知見として意義深いものと思われる。**図 3.7** にフローサイトメーターの略図とマウス造血幹細胞の純化を例に使用例を示す。

3.2.2　循環がん細胞

組織浸潤と転移能は hallmarks of cancer とされており，約 9 割のがん関連死を占める[8)]。しかしながら，その詳細はがん生物学において最も未解明な分野の一つである。近年の研究より，循環がん細胞（CTC）は原発巣と転移巣をつなぐものとして認識されつつあり，この細胞の研究を通じた新規治療標的や診断ツールの開発が期待されている[9)]。例えば，高い CTC 細胞数は疾患の重症度，転移の増加や早期の再発と相関していることが報告されてきた[10)]。さらに CTC は初期段階のがん患者からも検出されたとの報告もあることから，その診断マーカーとしての有用性も示唆されてきている[11)]。これまでの研究より，上記のような有用性が示されてきたが，同時に種々の問題も明らかとなった[9)]。一例として臨床で使用されている CTC の検出機器の技術的問題があげられる。現在使用されている CellSearch システムの開発により CTC の理解は飛躍的に進んだが，使用しているマーカーが上皮系特異的マーカーであることから，がん幹細胞などの特に重要ながん細胞集団を見落としている可能性があげられる[12),13)]。以上より，CTC 検出の有用性や生物学的意義を検証するには，新規の CTC 検出・分離システムが必要であると考えられる。

3.2.3 出生前診断による胎児の染色体異常の検出

出生前診断とは，胎児の先天性異常を検出するための検査である。診断には，羊水穿刺や絨毛採取などによる確定診断と超音波検査や母体血清検査による非確定診断の2種類がある。確定診断を行うためには流産のリスクも伴う羊水，胎児絨毛や血液を採取しなければならない。一方で，超音波検査や母体血清検査は非侵襲的検査ではあるものの，罹患確率の検査であり確定診断には至らない。最近，Lo らは母体循環中に多くの胎児由来 DNA が存在することを報告した[14),15)]。母体循環内の全セルフリー DNA に対する胎児由来 DNA はおよそ10～15%と推定されており，周産期が進むにつれて上昇していく[16)]。これらの知見を基に非侵襲的診断前確定診断法（NIPT）が開発された[17)]。本方法では，胎児の染色体異常を検出するために，10^7 以上の胎児由来のセルフリー DNA 断片が次世代シーケンサーによって配列決定される。さらに，染色体数を推定するために，各染色体からの断片数を測定し正常の胎児由来の断片数との比較を行う。この方法により，高い確率で染色体異常を検出できるが，NIPT は真の確定診断とはいいがたい。なぜなら，現在のところ 13, 18, 21 番染色体のみしか解析が可能なだけでなく，染色体の数以外の異常（染色体転座やモザイズムなど）は検出できないからである[18)]（**表 3.1**）。以上より，新しい非侵襲的検査技術の開発が必要である。一方で，母体循環中には胎児由来の有核赤血球が存在することが同定された。この細胞は母体血液細胞中の数万個に1個しか存在しない稀な細胞であるが，この細胞を利用した非侵襲的出生前診断方法の開発が進められている[19),20)]。

表 3.1　出生前診断の種類

<table>
<tr><th></th><th>超音波検査</th><th>母体血清検査</th><th>非侵襲的出生前
診断検査</th><th>羊膜検査</th><th>絨毛生検</th></tr>
<tr><td>確率診断/
確定診断</td><td colspan="3">確率診断</td><td colspan="2">確定診断</td></tr>
<tr><td>非侵襲的/
侵襲的</td><td colspan="3">非侵襲的検査</td><td colspan="2">侵襲的検査</td></tr>
<tr><td>検出率</td><td colspan="2">80～85%</td><td>99.1%</td><td colspan="2">99.9%</td></tr>
</table>

3.2.4 血液中希少細胞の検出の問題点と解決策

フローサイトメーターは生物医学の発展に計り知れない貢献をしたが，体外での抗体染色と経験豊富なオペレーターの必要性が障害になることがある。さらに，確実で精度の高い希少細胞の同定とその後の解析には，理論上数百 ml の血液サンプルが必要となることもある。これらの問題を克服するため，血液中の希少細胞検出用の閉鎖系システムの開発が必要である。このシステムは体外循環装置を用いて血液内の各細胞を超高速で解析することのできる装置である。**図 3.8** に本システムのプロトタイプを示す。

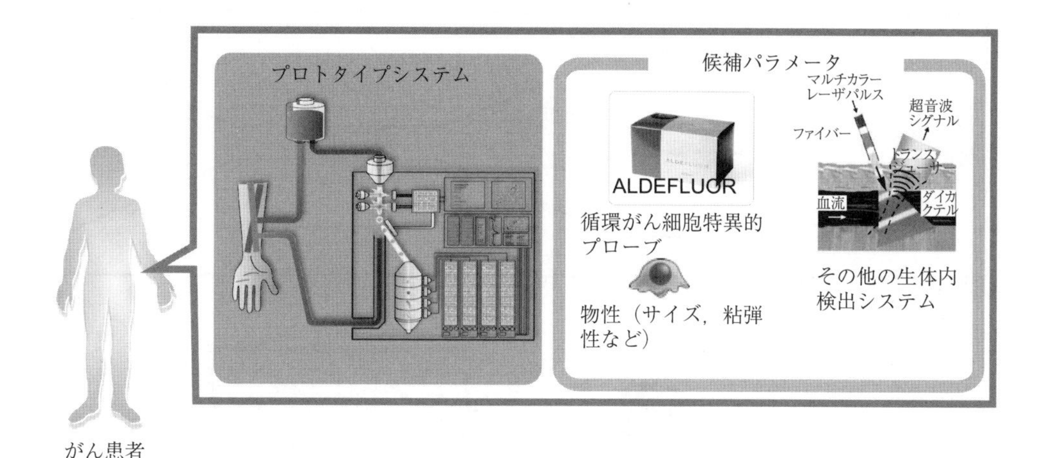

図 3.8　血液中の希少細胞分離の概念設計。左にシステムの概要。パラメータ候補を計測する検出系は体外循環装置に組み込まれる。細胞分離系は検出系のあとに組み込まれ計測された値を元に目的の細胞を除去する。候補パラメータ例としては市販の CTC 特異的プローブ（ALDEFLUOR kit; StemCell Technologies, Vancouver, Canada），細胞の質量，大きさや粘弾性などの物理量があげられる。

3.2.5　マイクロ流路と超高速画像処理システムを用いた血液細胞の物性解析

閉鎖系システムにおいては体外での抗体染色が不可能であるので，容易に細胞の種類を分類できる別の指標の開発が必須であり，この場合，細胞の物性によって分別することが理想的である。個々の細胞は種類によって質量，弾性，寸法や粘性などの物性が異なることは知られていたが，これら計測は技術的なハードルから積極的に行われてこなかった。マイクロ流路を利用した細胞の硬さや変形能といった物性評価はこれまでにも多数報告されており，閉鎖系システムにおける細胞選別にも有効である。

図 3.9 にマイクロ流路と超高速画像取得システムを利用した細胞物性計測装置のプロトタイプの略図を示す。このシステムにより，複数の細胞種類がマイクロ流路を通過する間の画像を取得することで，1 細胞がマイクロ流路内の径が狭くなる範囲を通過する時間を測定でき，さらに，この細胞の通過時間と直径より 1 細胞の粘弾性を取得することができる。

上記のシステムを使用して数種類の細胞の特性を計測した代表的な実験結果を**図 3.10**，**図 3.11** に示す。

C57BL/6 マウスの大腿骨中の骨髄細胞，健常人ボランティアからの末梢血液，ヒト慢性好酸球性白血病細胞株（EOL-1），マウス乳がん細胞株（4T1）そして iPS 細胞から分化誘導した赤芽球株を 3% ウシ胎児血清含有 PBS もしくは生理食塩水を用いて 1×10^7 cell/ml の濃度に調整し，2.5 ml シリンジに取り付けたポリビニル製のチューブを用いて細胞懸濁液を吸引したのちに，マイクロ流路のインレットに装着した。細胞はシリンジピストンによる圧力

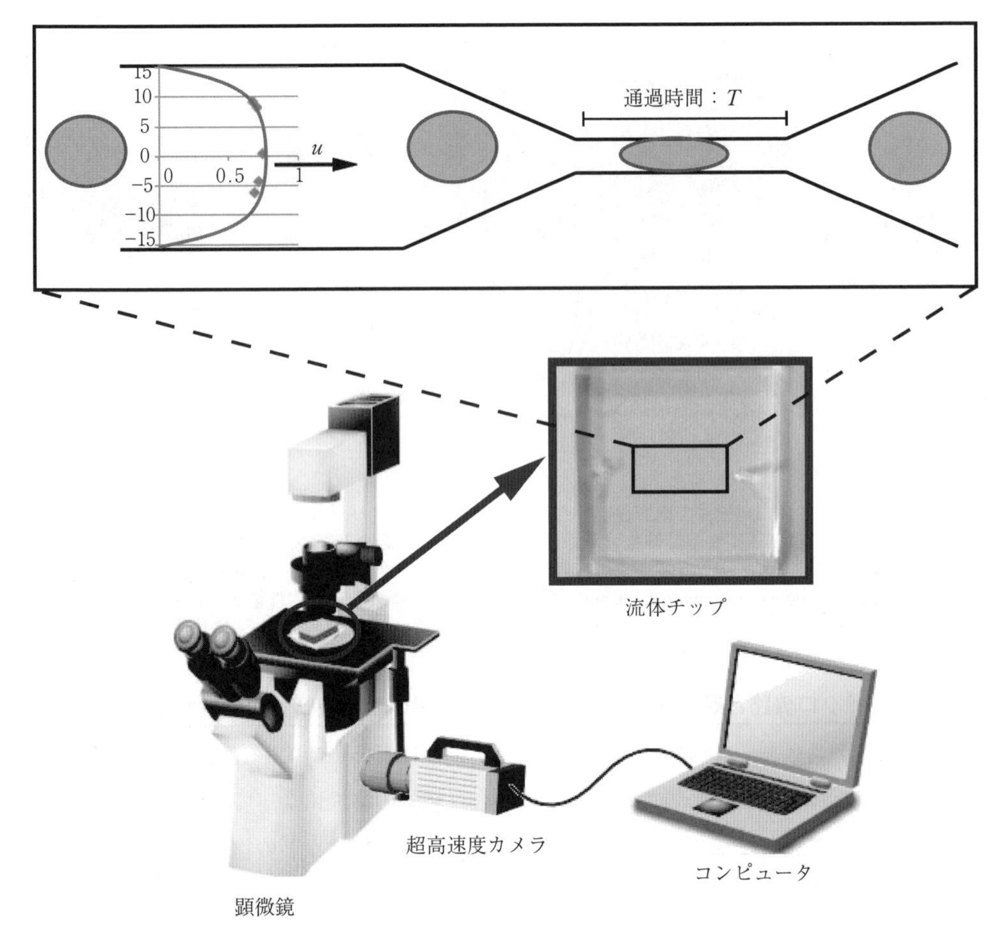

図 3.9　画像取得システムのプロトタイプデザイン。（上）流路を通過する細胞を顕微鏡とコンピュータに接続された超高速度カメラが捉える概念図。超高速度カメラはコンピュータ上のソフトウェアで制御される。ソフトウェアは取得した画像を処理し，図 3.10 に示すような 2 次元プロットを作成する。図は大阪大学の金子研究室より提供。

で流路へと導入した。画像取得範囲における細胞の流速が安定したことを確認したあと，1 分間画像取得を行い，計測は 6〜10 μm 径の異なる流路を使用して数回行った。細胞の直径と通過時間は自作のプログラムによって取得した画像から自動的に外挿し，結果は Excel のスプレッドシート形式で通過時間対細胞直径の 2 次元プロットとして出力された。

マウス骨髄細胞を用いた測定結果から，通過時間と細胞直径に明らかな直線相関性が見られた。一方で，ヒト赤血球を用いた実験ではそのような相関関係は得られなかった。さらに，プロット上にて回帰曲線に乗らない細胞集団が存在した。このことはこれらの細胞集団は流路内でほかの細胞と違った挙動を取っていることを示唆している。画像解析よりこの様な細胞集団中のいくつかの細胞は形態的に死細胞であると判断した。予想外に，クローン細

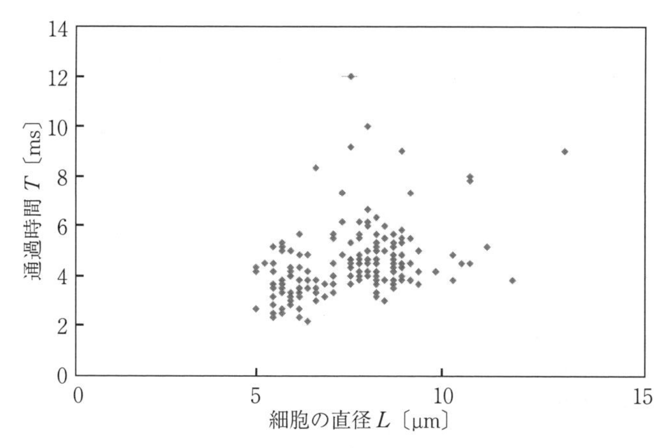

図 3.10 1 実験より得られるプロットの代表例。横軸に細胞がチャネルに侵入する際の直径 L を，縦軸に細胞がチャネルを通過するのに要した通過時間 T を表している。各ドットはチャネルを通過した 1 細胞を表す。

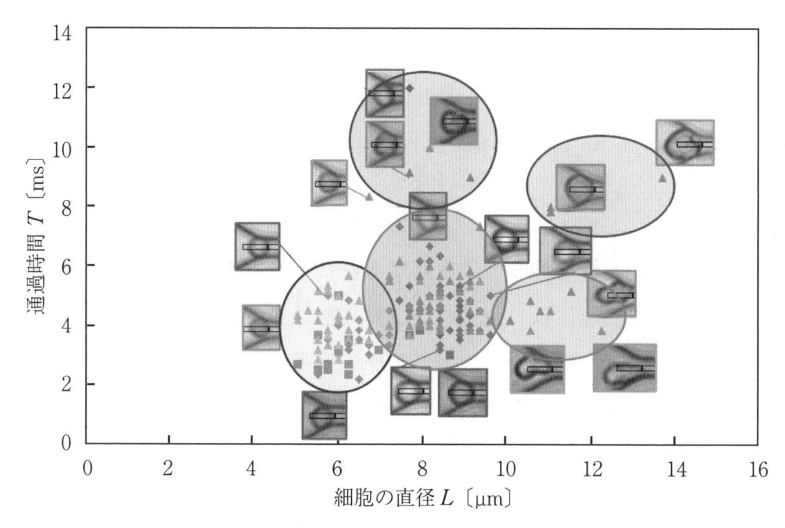

図 3.11 （口絵 14 参照）マウス骨髄細胞の特性を計測した実験から得られた 2 次元プロットの例。5 回の実験をまとめた結果を示す。大きく分けて灰色の枠で囲まれた集団とオレンジ色の枠で囲まれた集団が存在する。赤，青，緑の枠で囲んだドットは線形から逸脱した集団を示す。

胞であるはずのがん細胞株を使用した実験では流路内での挙動が不均一であったが，ヒト末梢血単核球とがん細胞を混合したサンプルにて通過時間と細胞直径を計測したところ，プロット上で二つの細胞種類を判別可能であることがわかった（**図 3.12**）。以上の結果は，本システムと細胞物性が血液中の希少細胞を分離する際の新しい指標の有用性を示唆していると考えられる。

さらに，多能性幹細胞由来赤芽球株の測定結果から，核の大きさと通過時間との間に正の相関性が見られることがわかった（**図 3.13**）。成熟赤血球の高い変形能は成熟過程に生じる

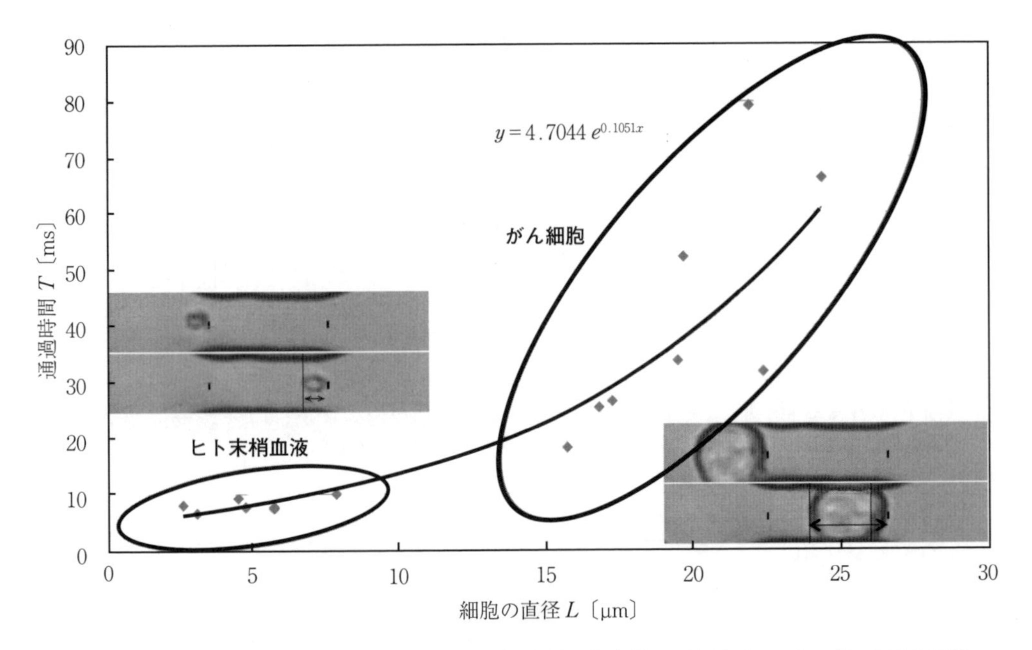

図 3.12　ヒト末梢血液とがん細胞株混合サンプルを用いた実験の 2 次元プロットの例。1 回の計測より得られたプロットを示す。がん細胞を示すドットは通過時間 T と細胞の直径 L に大きなばらつきが見られた。

脱核に起因し，循環中に血管を通るのに重要であることを考慮すると，これらの結果は代替輸血ソースとして使用する際には，脱核した成熟赤血球を使用することの必要性を改めて示唆しているものと思われる。以上より，本システムは多能性幹細胞由来赤血球を臨床応用する際の品質管理においても有用であることを示唆している。

3.2.6　お　わ　り　に

本節では，血液中を流れるさまざまな微量細胞の特徴とマイクロ流路を利用した微量細胞の分離法の可能性について論じた。そして，マイクロ流路を利用した細胞特性評価システムが不均一な細胞集団からの細胞種類の識別を簡単かつ高速で行える可能性を示した。しかしながら，今後の開発に向けた課題も明らかとなった。例えば，細胞のチャネル入口での速度がデータ取得中に一定でないことがあげられる。これはデータの再現性に大きな影響を与えるものと思われる。この問題の一因として，現行のシステムは位置エネルギーで流速を発生させていることがあげられる。この課題は一定の流速を保つ様な外部装置の導入によって克服できるかもしれない。別の課題としてマイクロ流路チップの表面処理方法の選択がある。細胞濃度と流速を上げるに従って，細胞もしくは培地由来と思われる破片などが流路底面に蓄積し，最終的にチャネルの入口をふさいでしまう。実際の血液は幅広い接着性の物質を含

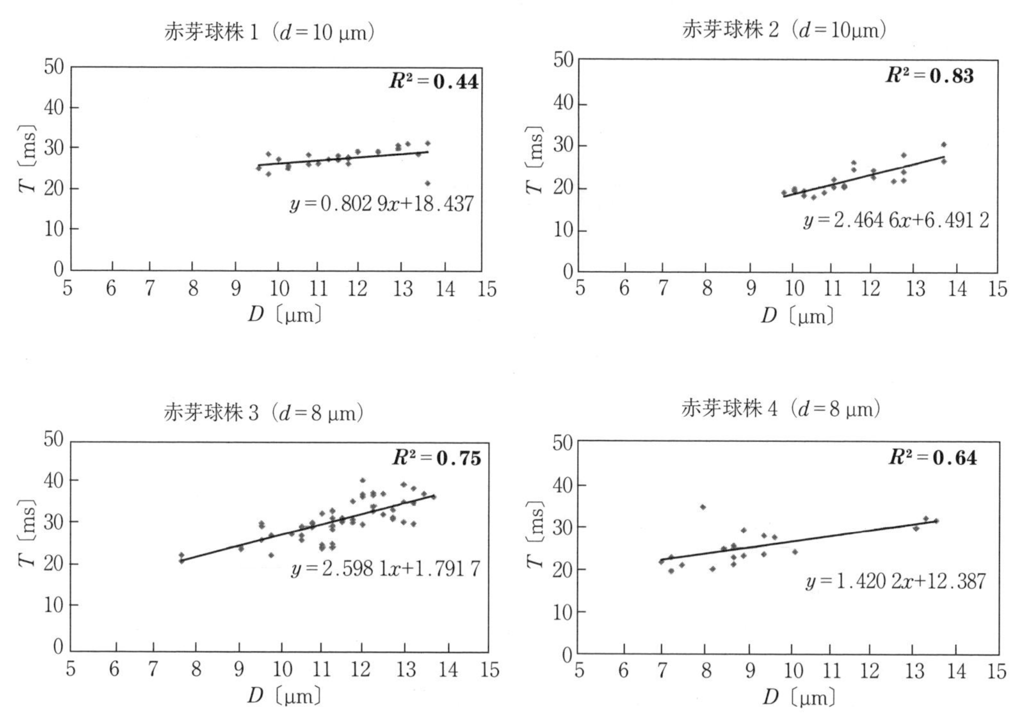

（a） 前赤芽球から成熟していく赤芽球株を用いて得られたプロットの代表例。成熟度合いは 1 から 4 に進むにつれて成熟していく。最も成熟段階の進んだ 4 番の株はほかと比較して小さい細胞で構成されていた。D は細胞の直径で，T は通過時間である。

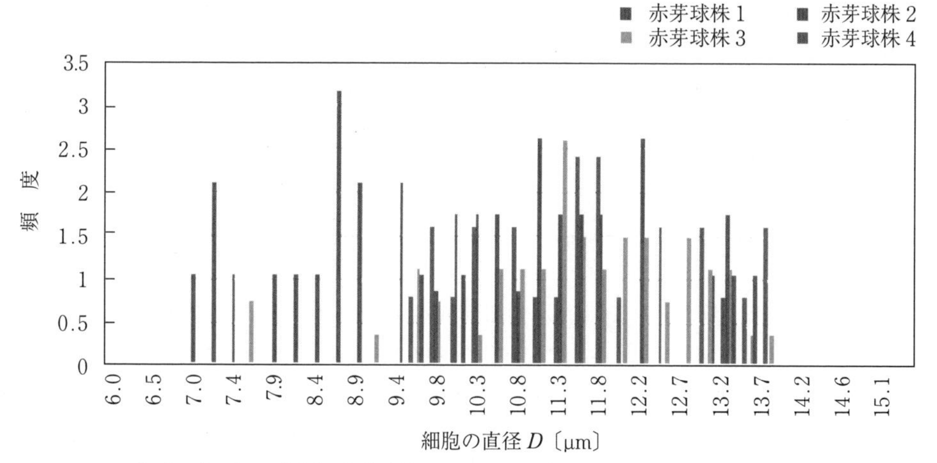

（b） （口絵 15 参照）赤芽球株 1 ～ 4 の四つすべての株をまとめたヒストグラム。赤芽球株 4 の細胞はほぼ左側に集まった。

図 3.13 成熟段階の異なる赤芽球株を用いた計測から得られた 2 次元プロット

んでいることを鑑みると，この問題は非常に危険伴うと予想される。解決策としては底面をコーティングすることがあげられる。このように，本システムは課題を残すものの，循環中にわずかに存在する細胞集団を高い効率で検出する方法の新しい可能性を示唆するものと思われる。

引用・参考文献

1) S. Miltenyi, W. Müller, W. Weichel, and A. Radbruch, "High gradient magnetic cell separation with MACS," *Cytometry*, vol. 11, pp. 231–238, 1990.
2) D.E. Harrison, C.T. Jordan, R.K. Zhong, and C.M. Astle, "Primitive hemopoietic stem cells: direct assay of most productive populations by competitive repopulation with simple binomial, correlation and covariance calculations," *Experimental Hematology*, vol. 21, pp. 206–219, 1993.
3) R.K. Zhong, C.M. Astle, and D.E. Harrison, "Distinct developmental patterns of short-term and long-term functioning lymphoid and myeloid precursors defined by competitive limiting dilution analysis in vivo," *J. Immunol*, vol. 157, pp. 138–145, 1996.
4) S.J. Morrison and I.L. Weissman, "The long-term repopulating subset of hematopoietic stem cells is deterministic and isolatable by phenotype," *Immunity*, vol. 1, pp. 661–673, 1994.
5) G.J. Spangrude, S. Heimfeld, and I.L. Weissman, "Purification and characterization of mouse hematopoietic stem cells," *Science*, vol. 241, pp. 58–62, 1988.
6) M, Osawa, K. Hanada, H. Hamada, and H. Nakauchi, "Long-term lymphohematopoietic reconstitution by a single CD34-low/negative hematopoietic stem cell," *Science*, vol. 273, pp. 242–245, 1996.
7) Y. Morita, H. Ema, and H. Nakauchi, "Heterogeneity and hierarchy within the most primitive hematopoietic stem cell compartment. *J. Exp. Med.*, vol. 207, pp. 1173–1182, 2010.
8) D. Hanahan and R.A. Weinberg, "Hallmarks of cancer: The next generation," *Cell*, vol. 144, pp. 646–674, 2011.
9) V. Plaks, C.D. Koopman, and Z. Werb, "Circulating tumor cells. *Science*, vol. 341, pp. 1186–1188, 2013.
10) C.L. Chaffer and R.A. Weinberg, "A perspective on cancer cell metastasis," *Science*, vol. 331, pp. 1559–1564, 2011.
11) A.D. Rhim, E.T. Mirek, N.M. Aiello, A. Maitra, J.M. Bailey, F. McAllister, M. Reichert, G.L. Beatty, A.K. Rustgi, R.H. Vonderheide, S.D. Leach, and B.Z. Stanger, "EMT and dissemination precede pancreatic tumor formation," *Cell*, vol. 148, pp. 349–361, 2012.
12) S.A. Mani, W. Guo, M-J. Liao, E.N. Eaton, A. Ayyanan, A.Y. Zhou, M. Brooks, F. Reinhard, C.C. Zhang, M. Shipitsin, L.L. Campbell, K. Polyak, C. Brisken, J. Yang, and R.A. Weinberg, "The epithelial-mesenchymal transition generates cells with properties of stem cells," *Cell*, vol. 133, pp. 704–715, 2008.
13) J.P. Thiery, H. Acloque, R.Y.J. Huang, and M.A. Nieto, "Epithelial-mesenchymal transitions in development and disease," *Cell*, vol. 139, pp. 871–890, 2009.

14) Y.M. Lo, N. Corbetta, P.F. Chamberlain, V. Rai, I.L. Sargent, C.W. Redman, and J.S. Wainscoat, "Presence of fetal DNA in maternal plasma and serum," *Lancet*, vol. 350, pp. 485-487, 1997.

15) Y.M. Lo, J. Zhang, T.N. Leung, T.K. Lau, A.M. Chang, and N.M. Hjelm, "Rapid clearance of fetal DNA from maternal plasma," *Am. J. Hum. Genet.*, vol. 64, pp. 218-224, 1999.

16) Y.M. Lo, M.S. Tein, T.K. Lau, C.J. Haines, T.N. Leung, P.M. Poon, J.S. Wainscoat, P.J. Johnson, A.M. Chang, and N.M. Hjelm, "Quantitative analysis of fetal DNA in maternal plasma and serum: implications for noninvasive prenatal diagnosis," *Am. J. Hum. Genet.*, vol. 62, pp. 768-775, 1998.

17) R.W. Chiu, K.A. Chan, Y. Gao, V.Y. Lau, W. Zheng, T.Y. Leung, C.H. Foo, B. Xie, N.B. Tsui, F.M. Lun, B.C. Zee, T.K. Lau, C.R. Cantor, and Y.M. Dennis Lo, "Noninvasive prenatal diagnosis of fetal chromosomal aneuploidy by massively parallel genomic sequencing of DNA in maternal plasma," *Proc. Natl. Acad. Sci. USA*, vol. 105, pp. 20458-20463, 2008.

18) G.E. Palomaki, C. Deciu, E.M. Kloza, G.M. Lambert-Messerlian, J.E. Haddow, L.M. Neveux, M. Ehrich, D. van den Boom, A.T. Bombard, W.W. Grody, S.F. Nelson, and J.A. Canick, "DNA sequencing of maternal plasma reliably identifies trisomy 18 and trisomy 13 as well as Down syndrome: an international collaborative study," *Genet. Med.*, vol. 14, pp. 296-305, 2012.

19) Z. Huang, C-Y. Fong, K. Gauthaman, P. Sukumar, M. Choolani, and A Bongso, "Novel approaches to manipulating foetal cells in the maternal circulation for non-invasive prenatal diagnosis of the unborn child," *J. Cell Biochem.*, vol. 112, pp. 1475-1485, 2011.

20) D.W. Bianchi, J.M. Williams, L.M. Sullivan, F.W. Hanson, K.W. Klinger, and A.P. Shuber, "PCR quantitation of fetal cells in maternal blood in normal and aneuploid pregnancies," *Am. J. Hum. Genet.*, vol. 61, pp. 822-829, 1997.

21) H. Hamada, T. Arinami, T. Kubo, H. Hamaguchi, and H. Iwasaki, "Fetal nucleated cells in maternal peripheral blood: frequency and relationship to gestational age," *Hum. Genet.*, vol. 91, pp. 427-432, 1993.

22) R. Yamamoto, Y. Morita, J. Ooehara, S. Hamanaka, M. Onodera, K.L. Rudolph, H. Ema, and H. Nakauchi, "Clonal analysis unveils self-renewing lineage-restricted progenitors generated directly from hematopoietic stem cells," *Cell.*, vol. 154, pp. 1112-1126, 2013.

▶ 3.3　マイクロ流体チップを用いた細胞カプセルの分離 ◀

3.3.1　は じ め に

フローサイトメトリーおよびセルソーティング技術は，生命科学の多様な分野で使われており，近年では，再生医療などの医学分野において利用価値が高く，細胞特性のハイスループット解析や特定細胞の純化手法として必須の技術となっている。セルソーティング技術は，1960 年代に開発されて以降，装置開発とともにプローブ開発が進められ，さまざまな表現型が混在した細胞群の中から，高精度かつハイスループットに目的細胞の検出と分離を実現してきた。基本的な使い方は，生体組織や培養シャーレから細胞を採取し，ばらばらにした細胞懸濁液を流体中に流して，1細胞単位で解析・ソーティングする方法である。しかしながら，解析やソーティングできる細胞種には限界がある。一度シャーレからはがすとダメージがある接着細胞などは，表現型が失われてしまいプローブによって認識されない，死んでしまう，ソーティング後の再培養ができないなどの問題がある。神経細胞のような突起を複雑に伸長させてネットワーク形成を有する細胞が典型的な例である。神経細胞は，表現型が現れるまでに培養日数を要し，細胞状態を維持したままフローサイトメトリー解析を行うことは困難である。したがって，このような接着細胞のハイスループット解析は 96 well プレートなどのマルチウエルを使用して，細胞集団の平均的な特性を検出する手法がおもに用いられてきた。幹細胞の分化においても，細胞接着後ある程度の培養日数を経て，表現型が現れる場合が多く，シャーレからはがすことでダメージのある細胞は，分離後の再培養が難しく，細胞の純化法の確立が求められている。このような接着細胞をターゲットとしたフローサイトメトリー解析およびセルソーティングを行う方法として，近年，筆者らのグループを含め，ビーズの周りに細胞を培養し，細胞をはがすことなくビーズのままソーティングする技術が提案されている（**図 3.14**）。接着状態を維持したままソーティングするため，従来の問題点を解決できる技術である。ビーズ表面における細胞培養およびセンシングの歴史的背景とソーティングへの展開に関する研究動向について述べる。

また，別の視点からフローサイトメトリー解析の現状を見れば，これまでのフローサイトメトリー解析およびセルソーティングは，細胞懸濁液中の細胞単体を対象にしていたといえる。すなわち，生体組織にある細胞状態とは異なり，酵素処理などによりばらばらにされた球形の細胞が対象であった。今後，生体環境の細胞状態を保ったまま，フローサイトメトリー解析およびソーティングをすることができれば，生命科学の基礎研究，薬効評価，再生医療などへの貢献はより大きいものとなると考えられる。一つの方法として，微粒子中に複数の細胞で生体組織モデルの微小ユニットを作製する方法が考えられる。すなわち，*in vitro* で細胞の生体組織環境を再現するための3次元培養技術を微粒子中に構築する技術が開発できれば，その微粒子をそのままフローサイトメトリー解析およびソーティングすることができる。微小環境中に3次元培養する方法として細胞のカプセル化がある。カプセル中に細胞集団を内包させる培養法である。筆者らは，細胞のカプセル化技術とマイクロ流体型セルソーターチップを組み合わせて，細胞カプセルのハイスループット解析および分離技術の開発に取り組んでいる。細胞のカプセル化技術の歴史的背景と今後の細胞カプセルを用いたフローサイトメトリー解析およびソーティング法への展開について述べる。

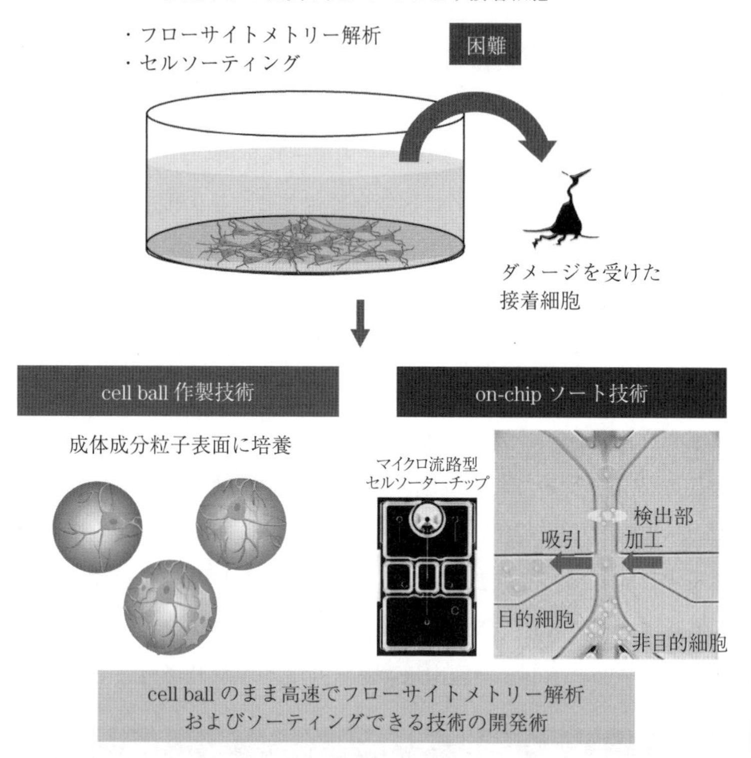

図3.14 ビーズ表面に細胞培養した cell ball のままフローサイトメトリー解析およびソーティングする技術

3.3.2 ビーズ表面を利用した細胞培養とセンシング

ビーズを利用した細胞のセンシングおよび培養法の歴史は古く，1960～1970 年代にビーズ表面への細胞接着性の違いで細胞を識別する研究[1)～3)]やガラスビーズ表面に共有結合させた分子を細胞にコンタクトさせ，化学的な刺激を与える研究[4)]，マクロファージのビーズの取込みに関する研究[5)]などが報告されている。その後，ビーズ表面に固定させた抗体を使って，細胞や組織由来の分子をセンシングする技術などに発展した[6),7)]。多種のビーズを用いてフローサイトメトリー解析できるため，多種類分子を同時に定量計測できる技術として，現在，生命科学の研究分野で広く使われている。

ビーズ表面に細胞を培養する技術は，幹細胞研究における細胞の大量培養法などに使われている[8)]。バイオリアクターなどを使用すれば，ビーズ表面に接着した細胞を増殖させ，大量の細胞を得ることができる。ビーズ上で分化させた細胞をビーズのまま移植する試みも行われている[8)]。

3次元細胞培養の足場として，生体材料を用いてビーズを作製する技術も開発されている。エマルション法[9]や膜乳化法[10]でコラーゲン粒子を大量に作製する方法が報告され，ビーズを足場とした3次元培養により2次元培養では得られなかった生体組織を模倣する機能が確認されている[10]。

ビーズを用いたセルソーティング技術は，磁気ビーズを用いたソーティング法が開発され，装置が市販されている。磁気ビーズに抗体を結合させ，目的細胞のみを回収する技術である。大量かつハイスループットに回収できる特徴を有するが，回収した細胞に磁気ビーズが付着しているという問題点もある。

筆者らは，マルチウエルで行っていた接着細胞の解析をフローサイトメトリー解析で代替する手法や幹細胞から分化させた細胞の純化技術の応用を目指して，生体材料で作製したビーズの周りに細胞を培養し，培養したビーズのままフローサイトメトリー解析およびソーティングする技術の開発を行っている。**図3.15** (a) ～ (d) は，エマルション法で作製した直径80 μmのコラーゲン粒子の表面に1細胞レベルで海馬初代神経細胞を培養した様子である。球状の粒子上に神経突起を伸長させ，1か月程度の長期培養を確認している。また，グリア細胞との共培養など，細胞数や細胞種を制御した培養が可能となっている。図 (e)，(f) は，コラーゲン粒子とヒトiPS細胞由来ニューロンを積層化させて3次元培養した断面

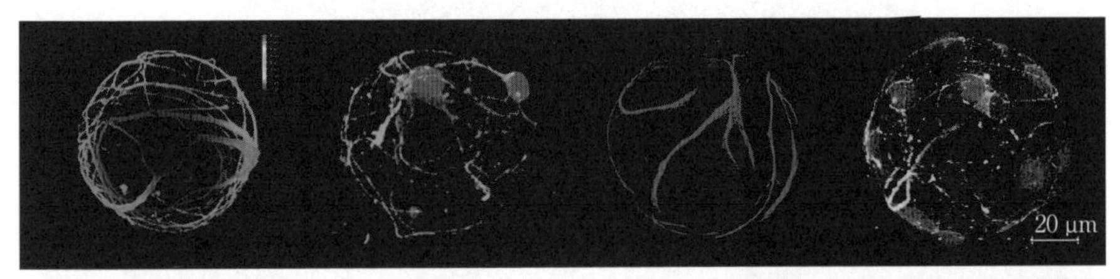

（a） 1個の神経細胞　（b） 2個の神経細胞　（c） グリア細胞　（d） 神経・グリア細胞

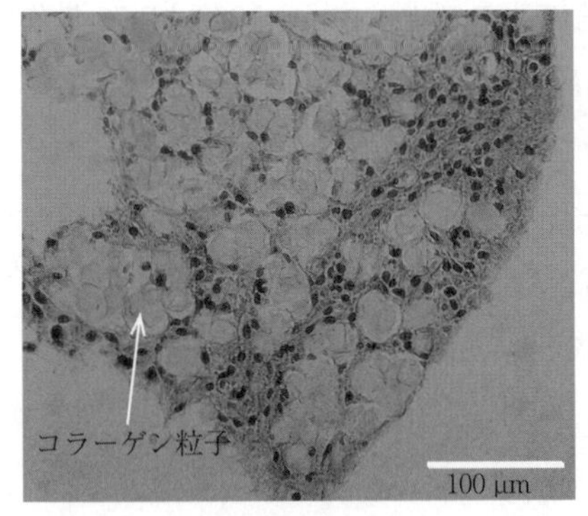

（e） ヘマトキシリン・エラジン（HE）染色画像

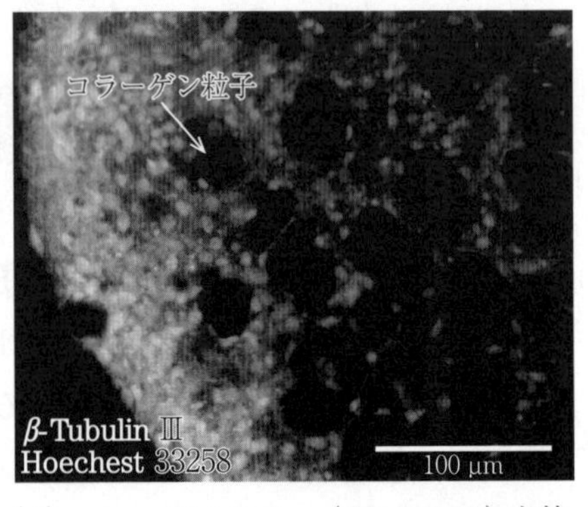

（f） ニューロンマーカー（β-Tubulin Ⅲ）と核マーカー（Hoechest 33258）による染色画像

図3.15 （口絵16参照）コラーゲン粒子表面に培養した1細胞レベル cell ball とコラーゲン粒子を足場としたヒトiPS細胞由来ニューロンの3次元培養

図である。コラーゲン粒子を混ぜることで，500 μm 以上の厚さを持った3次元培養が可能となっている。コラーゲン粒子により，酸素と栄養（培地）が浸透するため，細胞のみでは難しかった厚さを持った組織モデルが構築できる。このような3次元培養技術は，2次元培養では得られない生体機能を獲得した組織モデルとなり得るため，薬効評価やがん浸潤モデルなどへの応用が期待される。

3.3.3 細胞のカプセル化培養技術

細胞を高分子でカプセル化する技術の歴史も古い。細胞をカプセル化することによって，細胞カプセルを体内に移植した際に免疫拒絶を防ぐことが1933年に報告されており[11]，1980年にはカプセル化した膵島をラットに移植することで，グルコース量がコントロールされたことが報告されている[12]。カプセル化によって免疫拒絶を防ぐことを利点として，糖尿病[13]，腎臓病[14]，血友病[15]などの治療へ向けた実験が行われている。カプセル化の材料と作製法の発展により，カプセルサイズや細孔系などを制御した細胞カプセルの研究が現在までに多く報告されている[16),17]。カプセルの材用は，アルギン酸，アガロース，コラーゲン，キトサンや合成高分子であるポリエチレングリコール（PEG），ポリ乳酸，ポリグリコール酸，乳酸グリコール重合体（PLGA）などが報告されており，ゲル化は，温度，化学反応，光重合などを用いて行われている。作製法はマイクロ加工技術の発展により，マイクロ流路やモールディング法を用いた作製法の開発が行われ，近年では，サイズの制御が容易にでき，カプセルを大量に作製することのできるマイクロ流路法が主流となっている。しかしながら，マイクロ流路などで細胞入りカプセルを作製する際には，使用する試薬に制限がある。ほとんどすべての報告が，オイルによって界面を作製する手法やアルギン酸と Ca^{2+} の反応を使用した手法である。オイルを使用した場合，細胞を長期間生存させるには，カプセル化したのち，オイルを除去する必要がある。オイル除去に有機溶媒などを使用するため，カプセル内の細胞にダメージを与え，細胞種によっては死滅してしまうという問題がある。また，アルギン酸を用いたカプセルの場合は，アルギン酸内で長期間培養できる細胞種が限られており，細胞培養に適した材料であるとはいえない。オイルフリーで細胞培養に適した材料で細胞カプセルを高速に作製する手法の確立が課題となっている。そのような中，オイルやアルギン酸を使用しないカプセル化技術として，横浜市立大学の小島らのグループは，興味深い作製手法を開発している。粘性の高いメチルセルロース中に細胞懸濁液と細胞外マトリックスの液滴を滴下し，脱水作用によって細胞と細胞外マトリックスの球体を作製する技術である[18]。オイルフリーで細胞毒性がなく，有効な作製法として期待される。

細胞カプセル化技術は，細胞カプセルを積層化させて組織を人工的に3次元構築する研究や組織修復のために移植する研究への応用が期待されている。今後の課題は，生体に害のない材料を用いて，細胞の種類や配置を制御して生体環境を再現するカプセル化技術，生体組織構築に必要な細胞数を確保するためのスケールアップ技術などが課題であると考えられる。

筆者らのグループは，1細胞レベルでカプセル内に細胞を集団化させて，細胞の集団化で現れる機能の解析，および組織として機能するための最小構成単位をカプセル内に構築することを目的に細胞カプセル化技術の開発を行ってきた。現在までに，オイルフリーでコラーゲンゲル内に細胞をカプセル化する技術を開発し，細胞の長期生存や分化を確認している。**図3.16**は作製したコラーゲンカプセル内にラット海馬初代培養細胞を内包し，神経ネットワークを構築した様子とがん細胞であるヒトグリオーマ細胞がカプセル内で増殖している様子を示している。カプセル化による細胞ダメージは見られず，1か月以上の培養を確認できたことから，ダメージフリーの細胞カプセル化技術として今後の発展が期待される。

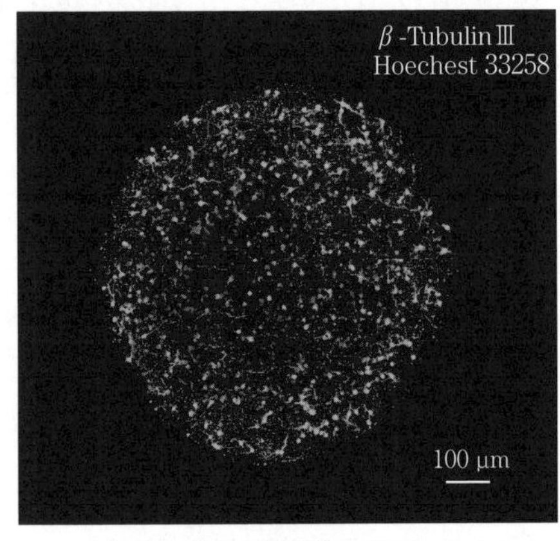

（a） ラット神経ネットワーク

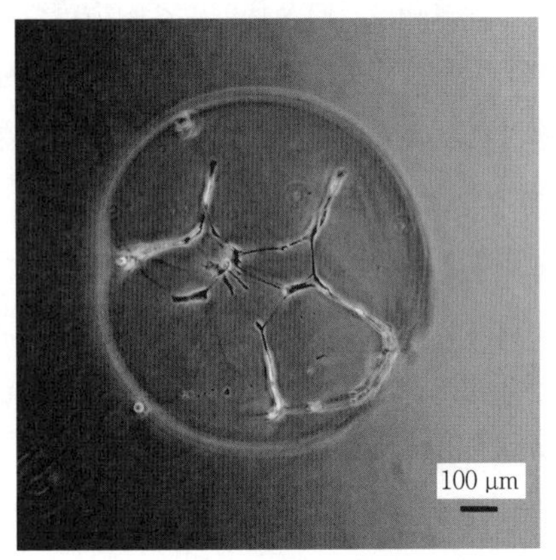

（b） ヒトグリオーマ細胞の増殖

図3.16 （口絵17参照）細胞をカプセル化した（ゲル内に培養した）cell ball

3.3.4 マイクロ流路型セルソーター

ビーズ表面に細胞培養したcell ballおよび細胞をカプセル化した（ゲル内に培養した）cell ballをソーティングするためには，従来のセルソーターでは分離することができない。セルソーターの歴史は，1965年のFulwylerの開発[19]がもととなり，スタンフォード大学のHerzenbergらの改良により[20]，過去40年にわたり米国が先行してきた。セルソーティングの原理は，細胞懸濁液を液滴としてノズルから空気中に連続吐出し，分離対象を含む液滴に電化を与えて液滴単位で電場によって分離するjet in air方式である。液滴形成の速度とソーティング速度が等しく，FACSAria Ⅲ（ベクトン・デッキンソン社）では30 000個/sのハイスループット性を実現している。しかしながら，cell ballをjet in air方式で分離することはむずかしく，さらに，ソーティング回収時の細胞衝突による細胞ダメージの問題も有している。細胞を流す流速は約 10 m/s であり，回収チューブの壁面や液面への衝突が細胞にダメージを与える。したがって，cell ball のソーティングには，100 μm 近い大きな粒子をマイルドにソーティングできる装置が必要となる。そこで，候補になる技術としてマイクロ流路型セルソーターに着目した。マイクロ流路型セルソーターは，2000 年頃から開発されてきたが，蛍光の検出感度が低く，フローサイトメトリーで必要とされる前方散乱光（FSC）と側方散乱光（SSC）の 2 方向の散乱光を検出することができない技術であった。マイクロ流路は平板に形成されているため，側方散乱光については流路にピントを合わせたレンズで集光することはできなかったためである。このため，マイクロ流路の側方散乱光を検出する光学系には特別な技術が必要となっていた[21)]。これらの問題点を解決したのが，共同研究先であるオンチップバイオテクノロジーズ社である。2012 年にマイクロ流路チップ・セルソーター On-chip Sort を開発した。オンチップ社は，**図 3.17**(a) に示すようにシース液や廃液タンクを含めた流路系全体をマイクロチップ上に掲載した交換型マイクロ流路チップを開発した。装置内臓の空気ポンプと高速電磁バルブによる空気圧でチップ内の流れを制御する手法を用いている。80〜150 μm のマイクロ幅を持った流路中にサンプル液を空気圧により約 0.5 m/s の速度で流し，シース液と合流させ収束させたのち，レーザの照射領域で細胞を検出し，100 μs 以内に各種信号解析によって目的細胞を認識できる。目的細胞が下流側の十字型ソーティング流路を通過するタイミングでパルス空気圧を十字流路の両サイドから作用させて，目的細胞を吸引側の回収流路に高速で取り込む技術である（図 (b)）。この方法では，パルス流が対向する流路間のみに限定されるので，ソーティング領域の局所化が実現する。ソーティングパルス流の発生から静止までの時間でソーティング速度が決まるため，既存セルソーターのソーティング速度よりは遅いが，現在 300 個/s のソーティング速度を実現している。サンプルの送液のための圧力は約 2kPa と従来のセルソーターの圧力の約 1/100 であり，細胞分離時に加わるソーティング力は従来のセルソーターの送液用圧力よりも十分低い 50 kPa 以下である。高圧，液滴形成，荷電付与などを行わないため，ダメージフリーソーティングが可能であり，シース液を培地などの最適な溶液で置き換えることもできる特徴を有している。従来むずかしかったマイクロ流路チップから側方散乱光を検出する方法としては，図 (c) に示すようにチップ基板端を 45° 斜面にすることで，流路側面方向の光を下方向に全反射させ，導光ブロックを利用して検出する光学系（SLER 光学系）を開発している[22)]。この技術により，前方散乱光（FSC）と側方散乱光（SSC）および蛍光 6 色により個々の細胞を解析できる使用となっている。

マイクロ流路型セルソーターを用いて，ラット胎児由来海馬初代培養細胞のソーティングダメージの評価を行った結果を**図 3.18** に示す。従来の液滴分離型セルソーターと on-chip

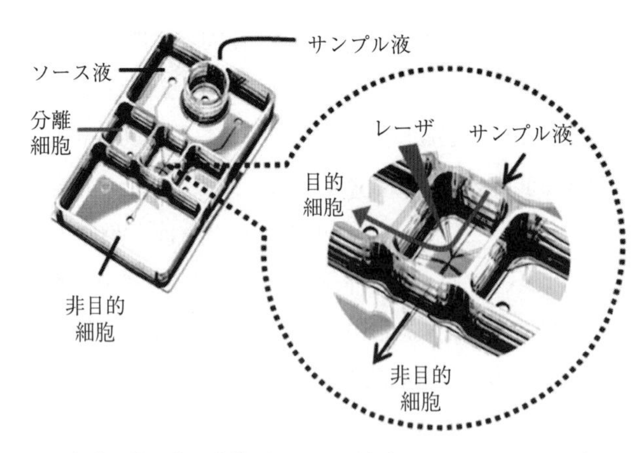

（a）使い捨て交換型マイクロ流路ソーティングチップ

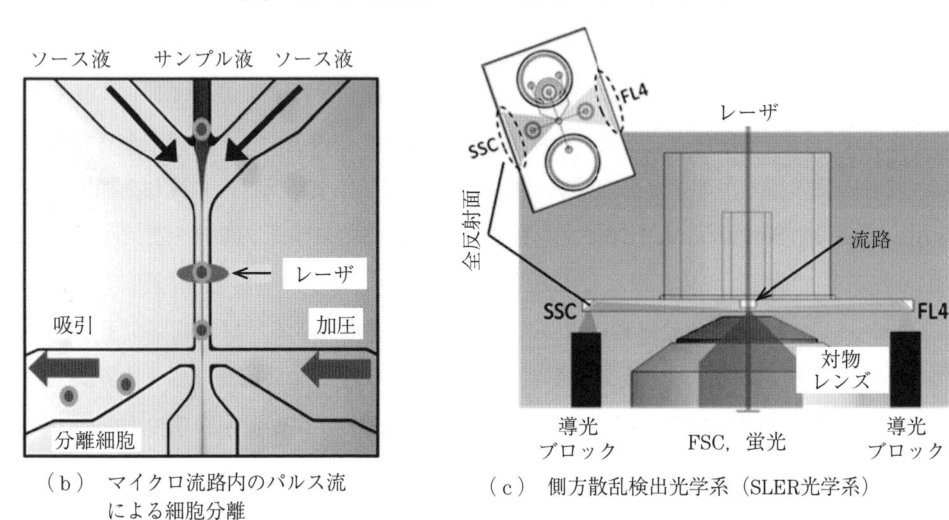

（b）マイクロ流路内のパルス流による細胞分離

（c）側方散乱検出光学系（SLER光学系）

図 3.17　マイクロ流路型セルソーターチップ[22)]

sort でソーティング処理前後の細胞培養の様子である。ソーティング直後の PI 染色による細胞の生死判定では差がなかったが，培養 3 日後では，液滴分離型セルソーターで処理された細胞は，神経突起の成長が見られず，死細胞が多く観察されたのに対し，on-chip sort で処理された細胞は無処理の細胞と同様に神経細胞の成長とシナプス形成が認められた。これらの結果により，神経細胞のような弱い細胞においても，on-chip sort はダメージレスにソーティングできることが確かめられた。

使い捨て交換型マイクロ流体チップは，ソーティング速度は従来型セルソーターに比べて遅いが，デッドボリュームがほとんどないので，微量解析に適しており，コンタミネーションフリーというメリットも有している。コンタミネーションフリーは診断や細胞培養および 1 分子のコンタミも許せない DNA 分析などに必須であり，シングルセルの DNA や RNA 分

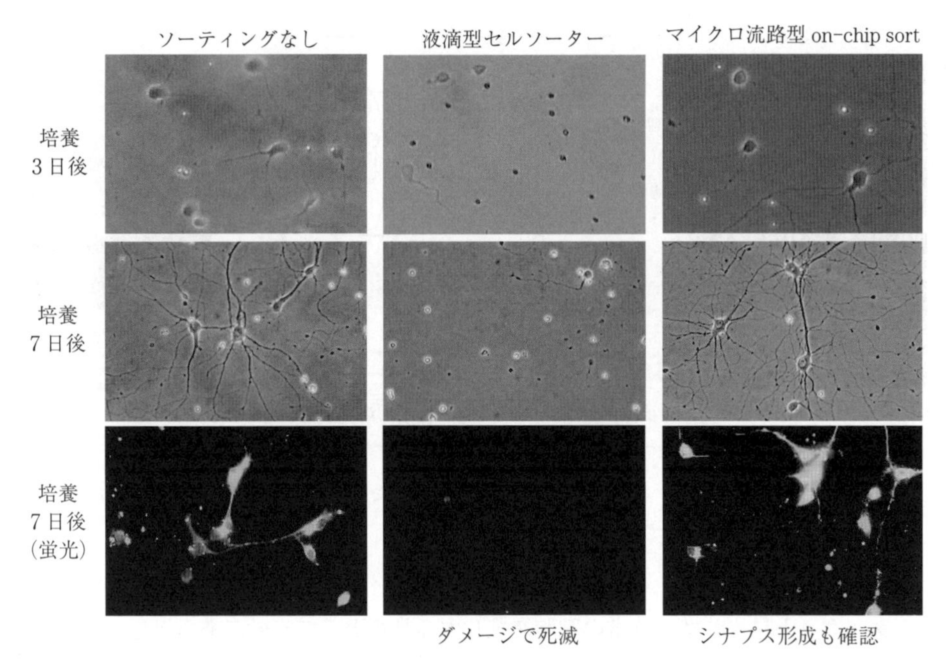

図 3.18　(口絵 18 参照) マイクロ流路型セルソーターを用いた神経細胞のダメージレスソーティング

析用エマルジョン PCR 液滴のソーティングも可能にしている[23)]。

3.3.5　cell ball ソーティング

ビーズ表面に細胞培養した cell ball および細胞をカプセル化した cell ball 作製技術とマイクロ流路型セルソーターを組み合わせれば，cell ball のソーティングが可能となる。ビーズ表面に培養した cell ball を用いて，マイクロ流路型セルソーターにてフローサイトメトリー解析およびソーティングした結果を**図 3.19** に示す。ヒト iPS 細胞由来神経前駆細胞をコラーゲン粒子の周りに攪拌培養法により接着させ，生細胞マーカーである calcein とコラーゲン粒子のマーカーである抗コラーゲン抗体を用いて解析した。解析結果が示すように，生細胞が接着している cell ball（コラーゲン粒子（+），calcein（+）），細胞が接着していない cell ball（+，−），コラーゲン粒子に接着していない生細胞（−，+）の分画がはっきりと現れた。生細胞が接着している cell ball（+，+）のみをソーティングしたところ，図に示すように，コラーゲン粒子に接着した生細胞群のみをソーティングすることができた。その後の培養により，増殖が確認されたことから，コラーゲン粒子上に培養した細胞をはがすことなく，ダメージレスに選別できることが確認された。細胞種特異的なマーカーを使えば，これまでむずかしかった細胞をはがすことでダメージのある特定の細胞種を非侵襲に分離・培養することが可能であることが示唆された。幹細胞から分化させる際に，接着後ある程度の培

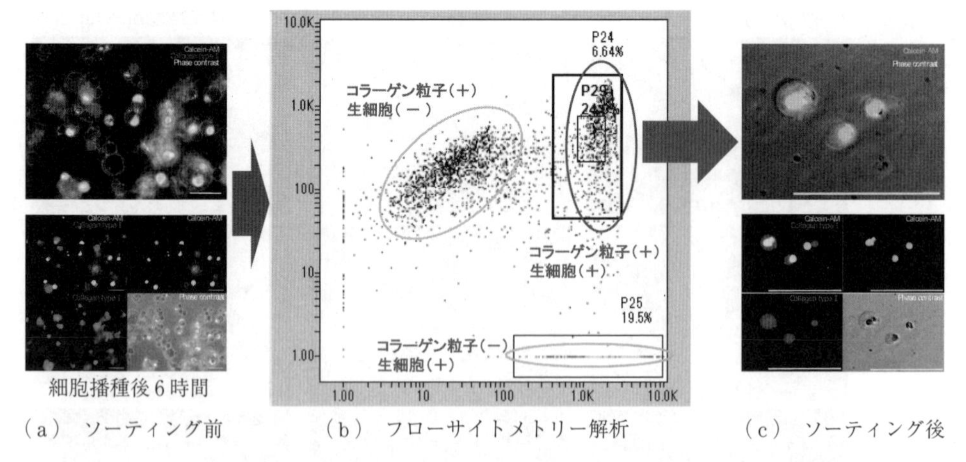

（a）ソーティング前　（b）フローサイトメトリー解析　（c）ソーティング後

図3.19（口絵19参照）コラーゲン粒子表面に培養したヒトiPS細胞由来神経前駆細胞のオンチップソーティング

養日数を経て表現型が現れ，シャーレからはがすとダメージのある細胞がある。そのような細胞をターゲットにすれば，特定の細胞を純化する技術として有効であると考えられる。

関連する技術開発として，ビーズの周りに細胞を培養させてソーティングする技術が，2014年にイギリスのグループらにより発表されている[24)]。Plasticell社を創設し，幹細胞から分化までに使用する培地（化合物）のスクリーニングをハイスループットに行うCombinatorial cell culture（CombiCult）法を提案している。ビーズに接着させた幹細胞に異なる培地・化合物・成長因子を順次投与し，その履歴をビーズにラベリングすることで，分化に最適な培地・化合物・成長因子の種類と投与順序の組合せを見いだすシステムとして応用を試みている。

ビーズ表面に細胞を培養し，培養したままフローサイトメトリー解析およびソーティングする技術開発は始まったばかりであるが，経代ができない（細胞を剥がすことでダメージのある）細胞を分離・再培養できる方法として今後の発展が期待される。cell ballのフローサイトメトリー解析法は，96 wellなどのマイクロプレートリーダーによる解析法に代わる可能性も有している。サンプル数を稼げること，培地や試薬量を軽減できること，短時間で解析できることなどのメリットを持ち合わせている。また，1細胞レベルでcell ballを作製すれば，1細胞レベルの詳細な分布を取得することができ，解析精度の向上とともに，異種細胞との厳密な相互作用解析などへの展開も可能である。細胞をカプセル化したCell ballを用いたフローサイトメトリー解析は，より生体に近いサンプルを対象としたハイスループット解析が実現できる可能性を有している。上述したように，生体組織モデルを模倣するカプセル化技術の解析が不可欠であるが，カプセル中に生体3次元微小環境を再現する最小構成単位を作製することができれば，薬剤スクリーニングなどの制度の向上，時間短縮，コスト削減などを実現する可能性を有している。また，特定の細胞カプセルのみをソーティングすれば，移植用のカプセルの選定や，ソーティング後にカプセルを積層化させて移植用の3次元組織モデルの構築などへの応用も可能である。基礎科学の面からは，カプセル中に1細胞単位で細胞の相互作用を構成的に増加させることで，細胞の集団化による機能の創発メカニズムの理解や組織レベルの機能を有する最小構成単位の同定など新しい知見をもたらすものと期待できる。1細胞レベルのハイスループットカプセル化技術，カプセル材料の最適化，カプセル内への化合物封入などの課題を解決することで，一層の発展が見込まれるだろう。

引用・参考文献

1) G.M. Edelman, U.Rutishauser, and C.F. Millette, "Cell fractionation and arrangement on fibers, beads, and surfaces," *Proc. Natl. Acad. Sci. USA*, vol. 68, pp. 2153-2157, 1971.

2) R. Edelman and E. F. Wheelock, "Specific role of each human leukocyte type in viral infections. I. Monocyte as host cell for vesicular stomatitis virus replication in vitro," *J. Virol.*, vol. 1, pp. 1139-1149, 1967.

3) F. Grinnell, "Fibroblast receptor for cell-substratum adhesion: studies on the interaction of baby hamster kidney cells with latex beads coated by cold insoluble globulin (plasma fibronectin)," *J. Cell. Biol.*, vol. 86, pp. 104-112, 1980.

4) J.C. Venter, J.E. Dixon, P.R. Maroko, and N.O. Kaplan, "Biologically active catecholamines covalentyly bound to glass beads," *Proc. Natl. Acad. Sci. USA*, vol. 69, pp. 1141-1145, 1972.

5) J.R. Stewart and R.A. Weisman, "Exocytosis of latex beads during the encystment of Acanthamoeba," *J. Cell. Biol.*, vol. 52, pp. 117-130, 1972.

6) D.A. Vignali, "Multiplexed particle-based flow cytometric assays," *J. Immunol. Methods*, vol. 243, pp. 243-255, 2000.

7) S. Taouji, S. Dahan, R. Bosse, and E. Chevet, "Current screens based on the alphascreen technology for deciphering cell signalling pathways," *Curr. Genomics*, vol. 10, pp. 93-101, 2009.

8) L.Y. Sun, S.Z. Lin, Y.S. Li, H.J. Harn, and T.W. Chiou, "Functional cells cultured on microcarriers for use in regenerative medicine research," *Cell Transplant*, vol. 20, pp. 49-62, 2011.

9) A. Matsuhashi, K. Nam, T. Kimura, and A. Kishida, "Fabrication of fibrillized collagen microspheres with the microstructure resembling an extracellular matrix," *Soft Matter.*, vol. 11, pp. 2844-2851, 2015.

10) M. Yamada, A. Hori, S. Sugaya, Y. Yajima, R. Utoh, M. Yamato, et al., "Cell-sized condensed collagen microparticles for preparing microengineered composite spheroids of primary hepatocytes," *Lab Chip*, vol. 15, pp. 3941-3951, 2015.

11) V. Bisceglie, "Über die antineoplastische Immunität," *Zeitschrift für Krebsforschung*, vol. 40, pp. 122-140.

12) F. Lim and A. M. Sun, "Microencapsulated islets as bioartificial endocrine pancreas," *Science*, vol. 210, pp. 908-910, 1980.

13) Y. Sun, X. Ma, D. Zhou, I. Vacek, and A. M. Sun, "Normalization of diabetes in spontaneously diabetic cynomologus monkeys by xenografts of microencapsulated porcine islets without immunosuppression," *J. Clin. Invest*, vol. 98, pp. 1417–1422, 1996.

14) S. Prakash and T. M. Chang, "Microencapsulated genetically engineered live E. coli DH5 cells administered orally to maintain normal plasma urea level in uremic rats," *Nat. Med.*, vol. 2, pp. 883–887, 1996.

15) G. Hortelano, A. Al-Hendy, F. A. Ofosu, and P. L. Chang, "Delivery of human factor IX in mice by encapsulated recombinant myoblasts: a novel approach towards allogeneic gene therapy of hemophilia B," *Blood*, vol. 87, pp. 5095–5103, 1996.

16) G. Orive, R.M. Hernandez, A. Rodriguez Gascon, R. Calafiore, T.M. Chang, P. de Vos, et al., "History, challenges and perspectives of cell microencapsulation," *Trends Biotechnol.*, vol. 22, pp. 87–92, 2004.

17) A. Kang, J. Park, J. Ju, G.S. Jeong, and S.H. Lee, "Cell encapsulation via microtechnologies," *Biomaterials*, vol. 35, pp. 2651–2663, 2014.

18) N. Kojima, S. Takeuchi, and Y. Sakai, "Rapid aggregation of heterogeneous cells and multiple-sized microspheres in methylcellulose medium," *Biomaterials*, vol. 33, pp. 4508–4514, 2012.

19) M. J. Fulwyler, "Electronic separation of biological cells by volume," *Science*, vol. 150, pp. 910–911, 1965.

20) L. A. Herzenberg, R. G. Sweet, and L. A. Herzenberg, "Fluorescence-activated cell sorting," *Sci. Am.*, vol. 234, pp. 108–117, 1976.

21) 武田一男, "オンチップフローサイトメーターとオンチップセルソーターの開発," バイオチップの基礎と応用；原理から最新の研究・開発動向まで. pp. 226–239, 2015.

22) K. Takeda, Y. Fujimura, and F. Jimma, "Development of a new compact cytometer using a disposable microfluidic chip for contamination-free and biosafety measurement," *Cytometry Research*, vol. 21, pp. 43–50, 2011.

23) J. Akagi, Y. Fujimura, Y. Kawase, and K. Takeda, "Water-in-oil emulsion sorting for digital PCR and single cell analysis using air pressure pulse flow in disposable microfluidic chip," CYTO2015, Glasgow, Scotoland, 366/B235, 2015.

24) M. Tarunina, D. Hernandez, C.J. Johnson, S. Rybtsov, V. Ramathas, M. Jeyakumar, et al., "Directed differentiation of embryonic stem cells using a bead-based combinatorial screening method," *PLoS One*, vol. 9, p. e104301, 2014.

▶ 3.4　流体力を利用した細胞のソーティング ◀

3.4.1 は じ め に

微小な流路構造に連続的に細胞を導入し選抜する手法は，例えばマイクロマニピュレータなどを用いて細胞を一つずつ選抜する操作と比較して，一般的に高速かつ高効率であるといえる。そのような連続的な細胞分離の代表例としては，まずフローサイトメトリー（蛍光活性化細胞ソーティング：FACS とも呼ばれる）が挙げられよう。この手法は，レーザを用いて流路中を流れる細胞を計測・検出したのちに，特定の細胞を液滴に閉じ込めて選抜するというものである。FACS による細胞のソーティングは，細胞を「個々に観察（計測）したうえで必要なものを選抜する」という意味で，能動的（active）な操作であるといえる（**図 3.20** (a)）。FACS は正確な細胞ソーティングを可能とするため，生化学研究分野における強力な手段として広く用いられてきた。しかしながら，能動的な操作では厳密で正確な細胞の検出・制御システムが必要となり，実験機器が非常に高価となってしまう。そこで，汎用的で簡便でありながら，正確な細胞ソーティングを可能とする新規手法の開発が盛んに行われている。

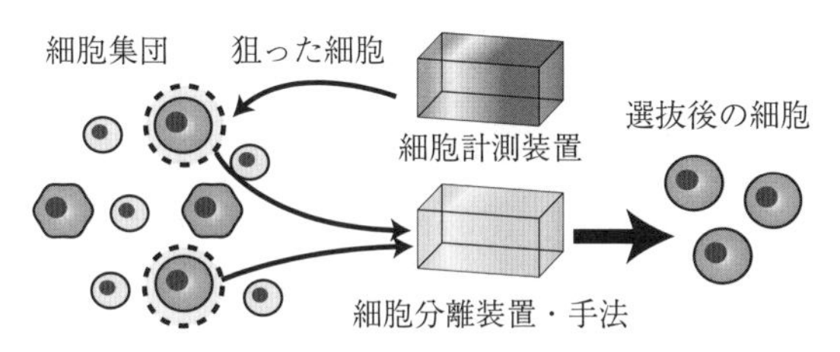

（a）「能動的」な細胞ソーティング

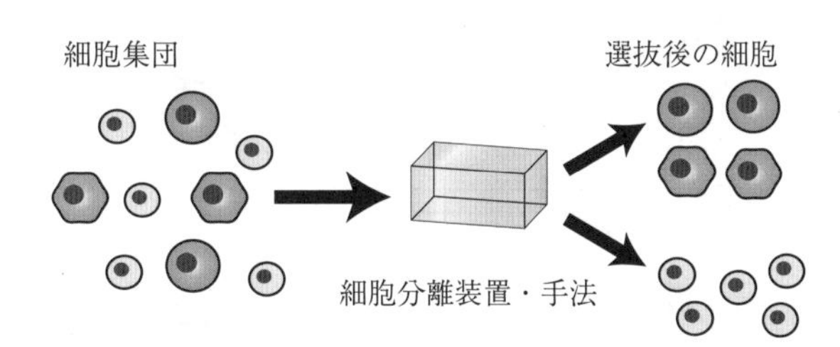

（b）「受動的」な細胞ソーティング

図 3.20 能動的，受動的な細胞ソーティングの概念図

細胞の選抜を簡便に行うためには，個別の細胞を計測せずに，細胞集団にある操作を加えることで選抜する，という受動的（passive）な手法が効率的である（図 (b)）。実験室で一般的に行われる，遠心分離やフィルトレーション，あるいは磁気細胞分離（MACS）などはこれらに相当するといえよう。これらの手法では，細胞集団に対して物理的あるいは化学的な作用を及ぼすことによって，細胞集団を複数（多くの場合二つ）に分画する。受動的な手法は，一般的に実験装置や手法が簡易になるという利点があるが，能動的な手法と比較してあくまで大雑把なソーティングを行うための手法である。そのため，細胞集団を多数の分画に分離する，あるいは集団の中にごく少数存在する希少な細胞を選抜する，というような正確な分離を行う際には，これらの手法だけでは不十分である場合が多い。そこで MACS な

どの手法はフローサイトメトリーと組み合わせて利用されることも多い。

一方，近年，マイクロ流体デバイスを用い，細胞を連続的かつ受動的にソーティングするさまざまな手法が提案されてきた。マイクロ流体デバイスとは，微細加工技術を用いて作製された幅・深さが数十～数百 μm 程度の微小な流路構造を有する数 cm 大の実験装置である。その内部に連続的に流体を導入すると，通常は安定な層流が形成されるため，流れに乱れが生じることがない。任意の形状やサイズの流路を設計し作製することができるため，流れのプロファイルを自由に制御できる。これらの特徴から，細胞などの微小な対象物を正確に操作する新規装置として注目を集めている。例えば，幅数十 μm の流路構造に細胞を連続的に導入し，ついで流れと垂直な方向に遠心力・磁場・電場などを印加すると，それらの外力の影響を受けやすい細胞と受けにくい細胞に分離することができる（**図 3.21**）。これまでに，超音波[1)]，磁場[2)]，重力[3)]，電場[4)]，光圧力[5)]などを作用させることによって，細胞や微粒子を連続的にソーティングする手法が報告されている。このような手法は，比較的簡便な実験装置・操作でありながら連続的な細胞ソーティング可能とするものであり，サイズの小さい流路構造を用いることによって初めて実現可能となったものであるといえよう。

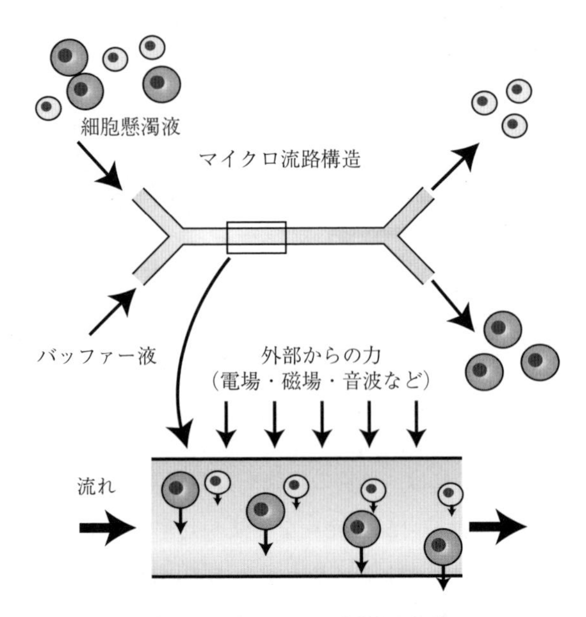

図 3.21　マイクロ流路を用いた連続的かつ受動的な細胞ソーティングの概念図

一方で，外部からの力を必要とせず，流れの力のみを利用したユニークな細胞ソーティング手法も数多く報告されてきた。それらの手法においては，細胞の大きさ，変形能，比重，形状などの物理的な要因に基づいて細胞を分離することができる。本節では，このようにマイクロ流路における流れの力，つまり微小流体力学（マイクロフルイディクス）を利用した細胞の選抜操作について概説する。また，マイクロ流路を用いて表面マーカー分子や親和性などを用いて細胞をソーティングする手法についても紹介する。

3.4.2 大きさを利用した細胞の選抜

生化学研究や医療において「細胞の大きさ」という要因が細胞の分離・選抜に用いられることは，極端に大きさの違う細胞（例えば，赤血球と白血球）を分離する場合を除いて，あまり多くないといえよう。その理由として，通常細胞は刻々と成長・分裂を繰り返すために大きさがつねに変動していること，大きさによって細胞を分離することは容易ではなく，そのための技術（例えば，遠心エルトリエーター）もあまり一般的ではないこと，表面マーカーを用いた選抜が広く普及していること，などが挙げられる。しかしながら，細胞の大きさとその機能や性質の間には密接な相関があることもよく知られた事実である。例えば，体細胞として存在する細胞のうち，未分化性が高く幹細胞としての性質を有するものは，ほかの細胞と比較して相対的に小さいことが多い。肝臓の中に存在する小型肝細胞[6]や角膜輪部に存在する side population 細胞[7]などがその好例である。つまり，細胞を大きさに基づいて簡便かつ正確に分離する，あるいは濃縮することができれば，医療や研究の現場において有用であると考えられる。

大きさを利用する細胞や粒子のソーティングについて，マイクロ流体デバイスを用いた手法が報告され始めたのは2004年頃である。その先駆けの研究の一つが，Princeton 大学の Austin らによって報告された決定論的側方変位（deterministic lateral displacement）と呼ばれる手法である[8),9)]。その原理を**図 3.22** に示す。この手法では，平面的な流路構造の内部に，一定間隔でピラー（柱）が形成されており，下流に行くに従ってその位置が少しずつ横方向にずれるように配置されている。この流路構造に細胞の懸濁液と細胞を含まない懸濁液を連続的に導入すると，ある大きさより大きい細胞は少しずつ横方向にずれていき，一方で小さい細胞はピラーの間をぬってジグザグに流れるため，大きな細胞と小さな細胞が連続的に分離される，というものである。この手法は，連続的に微粒子や細胞を導入するだけで受動的かつ高効率にサイズによって分離することを可能とする革新的な手法であり，血球細胞の分画などが実証されている。

また，上記の手法とほぼ同時期に，ピンチド フロー フラクショネーション（pinched flow fractionation）と呼ばれる細胞や粒子のソーティング手法が報告された（**図 3.23**）[10),11)]。この手法では，二つの入口流路と，入口流路が合流する狭隘部（ピンチ部），およびその下流の幅広部からなるマイクロ流路構造を用いる。この流路構造に対し，一方の入口から細胞を含む懸濁液を，他方の入口から細胞を含まないバッファー液を，それぞれ連続的に導入する。その際，バッファー液の流量を細胞懸濁液の流量よりもはるかに（10～20 倍程度）大

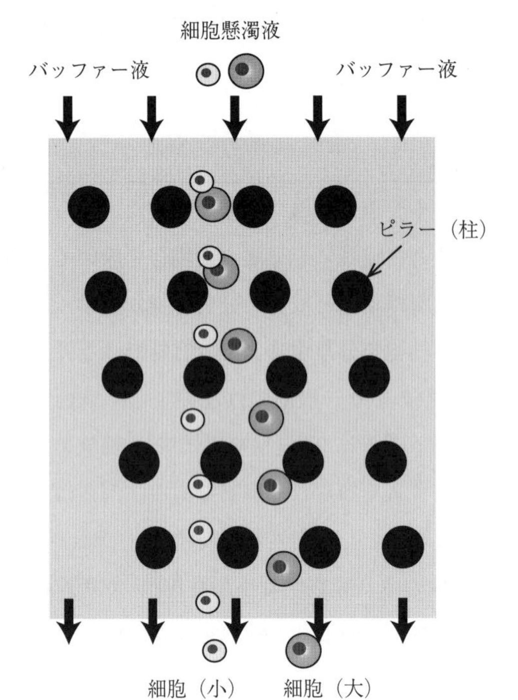

図 3.22　決定論的側方変位を利用したサイズに基づく細胞ソーティングの原理図

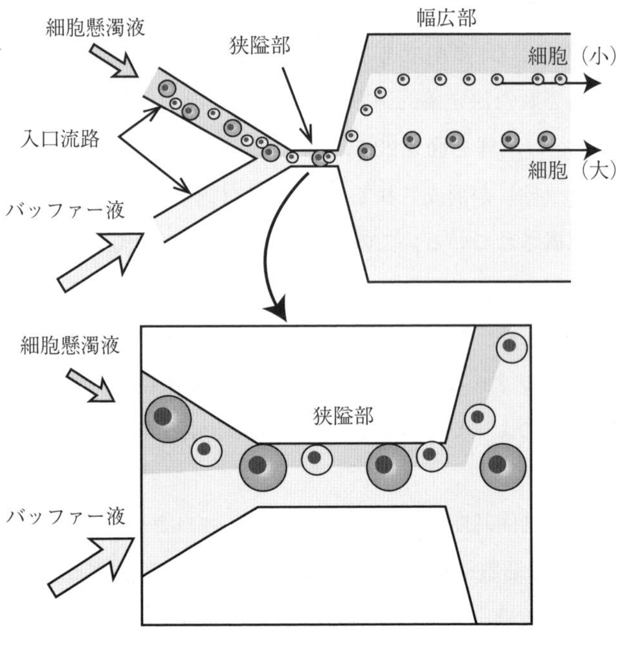

図 3.23　ピンチド フロー フラクショネーション法による細胞ソーティングの原理図

きくすることによって，導入されたすべての細胞を狭隘部において一方の壁面に押し付ける。この操作によって，大きい細胞と小さい細胞では，その中心の位置にわずかながら差が生じる（つまり小さい細胞ほど，その中心位置は壁面近くに存在する）。下流の幅広部において細胞の中心位置の差が増幅されることで，細胞は大きさに基づいて分離される。なお，狭隘部の下流に分岐構造を設けることによって，分離された細胞を個別に回収することも可能である。この手法も，簡単な流路構造に連続的に細胞懸濁液を導入するだけで大きさによって細胞を分離できる有用な手法である。ただし，細胞懸濁液に対して大量のバッファー液の導入が必要となるため，処理量を上げることが困難であり，また分離後の細胞が希釈されてしまう，といった欠点もある。

3.4.3 水力学的フィルトレーション

上述したピンチドフロー フラクショネーション法の欠点を補う手法として，水力学的フィルトレーションと呼ばれる手法が開発された[12),13)]（**図 3.24**）。この手法では，一つあるいは二つの入口流路，入口流路から延びる主流路，また主流路の途中に多数存在する分岐流路によって構成された流路構造を用いる。この流路構造に対し，上記の手法と同様に細胞懸濁溶液およびバッファー液を導入する。ここで，分岐流路へと導入される流量が十分に小さい場合，主流路の壁面近傍を流れるわずかな流れの領域が分岐流路へと引き抜かれるため，ある一定以上の大きさの細胞はその分岐の中に導入されることがない。そのため，小さい細胞だけが少しずつではあるが繰り返し分岐流路へと導入されるような流れの状態を繰り返すことによって（図中の分岐点Ⅰ），ある一定以上の大きさの細胞は，主流路の中で濃縮され，さらに壁面近傍を流れるようになる。そして，その下流の分岐点（図中の分岐点Ⅱ）において分岐に導入される流量を増加させることによって，壁面に濃縮された大きな細胞を回収する，というものである。なお，分岐に導入される流体の流量は，図 (c) に示すように，流路構造全体を電気抵抗のような抵抗回路とみなすことによって任意に調節することができる。例えば，分岐流路を長く，あるいは細くするほど，その流れの抵抗は増加するため，分岐に導入される流量が低下するという原理である。この手法は，ある一定のサイズ以下の細胞を流れの中から徐々に排出することができるため，フィルトレーションの一種であるともいえる。ただし，分離される細胞のサイズを決める要因は，流路の物理的な幅ではなく，水力学的な流れの幅であるため「水力学的（hydrodynamic）」フィルトレーションと呼ばれている。この手法の利点として，分離したい細胞より一回り大きな流路構造を用いても分離が達成されるため，流路の目詰まりが起きにくいこと，また大きさに基づく細胞ソーティングと同時に細胞を数十倍に濃縮することができること，などが挙げられる。

この手法を用いた細胞分離の例として，肝細胞の分離について紹介する[14)]。肝細胞は，細

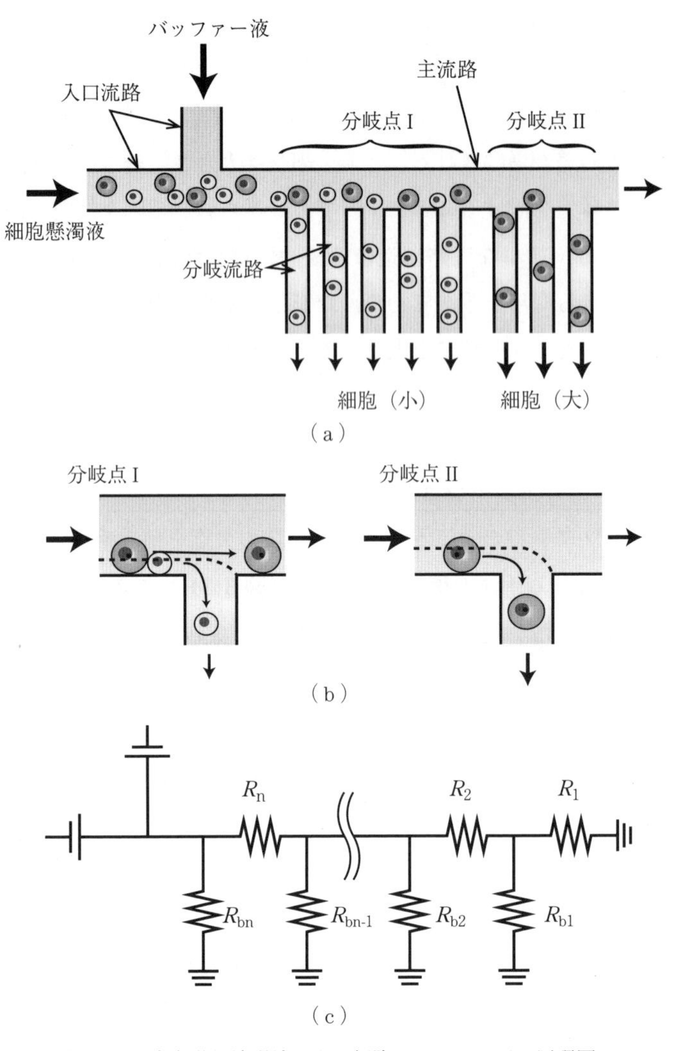

図 3.24　水力学的濾過法による細胞ソーティングの原理図

胞を用いた薬剤代謝評価において不可欠であるが，肝組織から単離される際にはほかのさまざまな細胞が混入してくるため，密度勾配遠心法などによる純化が必要である。その際，肝細胞は肝臓を構成するほかの細胞（非実質細胞）よりも大きいため，サイズを用いた分離が有効である。通常はこれらの細胞は密度勾配遠心を用いて分離されているが，水力学的フィルトレーションを用いて細胞分離を行うことで，肝細胞と非実質細胞を正確に分離でき，また細胞集団に含まれる集塊を分離することが可能であった。さらに，通常肝細胞には核を二つ有するものと一つ有するものが混在しているが，それらの分離可能性も示されている。

また，血球の分離を正確かつ簡便に行うことも可能である。血液中にはサイズの小さい赤血球と，大きい白血球が存在しており，さらに白血球は数種類の細胞によって構成されている。**図 3.25** に，流れの分離と再合流を利用した流路[12]を形成したマイクロ流体デバイスと，分離された血球の顕微鏡写真を示す。この流路は，入口を一つ，出口を三つ有しているが，途中主流路から分離された流れをバッファー液として利用するためのバイパス流路を有しているため，入口から希釈血液を連続的に導入するだけで，血球を 100%に近い効率で赤血球と白血球に分離することができる。

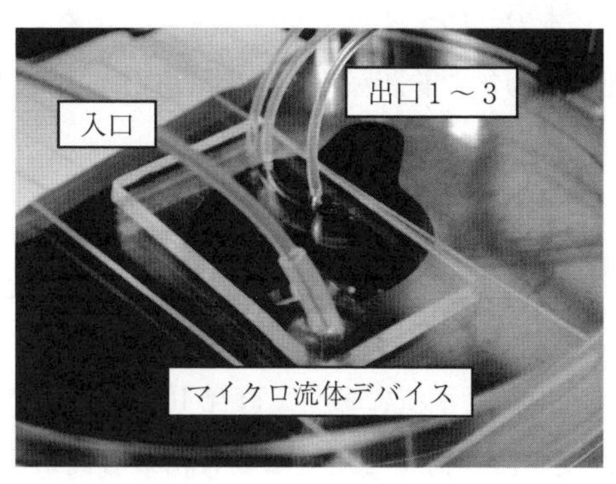

（a） 水力学的フィルトレーション法を用いた細胞分離のための マイクロ流体デバイスと，血球細胞の分離の様子

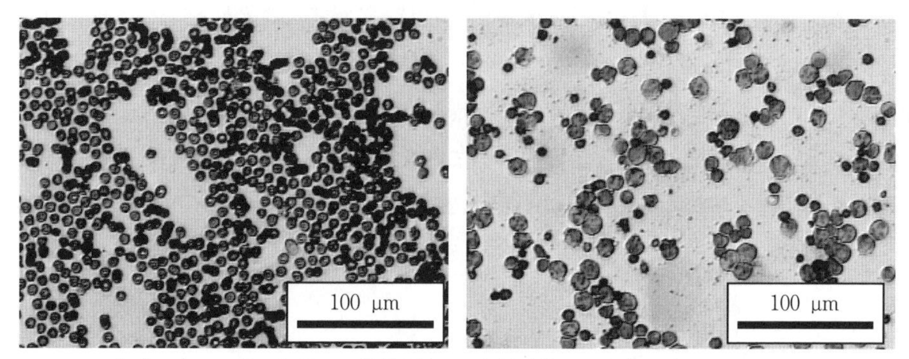

（b） 当デバイスを用いて希釈血液から直接分離された赤血球のフラクション および白血球のフラクション

図 3.25

なお，この水力学的フィルトレーション法を用いることで，大きさだけではなく，細胞の形状の違いによる選抜の可能性も示されている[15]。例えば，球形の粒子が二つ結合した双子型の粒子は，流れの中にあるとその長径が流れと平行になるが，水力学的フィルトレーション用マイクロ流路における各分岐点において，そのような粒子は 180° 回転することがわかった。つまり非球形の細胞の場合は，その短径および長径の両方が分離挙動に影響を与えるため，非球形の細胞（例えば，分裂途中の浮遊細胞など）と球形の細胞は区別できることが実証されている。そのため，薬剤を使用せずに細胞周期を同調できる，といった応用が可能となると考えられる。さらに，水力学的フィルトレーションを，細胞の分離だけではなく細胞

のキャリア液交換のために用いるという応用例も報告されている。例えば細胞を数秒程度界面活性剤処理によって処理することで，連続的に導入された細胞の細胞膜を溶解し核を単離する，といった例が実証されている[16),17)]。

なお，サイズに依存した細胞のソーティングについては，流路内に形成される渦流（dean flow）を利用した手法[18)]や，流路内を流れる細胞の慣性を利用した分離[19)]などの新しいアイデアが多数報告されており，水力学的フィルトレーションを含めて，これらマイクロ流体デバイスを用いた技術は，細胞生物学や診断医療・再生医療などにおいて有用な新規手法となるものと期待される。

3.4.4 格子状流路の利用

水力学的フィルトレーション法は，流路壁面近傍の流れの領域を，分岐流路を通して繰り返し引き抜くという原理を応用した手法であり，直径 10 μm 程度の細胞をソーティングする際には，幅 20〜30 μm 程度の流路構造を用いる場合に最も高い分離効率が達成される。しかしながら，微小なマイクロ流路構造に流体を導入すると，その径が小さくなるほど流れの抵抗が増加してしまい，導入できる流速に限界がある。そのため，細胞の処理量は懸濁液の液量に換算して 20〜50 μl/min 程度であることが一般的であり，これは用途によっては不十分であるといわざるを得ない。また，流路構造よりも径の大きな細胞や粒子がわずか一つでも流路に導入されてしまうと，流路が目詰まりを起こしてしまう，という問題もある。

そのような問題を解決しうる手法が，**図 3.26** (a) に示す格子状マイクロ流体デバイスを

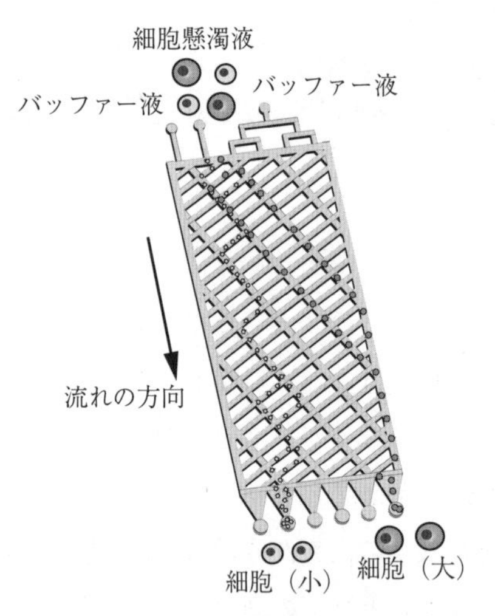

（a） 格子状マイクロ流路を用いた細胞ソーティングの模式図

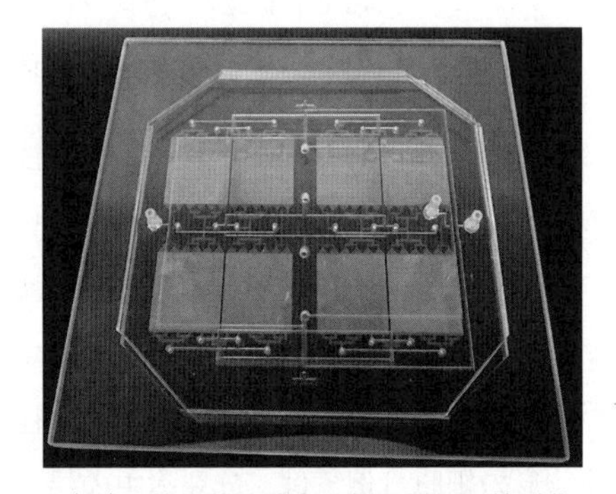

（b） 格子状流路を 8 個配置した並列化マイクロ流体デバイスの写真

図 3.26

用いた手法である[20]。この流路構造は，格子状に直交する流路構造が長方形の領域に傾斜して配置された構造をとっている。右下方向に傾斜する流路の本数に対し，左下方向に傾斜する分岐流路の本数をはるかに（100倍程度）多くすると，HDF法の原理と同様に，右下方向に傾斜した流路の中の壁面近傍のわずかな流れが分岐流路に引き抜かれる。ある一定のサイズより大きい細胞は右下方向に流れ，小さい細胞は真下方向に流れるため，大きさによる連続的な分離が達成される。このデバイスでは，ある意味複数の流路が並列化されているため，同様の処理量向上の効果が見込まれる。これは，図(b)に示すように，複数の流路構造をさらに並列化することによって，処理量をより一層増加させることができ，この流路構造では毎分1 ml程度の処理量を達成することができる。さらに，流路構造の一部が閉塞してしまっても，閉塞部分を迂回するような流れが生じるため，目詰まりの影響を受けにくいという長所もある。実際にこの流路を用いて，血液細胞の分画などが実証されており，今後の発展が期待される。

3.4.5 表面マーカーを利用した細胞の選抜

細胞の表面に存在するマーカー分子は，FACSやMACSなどの手法において幅広く用いられている要因である。例えば，複数種類のマーカー分子に対する抗体を同時に用いることによって，複雑な細胞集団に含まれる希少な細胞を効率的に選抜できる。FACSは非常に強力かつ正確なマルチパラメータ分離を可能とする手法であるが，前述のように高価な装置が必要となり，また一方でMACSはその分離精度が低い，という欠点があった。それらの課題を解決しうる手法として，サイズと表面マーカーを用いた2要因細胞分離手法が提案されている[21]。

その原理図を**図3.27**に示す。細胞としては，あらかじめある表面マーカー特異的な抗体（磁気微粒子付き）で標識しておいたものを導入する。まず，サイズによる分離としては，前述の水力学的フィルトレーション法が用いられており，細胞はまず大きさによって連続的に分取され，それぞれ別の分離回収レーンに導入される。各分離レーンに導入された細胞に対し，流れと垂直方向に磁場を印加することで，表面マーカーの発現量が多い細胞ほどその流れる位置が磁場方向へと変化していくため，細胞をマーカーによってさらに分離することができる。このような2要因による細胞分離は，希少な細胞を分離・選抜するうえで非常に有用であるといえよう。

なお，この技術を含め，表面マーカーを利用する細胞分離手法では，抗体を用いて細胞を標識する必要があるが，その際に細胞の機能が変化してしまう可能性があり，使用用途によっては悪影響を及ぼす恐れもある。そこで，マイクロ流路の表面を抗体によって修飾し，一方で細胞側は非標識の状態で分離を行う，という受動的な細胞ソーティングシステムも提

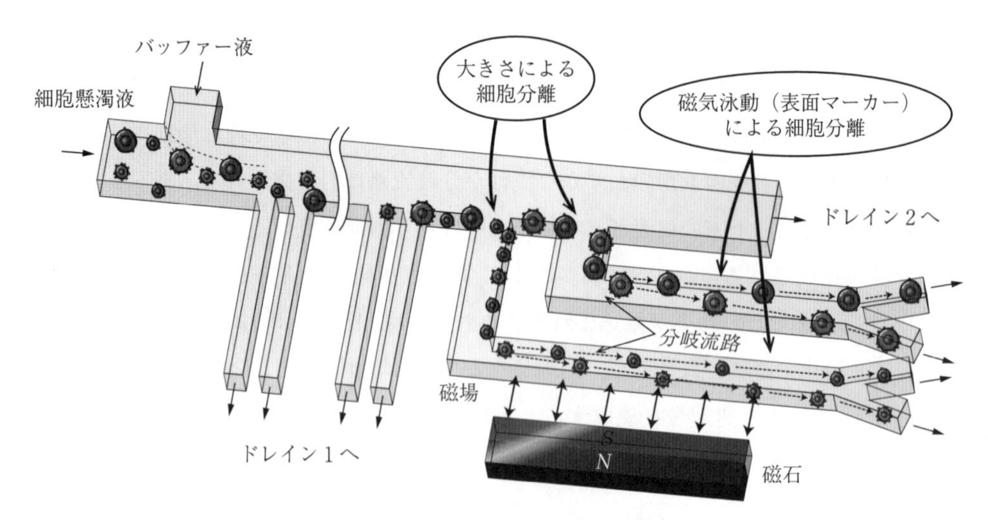

（a） サイズおよび表面マーカーを利用した2要因細胞ソーティングのためのマイクロ流体デバイスの模式図

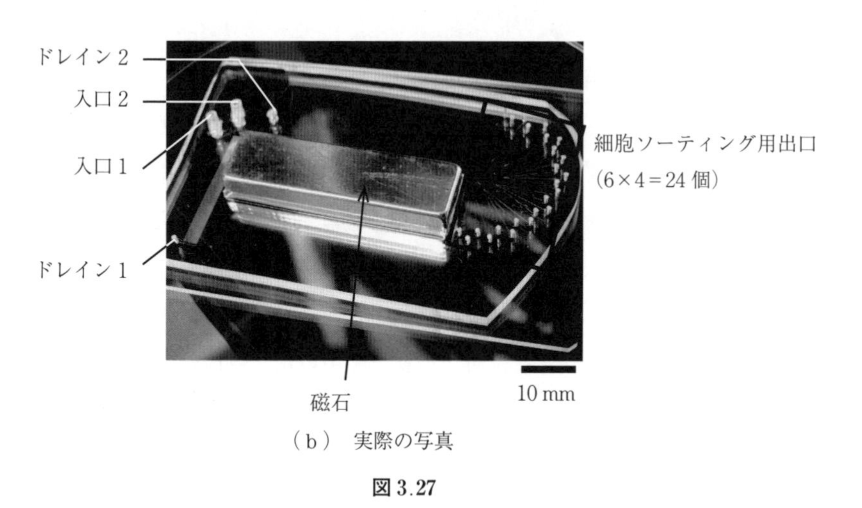

（b） 実際の写真

図3.27

案されてきた。その先駆けとなるものが，Harvard大学のTonerらによる，抗EpCAM抗体を修飾したマイクロピラーを用いた，血液中の循環がん細胞の分離である[22]。この手法はターゲット細胞を表面に吸着させており，完全に連続的な操作であるとはいえないものの，マイクロ流体デバイスのもつ高い比表面積を巧みに利用して希少な細胞を選抜するという点で実用性が高い。また，このほかにも，抗体標識表面を用いた連続的な細胞ソーティングプロセスも開発されている[23),24]。その原理図の一例を**図3.28**に示す。この手法では，流れ方向に対してある角度を持った抗体のパターンを用いる。この流路構造に導入された細胞は，その表面に接触しながら流れるため，表面マーカー分子の発現量の多い細胞ほど，流れの向きからはずれ，抗体パターンの方向に流れやすい。そのため，マーカー分子の発現量の多少によって，結果的に流れて回収される出口が異なってくる。この手法では，回収される細胞

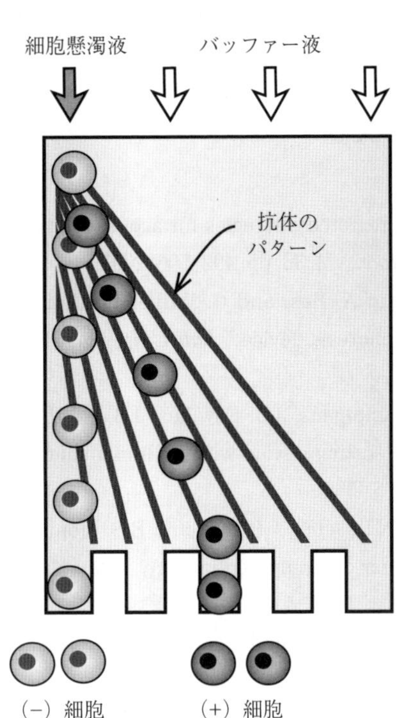

図 3.28　抗体のパターンを用いた細胞分離用マイクロ流体デバイスの概略図

側には抗体がほとんど残らないと考えられるため，その後の応用や解析を行ううえで，抗体標識によって生じるさまざまな問題を解決することができると期待される。またこれらのほかにも，水性二相層流系を用いたアフィニティー差による細胞の分離[25]などのユニークな細胞分離手法も提案されている。

3.4.6　お　わ　り　に

マイクロ流路内の流れの力を利用することで，細胞をおもに物理的要因によって正確にソーティングすることのできる新規技術開発が進んでいる。特に，受動的な操作を行うことによって，ごく簡単な操作および装置を利用したソーティングが可能となるため，汎用性が高い。なお，これらの流体デバイスは，それ自体を単体として用いる用途のほかにも，既存の技術との組み合わせることも可能である。例えば，これらは流れの系を用いた操作であるため，既存のフローサイトメーターなどの連続的かつ能動的なソーティング手法と組み合わせることで，より高機能な細胞選抜システムが実現される可能性もある。

現在，iPS 細胞に代表される幹細胞生物学や生体組織工学の活性化，次世代シーケンサーによる細胞のキャラクタリゼーションの高速化・高感度化，などの技術革新が著しいなかで，細胞の選抜を高速に，正確に，また効率的に行うことのできる手法やシステムの開発にも高い期待が寄せられている。マイクロ流体デバイス技術に関しても，微小な空間の特徴を利用した新しい技術が続々と開発されているため，今後のこの分野の発展を期待したい。

引用・参考文献

1) T. Laurell, F. Petersson, and A. Nilsson, "Chip Integrated strategies for acoustic separation and manipulation of cells and particles," *Chem. Soc. Rev.*, vol. 36, pp. 492–506, 2007.
2) D. Robert, N. Pamme, H. Conjeaud, F. Gazeau, A. Iles, and C. Wilhelm, "Cell sorting by endocytotic capacity in a microfluidic magnetophoresis device," *Lab Chip*, vol. 11, pp. 1902–1910, 2011.
3) D. Huh, J.H. Bahng, Y.B. Ling, H.H. Wei, O.D. Kripfgans, J.B. Fowlkes, J.B. Grotberg, and S. Takayama, "Gravity-driven microfluidic particle sorting device with hydrodynamic separation amplification," *Anal. Chem.*, vol. 79, pp. 1369–1376, 2007.
4) L.A. Flanagan, J.Lu, L. Wang, S.A. Marchenko, N.L. Jeon, A.P. Lee, and E.S. Monuki, "Unique dielectric properties distinguish stem cells and their differentiated progeny," *Stem Cells*, vol. 26, pp. 656–665, 2008.
5) M.P. MacDonald, G.C. Spalding, and K. Dholakia, "Microfluidic sorting in an optical lattice," *Nature*, vol. 426, pp. 421–424, 2003.
6) C. Tateno, K. Takai-Kajihara, C. Yamasaki, H. Sato, and K. Yoshizato, "Heterogeneity of growth potential of adult rat hepatocytes in vitro," *Hepatology*, vol. 31, pp. 65–74, 2000.
7) T. Umemoto, M. Yamato, K. Nishida, J. Yang, Y. Tano, and T. Okano, "Limbal epithelial side-population cells have stem cell-like properties, including quiescent state," *Stem Cells*, vol. 24, pp. 86–94, 2006.
8) L.R. Huang, E.C. Cox, R.H. Austin, and J.C. Sturm, "Continuous particle separation through deterministic lateral displacement," *Science*, vol. 304, pp. 987–990, 2004.
9) J.A. Davis, D.W. Inglis, K.J. Morton, D.A. Lawrence, L.R. Huang, S.Y. Chou, J.C. Sturm, and R.H. Austin, "Deterministic hydrodynamics: taking blood apart," *Proc. Natl. Acad. Sci. USA*, vol. 103, pp. 14779–14784, 2006.
10) M. Yamada, M. Nakashima, and M. Seki, "Pinched flow fractionation: continuous size separation of particles utilizing a laminar flow profile in a pinched microchannel," *Anal. Chem.*, vol. 76, pp. 5465–5471, 2004.
11) J. Takagi, M. Yamada, M. Yasuda, and M. Seki, "Continuous particle separation in a microchannel having asymmetrically arranged multiple branches," *Lab Chip*, vol. 5, pp. 778–784, 2005.
12) M. Yamada and M. Seki, "Hydrodynamic filtration for on-chip particle concentration and classification utilizing microfluidics," *Lab Chip*, vol. 5, pp. 1233–1239, 2005.
13) M. Yamada and M. Seki, "Microfluidic particle sorter employing flow splitting and recombining," *Anal. Chem.*, vol. 78, pp. 1357–1362, 2006.
14) M. Yamada, K. Kano, Y. Tsuda, J. Kobayashi, M. Yamato, M. Seki, and T. Okano, "Microfluidic devices for size-dependent separation of liver cells," *Biomed. Microdev.*, vol. 9, pp. 637–645, 2007.
15) S. Sugaya, M. Yamada, and M. Seki, "Observation of nonspherical particle behaviors for

continuous shape-based separation using hydrodynamic filtration," *Biomicrofluidics*, vol. 5, p. 24103, 2011.

16) M. Yamada, J. Kobayashi, M. Yamato, M. Seki, and T. Okano, "Millisecond treatment of cells using microfluidic devices via two-step carrier-medium exchange," *Lab Chip*, vol. 8, pp. 772–778, 2008.

17) K. Toyama, M. Yamada, and M. Seki, "Isolation of cell nuclei in microchannels by short-term chemical treatment via two-step carrier medium exchange," *Biomed. Microdev.*, vol. 14, pp. 751–757, 2012.

18) L.Wu, G. Guan, H.W. Hou, A.A. S. Bhagat, and J. Han, "Separation of leukocytes from blood using spiral channel with trapezoid cross-section," *Anal. Chem.*, vol. 84, pp. 9324–9331, 2012.

19) S.C. Hur, T.Z. Brinckerhoff, C.M. Walthers, J.C. Dunn, and D. Di Carlo, "Label-free enrichment of adrenal cortical progenitor cells using inertial microfluidics," *PLoS One*, vol. 7, p. e46550, 2012.

20) W. Seko, M. Yamada, and M. Seki, "Slanted lattice-shaped microchannel networks for continuous sorting of microparticles and cells," *Proc. MicroTAS 2013*, pp. 353–355, 2013.

21) M. Mizuno, M. Yamada, R. Mitamura, K. Ike, K. Toyama, and M. Seki, "Magnetophoresis-integrated hydrodynamic filtration system for size- and surface marker-based two-dimensional cell sorting," *Anal. Chem.*, vol. 85, pp. 7666–7673, 2013.

22) S. Nagrath, L.V. Sequist, S. Maheswaran, D.W. Bell, D. Irimia, L. Ulkus, M.R. Smith, E.L. Kwak, S. Digumarthy, A. Muzikansky, P. Ryan, U.J. Balis, R.G. Tompkins, D.A. Haber, and M. Toner, "Isolation of rare circulating tumour cells in cancer patients by microchip technology," *Nature*, vol. 450, pp. 1235–1239, 2007.

23) R. Karnik, S. Hong, H. Zhang, Y. Mei, D.G. Anderson, J.M. Karp, and R. Langer, "Nanomechanical control of cell rolling in two dimensions through surface patterning of receptors," *Nano Lett*, vol. 8, pp. 1153–1158, 2008.

24) S. Choi, J.M. Karp, and R. Karnik, "Cell sorting by deterministic cell rolling," *Lab Chip*, vol. 12, pp. 1427–1430, 2012.

25) M. Yamada, V. Kasim, M. Nakashima, J. Edahiro, and M. Seki, "Continuous cell partitioning using an aqueous two-phase flow system in microfluidic devices," *Biotechnol. Bioeng.*, vol. 88, pp. 489–494, 2004.

3.5 電場を利用した細胞分離

3.5.1 はじめに

不均一電場を形成することにより誘起できる誘電泳動は，マイクロシステムと組み合わせると細胞の分離にきわめて有用なツールとなる。誘電泳動は電気運動現象であり，分極性を有する粒子が不均一電場下におかれたときに起こる。誘電泳動力によって誘起される粒子の動きは，与える外部電場と粒子の誘電特性に依存して決定される。ほとんどの細胞は，外部電場下に置いて誘電的性質を示すので，細胞を誘電泳動で操作することができる。細胞を強い電場領域に動かす正の誘電泳動と相対的に弱い電場領域に動かす負の誘電泳動がある。外部電場の影響により分子は分極し，粒子と粒子–溶液界面の溶液側に電荷が分離する。この電荷分離により誘起される双極子モーメントが誘電泳動の駆動力となる。誘電泳動による粒子移動の原理については2.4節に説明されている。微小な電極や構造体をマイクロ空間内に作製すると不均一電場をマイクロメートルスケールで形成することが可能となり，細胞の操作と分離に用いることができる。本節では，1個の細胞を捕捉し目的位置へと移動後に再配置することができる誘電泳動ピンセット，マイクロ流路内を流れる細胞の位置を誘電泳動で制御し分離する手法および生体認識反応である免疫反応を利用した細胞分離について述べる。

3.5.2 誘電泳動ピンセット

個々の細胞の特徴を評価するためには，1個1個の細胞をピックアップし，所定の位置へと配置する手法が必要となる。ランダムに配置された細胞群の中からターゲットとする細胞を取り出し，目的位置に再配置する技術が必要となる。単一細胞を捕捉し，正確な位置に配置する手法として光ピンセットがある。しかし，比較的複雑な光学系を必要とする。そこで，ニードル型のマイクロ電極を用いた誘電泳動による誘電泳動ピンセットが開発されている[1),2)]。**図3.29**(a) に，単一細胞の捕捉と再配置の模式図を示す。透明な導電性材料であるインジウム–スズ酸化物（ITO）の電極基板上に細胞をランダム配置しマイクロ電極を近接させる。ITO電極をグラウンドに接続し，マイクロ電極に交流電圧を印加する。細胞を正の誘電泳動を作用させマイクロ電極先端に捕捉し，メカニカルな xyz マニピュレータを用いて目的位置に移動する。その後，負の誘電泳動を用いて，捕捉された細胞を排出して目的位置に再配置する。捕捉した細胞の移動時に捕捉細胞が電極先端から脱離しないように，マイクロ電極の先端には，単一細胞サイズの微小孔（深さ10 μm，直径10 μm）が形成されている。このように，微小孔内に細胞を捕捉することで，マニピュレータによる移動の際に，交流電圧の印加を停止しても捕捉細胞が途中で脱離しない。誘電泳動による電気的な刺激が，細胞に与える影響について懸念があるため，細胞を電場下におく時間を短縮できることは有用である。

対象細胞の50 μm右側にマイクロ電極を設置し，交流電圧（10 MHz, 10 V_{pp}）を印加すると，細胞は電極先端に向かって移動し電極先端の微小孔内に導入された（図(b)）。誘電泳動力は印加電圧に依存するが，電圧印加から微小孔内に捕捉されるまでに必要な時間は10～20秒程度である。マイクロ電極と広い導電性表面を有するITO電極間に交流電圧を印加しているため，微小孔内の電場が相対的に高くなる。よって，細胞はp-DEPにより微小孔

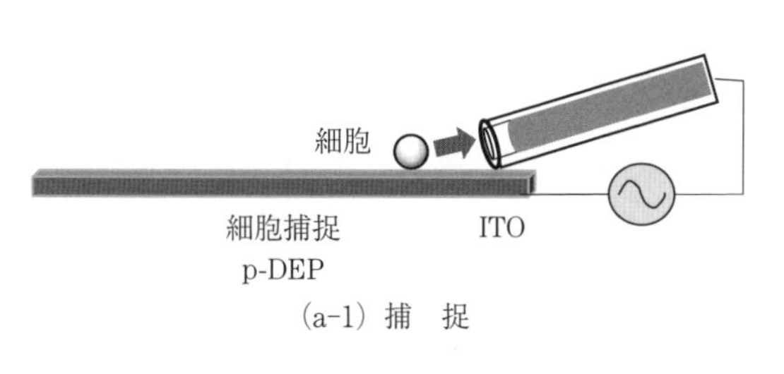

(a-1) 捕　捉

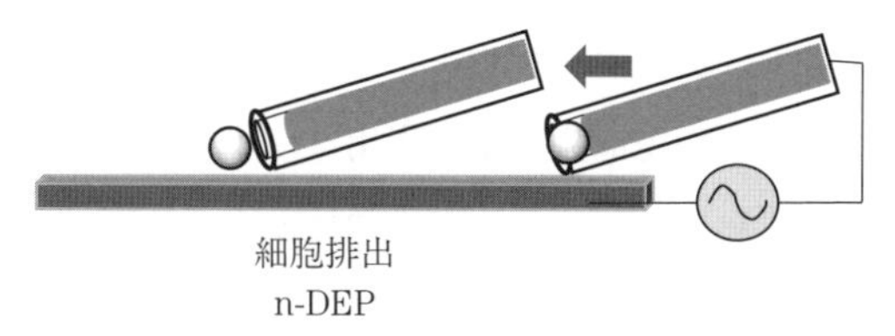

(a-2) 再配置

(a) 単一細胞の捕捉 (a-1) と再配置 (a-2) の模式図

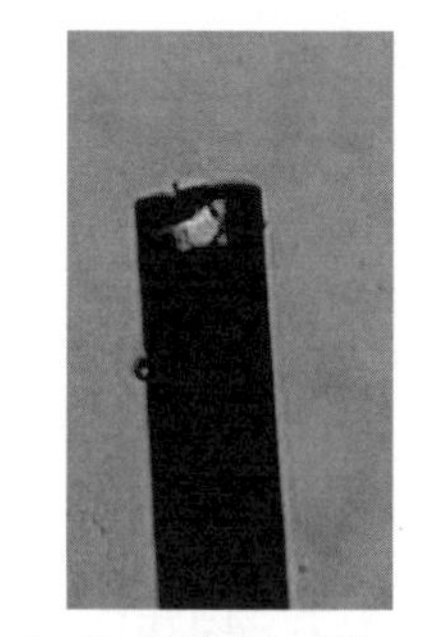

(c-1) 電圧印加直前

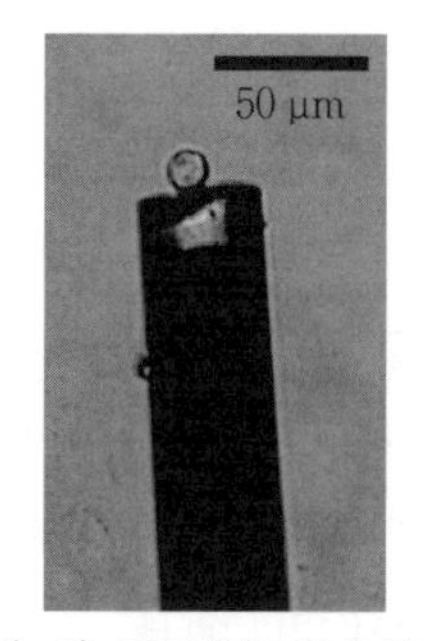

(c-2) 電圧印加 20 秒後

(c) 負の誘電泳動による微小孔に捕捉した細胞の放出

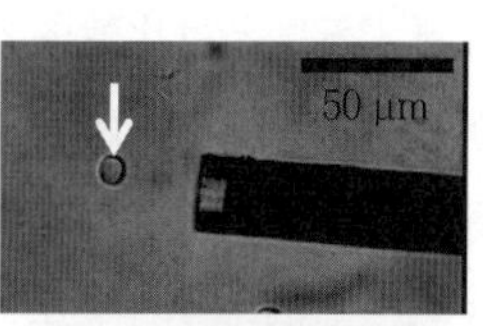

(b-1) 電圧印加直前

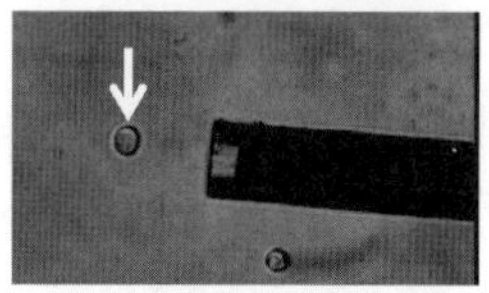

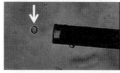

(b-2) 電圧印加 5 秒後

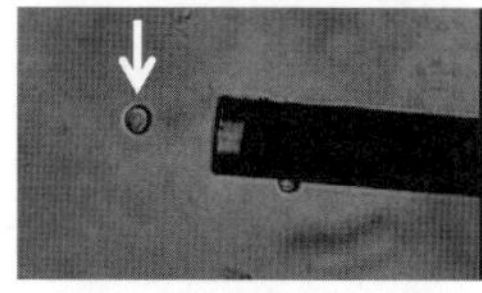

(b-3) 電圧印加 10 秒後

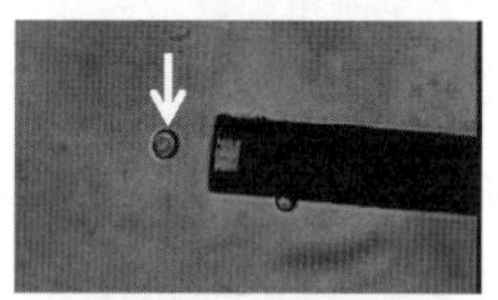

(b-4) 電圧印加 15 秒後

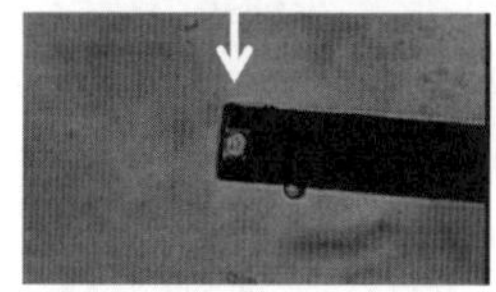

(b-5) 電圧印加 16 秒後

(b) 正の誘電泳動によるマイクロ電極の先端に設置した微小孔内への細胞の捕捉の連続写真

図 3.29[2)]

内に捕捉される。細胞が捕捉される際，最初はゆっくりと電極方向に移動するが，細胞-電極間距離の減少とともにその移動速度は急激に増加する。細胞が電極に捕捉される直前は，600 μm/s に達する。目的位置に細胞を移動させ，n-DEP の斥力を利用して微小孔内の捕捉細胞を排出できる。交流電圧（1.0 kHz , 2.0 V_{pp}）を印加すると捕捉された細胞に負の誘電泳動が作用し，細胞は徐々に微小孔内から放出され 20 秒後に電極先端の ITO 表面へと移動した。印加電圧を増加させると，電圧印加とともに細胞は急激に排出され，電極先端から 10 μm 以上離れた位置まで移動する。

3.5.3　マイクロ流路システムに誘電泳動を組み込んだ細胞分離

誘電泳動を用いて細胞集団の中から特定の細胞を分離する場合，誘電特性の大きく異なる細胞を分離することは比較的容易である。ある特定の周波数において，ある細胞群に正の誘電泳動が作用し，異なる細胞群には負の誘電泳動が作用する場合，片方の細胞群を強電場領域に，もう片方の細胞群を弱電場領域に操作することが可能であるため，それらの細胞群を分離できる。この手法は，生きている細胞と死んでいる細胞の分離に用いられている[3)〜5)]。2.4節で解説したcastellated電極を用いて，ある周波数領域の交流電圧を印加すると，生きている酵母は正の誘電泳動により電場強度の強い電極エッジに捕捉され，熱処理を与えて死んでいる酵母には負の誘電泳動が作用して電場強度の弱い電極の城壁間に集まる。誘電泳動力は，交流電圧の印加により形成された電場に依存するため，正の誘電泳動が作用して電場強度の強い領域に集積されている生酵母には強い誘電泳動力が作用している。しかし，負の誘電泳動が作用している死酵母は，隣接して形成される強い電場領域からの反発力を受容して相対的に弱い電場領域に集まっている。すなわち，死酵母に作用する誘電泳動力は，生酵母に作用する誘電泳動力と比較してきわめて弱い。よって，流路内に溶液を流し入れると，負の誘電泳動が作用していた死酵母は下流へと流されて除去され，デバイス内には生酵母だけを残すことができる。交流電圧を印加すると生きている酵母と死んでいる酵母は，数秒で迅速に異なる位置に集積化されるため，生酵母を強電場下に置く必要がある時間もきわめて短い。よって，生酵母の活性を失うことなく死酵母から分離回収することが可能となる。この方法を用いて，大腸菌[4)]やリステリア菌[5)]の生死分離，希釈した血液からのがん細胞の分離[6),7)]などが行われている。**図3.30**に，castellated電極を用いた誘電泳動による希釈した血液からのMDA231細胞の分離を示す。電極デバイスに懸濁液を導入し電極に交流電圧を印加すると，すべての細胞に正の誘電泳動が作用し電極エッジ捕捉される（図(a)）。その後，印加周波数を切り換えて溶液を流すと，正の誘電泳動が作用するMDA細胞は電極エッジに残り，負の誘電泳動が作用する血液細胞は除去される（図(b)）。

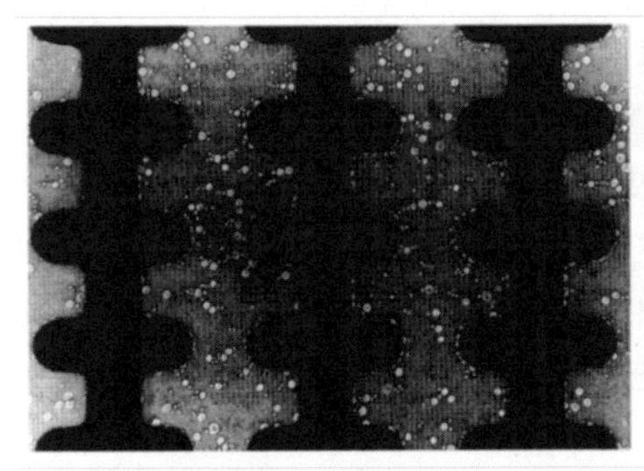

（a） 正の誘電泳動による電極エッジ捕捉される細胞

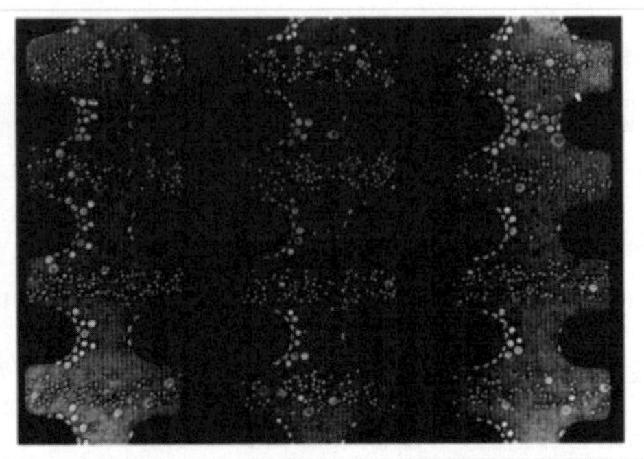

（b） 電極エッジに捕捉された正の誘電泳動の作用するMDA細胞と負の誘電泳動により除去される血液細胞

図3.30　castellated電極を用いた誘電泳動による希釈した血液からのMDA231細胞の分離[6)]

分離したい細胞の誘電特性が大きく違わない場合，誘電泳動力の作用する方向を利用して分離することは困難である。細胞への誘電泳動力の作用する方向は，細胞膜と細胞質の誘電率および導電率に依存するCM因子の実部の正負で決定される。2.4節の図2.58に示された誘電泳動スペクトルから，CM因子の実部は低周波数領域で負，高周波数領域で正となる。CM因子の実部がゼロとなる周波数を交差周波数という。分離したい細胞の誘電特性が大きく違わない場合，交差周波数もほぼ等しくなる。よって，異なる2種類の細胞に，それぞれ正の誘電泳動と負の誘電泳動を作用させることができたとしても，そのCM因子の実部の絶対値はきわめて小さく，それぞれに作用する誘電泳動力も小さくなる。そこで，このわずかな誘電特性の差を有する細胞群を分離するために，誘電泳動力の作用する方向は同じであるが，CM因子の実部の強度差が利用されている。

そこで，マイクロ流路内の流れに対して垂直な力に負の誘電泳動を利用したフィールドフロー分別法（DEP-FFF）が開発された（**図3.31**）[8),9)]。細胞がマイクロ流路中を流れる際に，下面基板に設置したマイクロ電極アレイを用いて負の誘電泳動力を作用させる。細胞種によって異なる誘電泳動力を受けると，細胞は流路内を異なる高さで流れる。マイクロ流路内の溶液の流れは，放物線型の速度分布が形成されているため，流路中央部の速度は壁面近傍の速度と比較して速い。よって，負の誘電泳動により異なる高さに浮遊した細胞は異なる速さで下流へと流れる。すなわち，細胞によって流出時間が異なることとなり，流路出口から分離して排出される。強い誘電泳動力を受け，高く中央近くを流れた細胞は速く流出するのである。フィールドフロー分別法は，多数の細胞群を含む懸濁液の中から，2種類以上の複数の細胞種を分離することができる，シングルステップの優れた分離システムである。この手法は，わずかな誘電特性の差を持つ細胞の分離に利用することができ，単球からのTリ

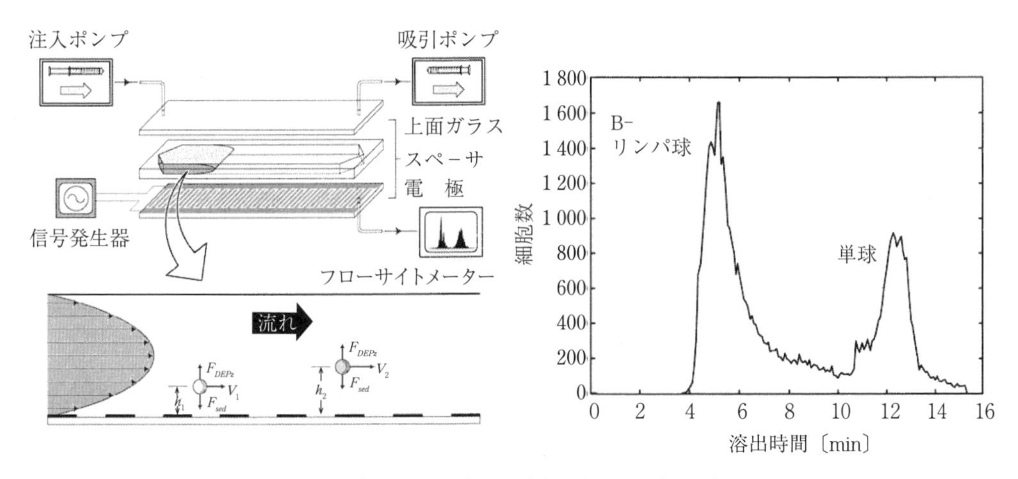

図3.31 マイクロ流路内の流れに対して垂直な力として負の誘電泳動を利用したB細胞と探求のフィールドフロー分別[11)]

ンパ球の分離[10]や希釈した全血からの白血球の分離[11]などに応用されている。しかし，誘電泳動を用いたフィールドフロー分別法にも欠点がある。バクテリア（~1 μm）のような小さな細胞に適用できない。小さな細胞はブラウン運動の影響を強く受けるため，誘電泳動力を受けて所定の高さに移動して到達するまでに時間を要する。細胞の分離は，流れる高さにより達成されるため，細胞が小さいほど分離性能が低下する。また，この分別法は，サンプルをプラグにして導入するためバッチ分離システムとなる。すなわち，サンプル溶液をそのまま流して連続的に分離することができないため，溶液の流れているシステム内に，サンプルプラグを導入する必要がある。よって，操作が難しく，スループットの向上が難しい。

これらのデバイスは，電極を作製した基板上に絶縁性の基板（ガラス基板等）を作製し，マイクロ流路構造を形成している。下面に作製したマイクロ電極アレイに交流電圧を印加して不均一電場を形成した場合，電極間に強電場が形成されるため電極近傍には大きな電場差が生じ細胞の分離には有利であるが，下面基板から z 方向に遠ざかるに従って急激に形成される電場が小さくなり細胞の捕集が困難となる。このマイクロ流路の底に電極配線した2次元平板電極と比較して，3次元電極を用いるとマイクロ流路内における効果的に誘電泳動の作用する領域を広げることができる。3次元電極は，マイクロ流路内の上面と下面に配列した電極，マイクロ流路の底から突出した電極，流路の側面に配列した電極を利用して構成される。

2枚の電極基板を準備し重ね合わせると，上下両面に電極構造を有するマイクロ流路型デバイスを得ることができる。上下面の電極に交流電圧を印加すると流路を横切って電場が形成されるため，流路内の広い領域に誘電泳動力を作用させることが可能となる。また，粒子を高さ方向に対して流路中央部分に操作する力が働くため，粒子が電極表面や流路壁へ接触し吸着する問題も防げる。粒子の操作，集積および分離によく使用されている構造にslanted型がある。流路内の流れ方向に対して傾斜させてバンド電極を配置させている。上下面のバンド電極は，上面からみるとまったく同じ位置にある。この上下面上のバンド電極に交流電圧を印加し負の誘電泳動を作用させると，上流から流れてきた粒子は負の誘電泳動による反発力を受けるため，粒子は電極に沿ってななめに下流へと流れる。よって，流路内を流れる粒子の y 方向位置を制御できる。また，この構造を用いて粒子サイズ別分離が行われている。大きな粒子には大きな誘電泳動が作用するため流路の上側へと集められ側流路へと導かれる。一方，小さな粒子は，流れの力のほうが大きいためバンド電極を通過して，そのまま下流へと達するため分離される[12]。カタカナの「コの字」の形の電極を上下面に配置すると，「コの字」の内部に粒子を集めることができる。さらに，この「コの字」の集積部の入口に三角形のキャップ電極を配置すると「コの字」の内部に集める粒子数を制御できる[13]。

マイクロ流路の側面に電極アレイを配置した側壁配列型アレイ電極も細胞分離に利用されている。**図 3.32**(a)に，流路の下面に配置した交互くし型マイクロバンド電極を用いた細胞操作と流路の側面に配置した交互くし型マイクロバンド電極を用いた細胞操作の模式図を示す[14),15)]。流路の下面に電極アレイを設置すると，前述したとおり，負の誘電泳動による細胞の浮遊を利用した DEP-FFF に利用できる。すなわち，細胞の誘電特性の差により，細胞種によって流路下面から浮き上がる高さが異なる。マイクロ流路内の流れは放物線型の速度分布となるため，誘電泳動により浮遊し流路中央を流れる細胞が先に流路出口から排出される。しかし，この手法では，分離は縦方向の誘電泳動力に起因するため顕微鏡下の観察で分離状況を確認できない，連続送液による分離ができないという欠点がある。そこで，流路の側面に交互くし型電極アレイを作製し，負の誘電泳動による反発力を利用して異なる種類の細胞の分離が行われた。図(b)に，作製された側壁配列型アレイ電極の SEM 写真を示す[14)]。フォトリソグラフィー，金属蒸着および金属めっきを利用してバンド電極の先端が厚い電極アレイを作製する。この電極間の中央に流路構造を作製し，側面の一部の上下間に導電性電極を配置している。この側壁に配置した電極アレイに交流電圧を印加すると不均一電場を側壁から形成させ流路の幅方向に誘電泳動力を作用させることが可能となり，負の誘電泳動力により粒子は側壁から遠ざかり流路中央部を流れる。また，マイクロ流路のもう片側の側壁にも同様の電極アレイを作製することが可能であり，流路内の幅方向に広く誘電泳動力を作用させることができる。

この幅方向に作用する誘電泳動力は，両側壁に配置された電極アレイの電圧と周波数により制御できるため，流路内を流れる粒子を流路幅方向に操作し粒子ごとに幅方向に沿って特定の位置を下流へと流すことができる。図(c)に粒子の流れ位置制御方法を示す。流れの方向の右側の電極アレイに交流電圧を印加し負の誘電泳動を作用させると，細胞は反発力を受けて流路の左側に移動して下流へと流れる。一方，左側の電極アレイで負の誘電泳動力を作用させると，反対向きの粒子を右側へ移動させる力が作用する。よって，両側からの反発力が等しい場合には，粒子は両側から同じ強度の力を受けて流路の中央を流れる。印加する電圧および周波数を制御すると，この反発力の等しい位置が幅方向にシフトするため，粒子の流れる位置を制御することが可能となる。図(c)の模式図では，流路の右側からの誘電泳動力が左側からの誘電泳動力よりも大きい場合に相当する。流路内の分離システムの下流において流路を分岐することにより，選択的に異なる流路へと導くことが可能となる。また，両側の電極アレイに印加する周波数を制御することにより，片側の電極アレイで負の誘電泳動力をもう片側の電極アレイで正の誘電泳動力を作用させることができる。これにより，細胞種によって左右の電極アレイからの力のバランスが等しい位置を変えることができるので，複数種類の細胞を導入した際にそれらを異なる出口へと導くことが可能になる。細

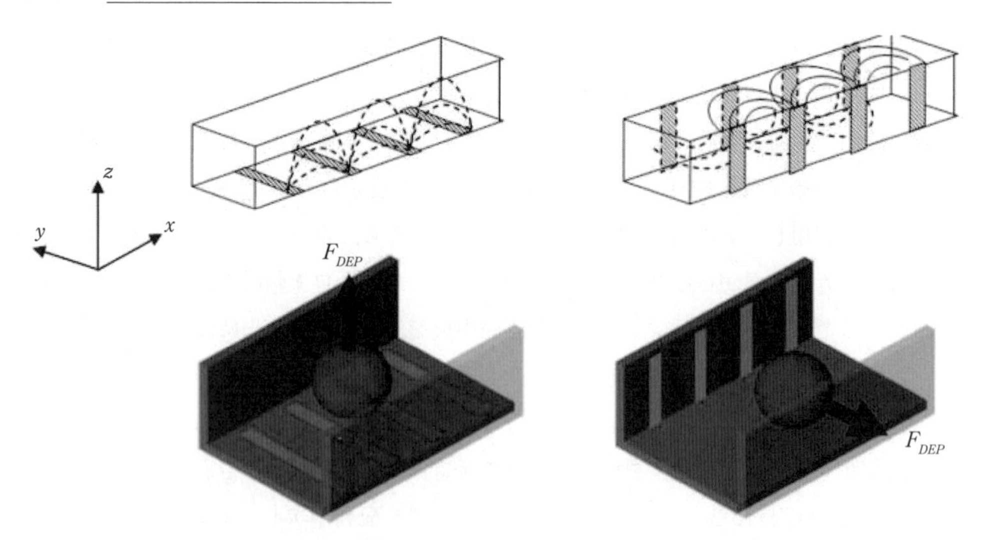

（a） 流路の下面に配置した交互くし型マイクロバンド電極を用いた細胞操作および流路の側面に配置した交互くし型マイクロバンド電極を用いた細胞操作の模式図

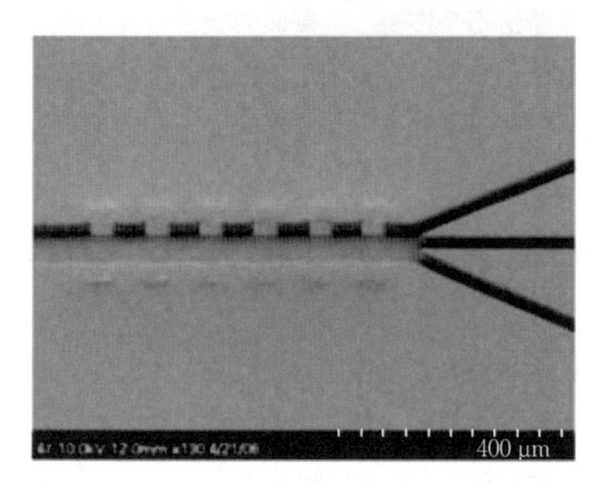

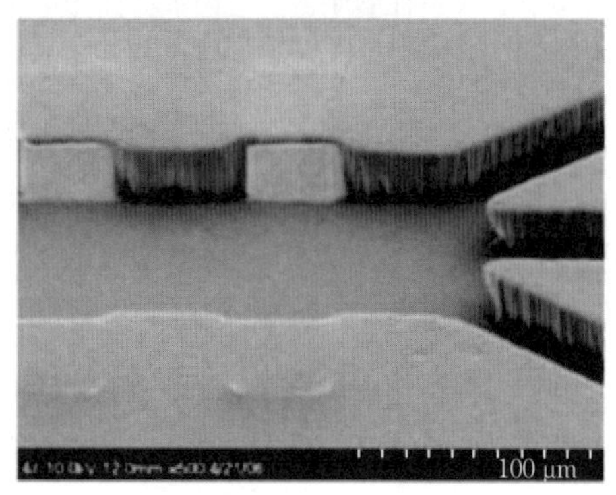

（b） 側壁配列型アレイ電極の SEM 写真

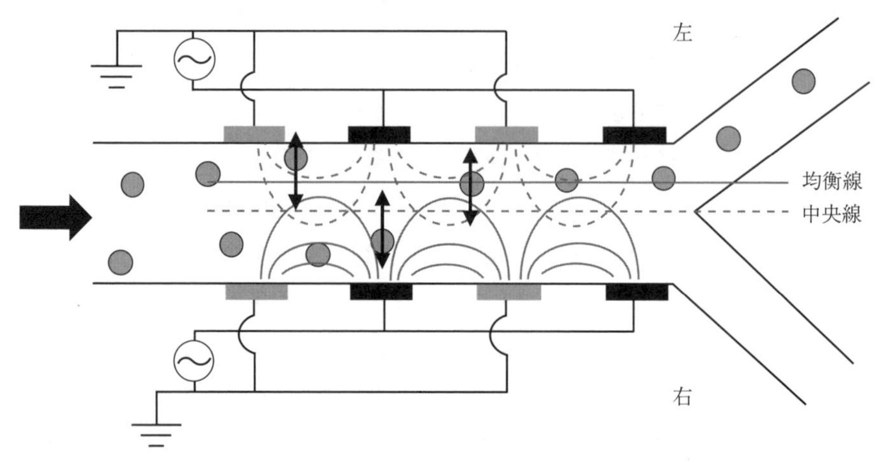

（c） 両側壁に配置された電極アレイによる誘電泳動を利用した粒子の流路内の流れ位置制御

図 3.32　側壁配列型アレイ電極による細胞分離[14)]

胞の流れる位置を幅方向に制御するこの技術は，粒子の流れ位置を顕微鏡下で簡単に観察することができるだけでなく，細胞の出口を分岐して回収することができるため連続送液による細胞分離が可能となる利点がある。また，主流路の側面に行き止まり型側流路を形成し，その側流路の底面に電極を配置した簡便な構造で幅方向の DEP-FFF が開発されている[16),17)]。

3.5.4 免疫反応を利用した細胞分離

これまで，細胞の誘電特性の違いを利用して分離する方法について解説した。しかし，分離または単離したい細胞の誘電特性がほかの細胞と異なる必要がある。目的とする細胞の誘電特性がそのほかの細胞とほぼ等しい場合には分離ができない。そこで，目的とする細胞への微粒子ラベルにより誘電泳動力に対する十分な差を与え，微粒子ラベル化細胞と未ラベル化細胞の分離を達成している。**図 3.33** に，slanted 型電極を用いた大腸菌の分離の模式図を示す。ここでは，特定の表面マーカーを発現した大腸菌を微粒子でラベル化し同種の大腸菌と分離した。三つのインレットと三つのアウトレットを有するマイクロ流路の真ん中から緩衝液を両側から細胞を含む溶液を流す。三つの溶液は合流し層流状態で下流へと流れる。流路内の上下面には slanted 型電極があり，上下電極間に交流電圧を印加している。微粒子でラベル化した細胞は負の誘電泳動力により，ななめに配置された slanted 型電極に沿って流

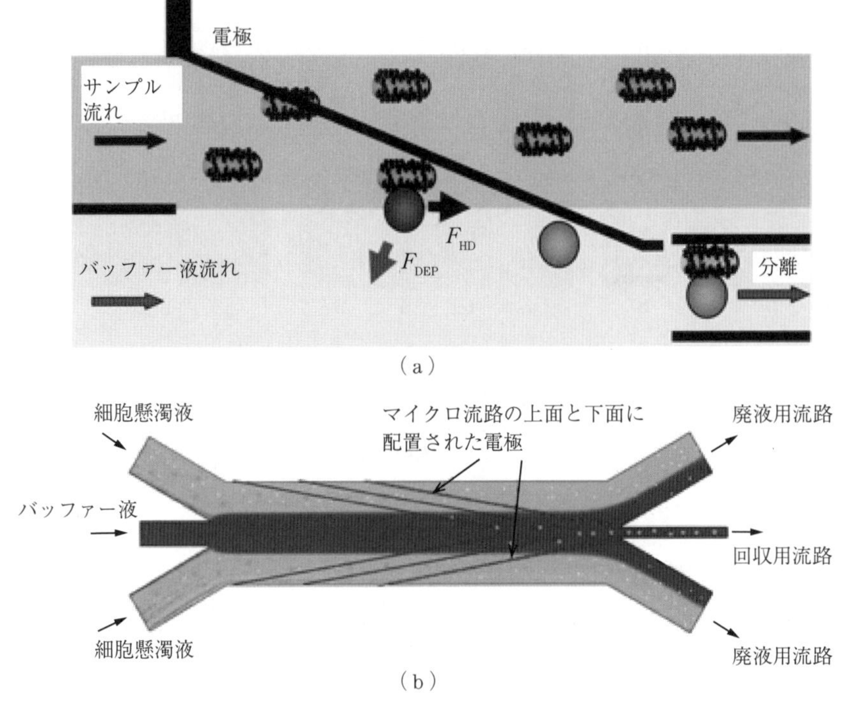

図 3.33　slanted 型電極を用いた大腸菌の分離の模式図[18)]

れ流路の中央部分に集められる。微粒子でラベルされていない細胞に作用する誘電泳動力は小さく，細胞は流線に沿って下流へと流される。よって，ラベル化されたマーカー提示細胞のみを中央のアウトレットから回収できる。このように，細胞の誘電泳動による動きの挙動の大きく異なる微粒子をラベル化することにより，誘電泳動による動きの挙動が等しい細胞群の中から特定のマーカーを提示した細胞のみを分離回収できる。

マイクロ流路内に抗体を固定化しておくと，細胞群の中から特定の表面抗原を発現する細胞を迅速，簡便に識別することが可能となる。2.4 節において，三つの電極を 3 次元的に配置した誘電泳動デバイスを用いると，粒子の配列化位置を変換できることを述べた。この「誘電泳動により細胞の集積化位置を変換」する技術に，抗原–抗体反応による免疫認識反応を組み込むと，表面に特定のタンパク質（抗原）を発現する細胞を分離して識別することができる。**図 3.34** に，配列化細胞の顕微鏡写真を示す。下面の交互くし型マイクロバンドアレイ（ITO-IDA）電極と上面の ITO 電極間に交流電圧を印加する。すると，下面のバンド電極と上面の ITO 電極間には電位差が生じるために電場が形成されるが，下面の 2 種類の電極には同じ強度，周波数，位相の交流電圧を印加しているため電場は形成されない。よって，細胞に負の誘電泳動を作用させると，細胞は電場強度の弱い下面のバンド電極間ギャップへ移動する（図 (a)）。このとき，バンドギャップ領域に特定の細胞表面抗原に対する抗体を固定化しておくと，抗原発現細胞は免疫反応によりバンドギャップ間に捕捉される。

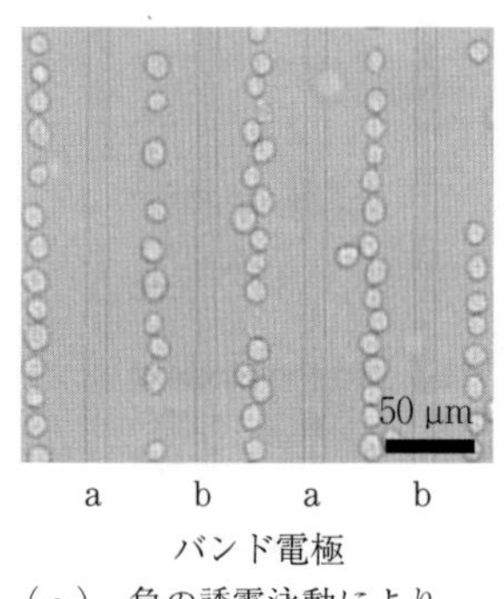

（a） 負の誘電泳動により電極間ギャップに配列化された細胞

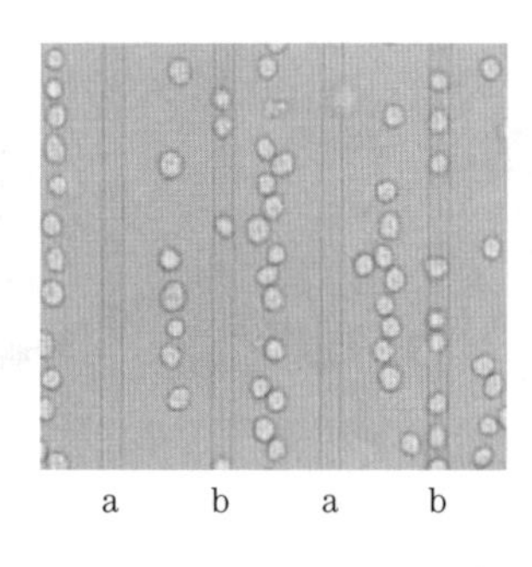

（b） 細胞表面抗原に特異的な抗体を固定化したギャップ領域から細胞を除去したあとの配列化細胞

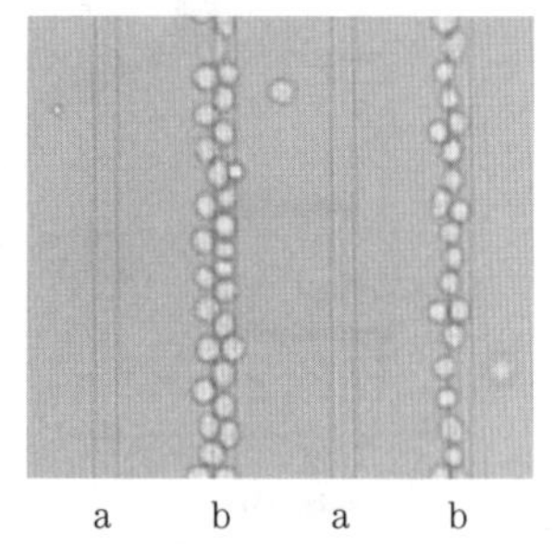

（c） 細胞表面抗原に特異的ではない抗体を固定化したギャップ領域から細胞を除去したあとの配列化細胞

図 3.34　配列化細胞の顕微鏡写真[20)]

この状態を 60 秒間保持しバンド b 電極の電圧をゼロにした。いくつかの細胞はバンド b 電極上へと移動したが，そのほかの細胞はギャップ領域に残った（図 (b)）。一方，特異的に反応しない抗体を固定化した電極基板を用いると，ほとんどすべての細胞はバンド b 電極上へと移動した（図 (c)）。また，表面抗原を発現しない細胞を用いた場合でもほとんどすべての細胞がバンドb電極上へと移動する。すなわち，特異的抗原を発現する細胞は，ギャップ領域における抗原-抗体反応により捕捉された。これは，特定の表面抗原を発現する細胞を細胞母集団の中から識別し分離できることを示している。ギャップ領域に捕捉されない細胞は，20秒程度でバンドb電極上へと移動する。印加電圧および電圧印加時間の最適化を行ったところ，20 V_{pp} で60秒間細胞をギャップ領域に集積化すると約70%の免疫反応による細胞捕捉率を得ることができた。さらに，ギャップ領域に細胞を集積化中に，バンド電極への印加電圧を周期的に制御して配列化細胞位置をわずかにシフトさせることにより細胞捕捉率を約85%に向上させることができる。ギャップ領域への配列化と免疫反応に60秒，未反応の細胞をバンドb電極上への排除に20秒ときわめて迅速に細胞識別が可能である。また，この手法は，細胞への蛍光標識などのラベリングを一切必要としない簡便な方法である。

引用・参考文献

1) S. Ogata, T. Yasukawa, and T. Matsue, "Dielectrophoretic manipulation of a single cell with dual-microdisk electrode," *Bioelectrochemistry*, vol. 54, pp. 33–37, 2001.

2) T. Tanaka, F. Mizutani, and T. Yasukawa, "Dielectrophoretic tweezers for pickup and relocation of individual cells using microdisk electrodes with a microcavity," *Electrochemistry*, vol. 78, pp. 361–363, 2016.

3) G.H. Markx, M.S. Talary, and R. Pethig, "Separation of viable and non-viable yeast using dielectrophoresis," *J. Biotechnol.*, vol. 32, pp. 29–37, 1994.

4) 鈴木雅登，安川智之，珠玖仁，末永智一，"誘電泳動法による微小流体中での微生物の生死分離，" 分析化学，vol. 55, pp. 1189–1195, 2005.

5) Haibo Li and Rashid Bashir, "Dielectrophoretic separation and manipulation of live and heat-treated cells of Listeria on microfabricated devices with interdigitated electrodes," *Sens. Actuator. B*, vol. 86, pp. 215–221, 2002.

6) F.F. Becker, X.B. Wang, Y. Huang, R. Pethig, J Vykoukal, and P.R. Gascoyne, "Separation of human breast cancer cells from blood by differential dielectric affinity," *Proc. Natl. Acad. Sci. USA*, vol. 92, pp. 860–864, 1995.

7) Y. Huang, S. Joo, M. Duhon, M. Heller, B. Wallace, and X. Xu, "Dielectrophoretic cell separation and gene expression profiling on microelectronic chip arrays," *Anal. Chem*. vol. 74, pp. 3362–3371, 2002

8) Y. Huang, X.-B. Wang, F.F. Becker, and P.C.R. Gascoyne, "Introducing dielectrophoresis as a new force field for field-flow fractionation," *Biophys. J.*, vol. 73, pp. 1118–1129, 1997.

9) G.H. Markx, J. Rousselet, and R. Pethig, "DEP–FFF Field-flow fractionation using non-uniform electric fields," *J. Liquid Chromatogr. Relat. Technol.*, vol. 20, pp. 2857–2872, 1997.

10) J. Yang, Y. Huang, X.-B. Wang, F.F. Becker, and P.C.R. Gascoyne, "Differential analysis of human

leukocytes by dielectrophoretic field- flow-fractionation," *Biophys. J.*, vol. 78, pp. 2680–2689, 2000.

11) X.-B. Wang, J. Ying, Y. Huang, J. Vykoukal, F.F. Becker, and P.R.C. Gascoyne, "Cell separation by dielectrophoretic field-flow-fractionation," *Anal. Chem.*, vol. 72, no. 4, pp. 832–839, 2000.

12) M. Dürr, J. Kentsch, T. Müller, T. Schnelle, and M. Stelzle, "Microdevices for manipulation and accumulation of micro- and nanoparticles by dielectrophoresis," *Electrophoresis*. vol. 24, no. 4, pp. 722–731, 2003 .

13) T. Yasukawa, M. Suzuki, T. Sekiya, H. Shiku, and T. Matsue," Flow sandwich-type immunoassay in microfluidic devices based on negative dielectrophoresis, "*Biosens. Bioelectron.*, vol. 22, pp. 2730–2736, 2007.

14) L. Wang, L.A. Flanagan, N.L. Jeon, E. Monuki, and A.P. Lee, "Dielectrophoresis switching with vertical sidewall electrodes for microfluidic flow cytometry," *Lab Chip*, vol. 7, pp. 1114–1120, 2007.

15) L. Wang, J. Lu, S.A. Marchenko, E.S. Monuki, L.A. Flanagan, and A.P. Lee, "Dual frequency dielectrophoresis with interdigitated sidewall electrodes for microfluidic flow-through separation of beads and cells," *Electrophoresis*, vol. 30, pp. 782–791, 2009.

16) N. Demierre, T. Braschler, P. Linderholm, U. Seger, H. van Lintel, and P. Renaud, "Characterization and optimization of liquid electrodes for lateral dielectrophoresis," *Lab Chip*, vol. 7, pp. 355–365, 2007.

17) T. Braschler, N. Demierre, E. Nascimento, T. Silva, A.G. Oliva, and P Renaud, "Continuous separation of cells by balanced dielectrophoretic forces at multiple frequencies," *Lab Chip*, vol. 8, pp. 280–286, 2008.

18) X. Hu, P.H. Bessette, J. Qian, C.D. Meinhart, P.S. Daugherty, and H.T. Soh, "Marker-specific sorting of rare cells using dielectrophoresis," *Proc. Natl. Acad. Sci. USA*, vol. 102, pp. 15757–15761, 2005.

19) H. Hatanaka, T. Yasukawa, and F. Mizutani, "Detection of surface antigens on living cells through incorporation of immunorecognition into the distinct positioning of cells with positive and negative dielectrophoresis," *Anal. Chem.*, vol. 83, no. 18, pp. 7207–7212, 2011.

20) T. Yasukawa, H. Hatanaka, and F. Mizutani, "Simple detection of surface antigens on living cells by applying distinct cell positioning with negative dielectrophoresis," *Anal. Chem.*, vol. 84, no. 20, pp. 8830–8836, 2012.

str

―― 編著者略歴 ――

1986年　東京理科大学工学部機械工学科卒業
1988年　東京理科大学大学院工学研究科修士課程修了（機械工学専攻）
　　　　富士写真フィルム株式会社入社
1989年　名古屋大学助手
1993年　博士（工学）（名古屋大学）
1994年　名古屋大学講師
1998年　名古屋大学助教授
2005年　東北大学教授
2010年　名古屋大学教授
　　　　現在に至る

細胞の特性計測・操作と応用

Measurement of Cell Property
and Manipulation of Cells

2016年12月22日　初版第1刷発行　★

検印省略

編 著 者　新井史人（あらい ふみひと）
発 行 者　株式会社　コロナ社
　　　　　代 表 者　牛来真也
印 刷 所　萩原印刷株式会社

112-0011　東京都文京区千石4-46-10
発行所　株式会社　**コ ロ ナ 社**
CORONA PUBLISHING CO., LTD.
Tokyo Japan
振替 00140-8-14844・電話（03）3941-3131（代）
ホームページ　http://www.coronasha.co.jp

ISBN 978-4-339-07261-7　　（柏原）　（製本：愛千製本所）
Printed in Japan

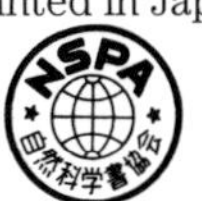